LA

PRATIQUE JOURNALIÈRE

DES HOPITAUX DE PARIS

AVIS

Il nous a paru qu'il y avait utilité à présenter la *Pratique journalière* des médecins, chirurgiens et accoucheurs des Hôpitaux de Paris, — MM. Ch. Bouchard, Charcot, Debove, Dieulafoy, Dujardin-Beaumetz, Alf. Fournier, Grancher, Félix Guyon, Hallopeau, Hayem, Jaccoud, Landouzy, Lannelongue, Ledentu, Peter, Pinard, Potain, Germain Sée, Paul Segond, Tarnier, Terrier, Tillaux, Verneuil, etc., — sur les questions qui se présentent chaque jour à l'observation de tout médecin : — l'*antisepsie*, le *pansement des plaies*, les maladies *du système nerveux* (ataxie, neurasthénie, tabes, hystérie hémianesthésique, morphinomanie), les maladies du *tube digestif* (atonie intestinale, dilatation de l'estomac, dyspepsie, hyperchlorhydrie, névroses gastriques, insuffisance urinaire), les maladies des *organes génito-urinaires* (curettage, métrite, fibromes), les maladies *du cœur* et *de la poitrine* (influenza, pleurésie purulente, hémoglobinurie), etc.

Cet ouvrage, dû à la collaboration de 135 praticiens, renferme 518 consultations sur les cas les plus nouveaux et les plus variés.

Le médecin est toujours certain, quel que soit son choix, de s'appuyer sur les conseils d'un confrère dont le nom fait autorité.

Pour faciliter les recherches, nous avons adopté une classification uniforme : *Traitement local*, *Traitement général*, *Régime*, *Prophylaxie*.

Nous remercions ceux de nos savants maîtres qui ont bien voulu nous donner quelques notes inédites ; elles ne pourront qu'augmenter l'intérêt de notre travail.

P. L.

9185-91. — Corbeil, Imprimerie Crété.

HÉRAUD. **Nouveau dictionnaire des plantes médicinales.** 1 vol. in-18 jésus de 600 p. avec 261 fig. Cart. 6 fr.
JUNGFLEISCH. **Manipulations de chimie.** 1 vol. in-8. Cartonné.... 27 fr.
LEFEVRE (Julien). **Dictionnaire d'électricité.** 1 vol. gr. in-8 à deux colonnes, avec 1,000 figures.... 21 fr.
MONIEZ. **Les parasites de l'homme.** 1 vol. in-16... 3 fr. 50
MOQUIN-TANDON. **Botanique médicale.** 1 v. in-18 j... 6 fr.
RÉCLU. **Manuel de l'herboriste.** 1 vol. in-16...... 2 fr.
SAPORTA (A. de). **Théories et notations de la chimie moderne.** 1 vol. in-16, avec figures.... 3 fr. 50
SICARD. **Zoologie.** 1 vol. in-8, avec 758 fig. Cart... 20 fr.
WUNDT, MONOYER et IMBERT. **Physique médicale.** 1 vol. in-8.... 12 fr.

Deuxième examen.

Anatomie, Histologie, Physiologie.

ANGER. **Anatomie chirurgicale.** 1 vol. in-8, avec 1 079 fig. et atlas in-4 de 12 planches coloriées.... 40 fr.
BALFOUR. **Embryologie.** 2 vol. in-8.... 30 fr.
BEAUNIS. **Physiologie.** 2 vol. in-8. Cart.... 25 fr.
BEAUNIS et BOUCHARD. **Anatomie descriptive et embryologie.** 1 vol. in-8. Cart.... 20 fr.
— **Anatomie et dissection.** 1 vol. in-18.... 4 f. 50
BERNARD (Claude). **Physiologie** : Anesthésiques et asphyxie, chaleur animale, diabète et glycogénèse, liquides de l'organisme, médecine expérimentale, pathologie expérimentale, phénomènes de la vie, physiologie expérimentale, physiologie opératoire, substances toxiques, système nerveux, table alphabétique. 16 vol. in-8, avec planches et fig.... 114 fr.
CUYER et KUHFF. **Le corps humain.** 1 vol. gr. in-8, avec atlas de 27 planches coloriées, découpées et superposées. Ensemble 2 vol. Cartonnés.... 75 fr.
DUVAL (Mathias). **Technique microscopique et histologique.** 1 vol. in-18 jésus.... 3 fr. 50
ÉDINGER. **Anatomie des centres nerveux.** 1 v. in-8. 8 fr.
FAU et CUYER **Anatomie artistique du corps humain.** 1 vol. in-8, avec 40 figures et 17 pl. noires, 6 fr.—Col. 12 fr
GAVOY. **L'Encéphale.** 1 vol. in-4, avec atlas de 53 planch en glyptographie. Ensemble, 2 vol. Cart.... 100 fr.
KUSS et DUVAL (M.). **Physiologie.** 1 v. in-18 j. Cart. 8 fr.
LEFORT. **Aide-mémoire d'anatomie à l'amphithéâtre** 1 vol. in-18, cart.... 3 fr.
— **Aide-mémoire d'histologie.** 1 vol. in-18. Cart... 3 fr.
— **Aide-mémoire de physiologie.** 1 vol. in-18. Cart. 3 fr.
LIVON (Ch.). **Manuel de vivisections.** 1 vol. in-8. 7 fr.
LUYS. **Petit atlas photographique du système nerveux. Le cerveau.** 1 vol. in-18. 24 héliograv Cart. 12 fr
MALGAIGNE. **Anatomie chirurgicale.** 2 vol. in-8. 18 fr

MOREL et VILLEMIN. Histologie. 1 v. in-8 et atlas. 16 fr.
PRUDHOMME. Atlas manuel d'anatomie descriptive du corps humain, 1 vol. in-18 jés. 135 pl. cart.......... 10 fr.
RANVIER. Anatomie générale 2 vol. in-8........ 20 fr.
ROBIN (Ch.). Microscope. 1 vol. in-8.............. 20 fr.
-- Cours d'histologie. *Deuxième édition*. 1 v. in-8. 6 fr.
— Anatomie et physiologie cellulaires. 1 vol. in-8. 18 fr.
— Humeurs. 1 vol. in-8....................... 18 fr.

Troisième examen.

Pathologie générale. Pathologie interne. Pathologie externe, Médecine opératoire, Accouchements

BERGERON. Petite chirurgie. 1 vol. in-18....... 5 fr.
BERNARD (Cl.) et HUETTE. Médecine opératoire et anatomie chirurgicale. 1 vol. in-18, avec 113 pl. fig. noires. Cart. 24 fr.
— Le même, fig. col. Cart........................ 43 fr.
BOUCHUT. Pathologie générale. 1 vol. in-8...... 16 fr.
— Diagnostic et séméiologie. 1 vol. in-8......... 12 fr.
— Maladies des nouveau-nés. 1 vol. in-8....... 18 fr.
— Hygiène de la première enfance. 1 vol. in-18 jés. 3 fr. 50
BRASSEUR. Chirurgie des dents 1 vol. gr. in-8, avec 127 fig.. 5 fr.
BROWNE (Lennox). Maladies du larynx, du pharynx et des fosses nasales. 1 vol. in-8, avec 2 pl et 200 fig.
CHAILLY. Art des accouchements. *Sixième édition*. 1 vol. in-8, avec 282 fig........................ 10 fr.
CHARPENTIER. Accouchements. 2 v. in-8, av. 800 fig. 30 fr.
CHAUVEL Opérations de chirurgie. 1 v. in-18 jés. 7 fr.
CHRÉTIEN. Médecine opératoire. 1 vol. in-18.... 6 fr.
COIFFIER. Auscultation. 1 vol. in-18 avec fig. col. Cart. 4 fr.
CORNIL. Syphilis. 1 vol. in-8.................. 10 fr.
CULLERRE. Maladies mentales. 1 vol. in-18 jésus. 6 fr.
CYR (J.). Maladies du foie. 1 vol. in-8, de 886 p.. 12 fr.
DAREMBERG (Ch.). Histoire des sciences médicales. 2 vol. in-8.................................. 20 fr.
DECAYE. Thérapeutique chirurgicale 1 v. in-18 jés. 6 fr.
DELEFOSSE. Chirurgie des voies urinaires. 1 vol. in-18 jésus.. 7 fr.
— La pratique de l'analyse des urines et de la bactériologie urinaire 1 v. in-18. avec 26 pl. cart....... 4 fr.
DESPINE et PICOT. Maladies des enfants. 1 vol. in-18. 9 fr.
ENGELMANN. La pratique des accouchements chez les peuples primitifs. 1 vol. in-8.................. 7 fr.
EUSTACHE (G.). Maladies des femmes. 1 v. in-18 jés. 8 fr.
FOX (G.-H.). Iconographie photographique des maladies de la peau. 1 vol. in-4, avec 48 pl. photographiques col. Cart.................................... 120 fr.
FRERICHS. Maladies du foie. 1 vol. in-8.......... 12 fr.
— Diabète. 1 vol. gr. in-8, avec pl. chromolith.... 12 fr.

MANUEL DU MÉDECIN PRATICIEN

LA PRATIQUE JOURNALIÈRE DES HOPITAUX DE PARIS

AIDE-MÉMOIRE ET FORMULAIRE DE THÉRAPEUTIQUE APPLIQUÉE

PAR

Le Professeur PAUL LEFORT

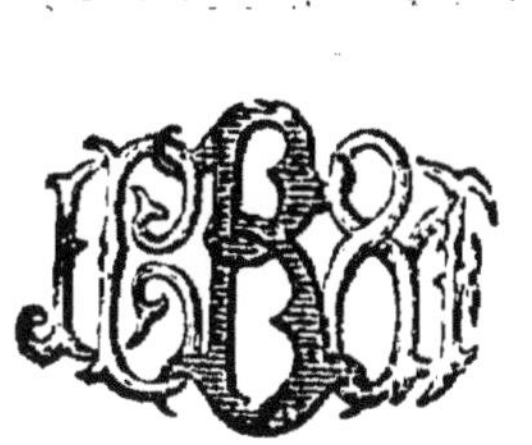

PARIS

LIBRAIRIE J.-B. BAILLIÈRE ET FILS

19, rue Hautefeuille, près du boulevard Saint-Germain.

1891

LA
PRATIQUE JOURNALIÈRE
DES HOPITAUX DE PARIS

ABCÈS A L'ANUS.

P. Reclus.

Traiter les abcès comme des fistules. Après les avoir ouverts, introduire une sonde cannelée, jusqu'au point le plus élevé du décollement, perforer la muqueuse rectale et faisant sortir la sonde par l'anus, inciser complèment tout ce qui se trouve dessus.

Puisqu'il doit nécessairement se produire une fistule, il est rationnel de traiter tout de suite cette fistule, au lieu de laisser le malade l'attendre pendant trois ou quatre semaines, après l'ouverture de son abcès.

ABCÈS CHAUDS.

Debove.

Dans les *abcès gazeux sous-diaphragmatiques :*

Faire avec une seringue de Pravaz une ponction exploratrice, qui donne issue aux gaz fétides et au pus. Faire une ponction avec un aspirateur de Potain, puis une incision de 6 centimètres, qui donne issue à une nouvelle quantité de pus. Placer un drain et laver l'abcès avec de l'eau boriquée.

Lucas-Championnière.

Se soumettre aux précautions qui sont l'accompagnement de toute opération antiseptique.

Inciser au bistouri, le plus tôt possible et largement. Faire l'incision au bistouri aussi longue que possible, si le malade est endormi. Si l'abcès est volumineux et profond ou mal circonscrit, se donner le jour nécessaire; on obtient dans ce cas de très belles réunions immédiates.

Vider exactement et complètement le foyer par pressions douces et continues et s'assurer des diverticules qu'elle présente.

Faire dans la cavité une injection antiseptique forte, peu abondante. Opérer cette injection en plusieurs fois, et faire voyager le liquide par quelques pressions pour établir son contact avec toute la surface malade. Faire ressortir complètement le liquide et ne le renouveler que dans des cas spéciaux.

Suturer les lèvres de l'incision et placer un drain debout.

Appliquer enfin un pansement antiseptique et rechercher, par une compression méthodique, l'accolement des parois.

Comme liquide antiseptique, employer la solution phéniquée forte, ou, si on redoute l'intoxication par absorption de l'antiseptique, une solution de chlorure de zinc à 1/12 pour les petites surfaces ou à 1/100 pour les grandes.

Faire le pansement antiseptique large et bien clos. Le déplacer rarement pour éviter les chances de nouvelle infection, et seulement lorsque l'abondance de l'écoulement séreux aura nécessité son remplacement. Retirer le drain au premier, second ou troisième pansement, suivant le volume de l'abcès primitif.

Dans les *abcès profonds*, difficilement accessibles à

la vue et au toucher, comme les *abcès néphrétiques*, pour être sûr de faire revenir la totalité du liquide; nettoyer la poche avec une éponge montée, modérément imbibée avec le liquide antiseptique.

ABCÈS FROIDS.

Bouchard.

Le naphtol est inoffensif, très antiseptique, mais peu soluble: il n'est soluble dans l'eau et alcool 1/1000 qu'à la dose de 1 gramme dans le litre d'eau additionnée de 50 d'alcool.

Pour les injections de naphtol, se servir de la solution forte dont voici la formule:

Naphtol B....................	5 à 15 grammes.
Alcool à 90°........	1 litre.
Eau distillée bouillie........	10 litres.

Filtrer à chaud.

Au moment de faire l'injection, plonger le flacon dans un bain-marie. En même temps, faire baigner la seringue à injection dans une solution antiseptique chaude, pour empêcher la précipitation du naphtol qui boucherait l'aiguille ou la canule du trocart.

Évacuer le pus et injecter lentement la solution antiseptique.

Peyrot.

Solution alcoolique de Bouchard, en lotions.

Quenu.

Injection d'éther iodoformé (30 grammes au 1/10).

ACNÉ.

Alfred Fournier.

I. Régime. — Proscrire l'abus des épices, l'alimentation exclusivement carnée et les excès de table.

II. Topiques. — Dans les *formes bénignes*, provoquer une légère excitation de la peau, par des lotions chaudes répétées deux fois par jour, des pulvérisations ou des douches chaudes sur la région malade.

Dans les *formes moyennes*, remplacer les lotions par des frictions avec la poudre de savon pendant cinq à dix minutes, jusqu'à rubéfaction. Au besoin, leur substituer des lotions avec l'alcool camphré et soufré ainsi formulées :

Eau...........................	300	grammes.
Alcool camphré............	40	—
Soufre................	15	—

Pratiquer cette lotion le soir et ne pas essuyer avant le lendemain.

Ou bien faire quotidiennement une onction vespérale avec la vaseline soufrée :

Vaseline..........................	30	grammes.
Soufre précipité..................	3	—
Essence de roses..................	9	—

Dans les *formes rebelles*, avoir recours aux substitutifs : badigeonnages à l'huile de cade, applications de goudron ou emplâtre de Vigo ; ces médicaments présentent des inconvénients que l'on évite en prescrivant les onctions avec le savon noir.

Pratiquer ces onctions tous les soirs, pendant cinq jours au plus. Laisser le savon sur la peau jusqu'au matin ; alors lotionner à l'eau chaude. Il se produit une dermite substitutive que l'on combat par des émollients. Puis, répéter cette médication pendant cinq ou six semaines, en alternant les applications du topique avec l'usage de ces émollients.

Toussaint Barthélemy.

I. Régime. — Prescrire la diététique de Bouchard.

II. TRAITEMENT GÉNÉRAL. — Antisepsie intestinale par laxatifs et poudres antiseptiques insolubles.

III. TRAITEMENT CUTANÉ. — Savonnages antiseptiques. Si l'inflammation se répand dans le tissu cellulaire, cautérisations au galvano-cautère.

Brocq.

Pommade d'Isaac.

Camphre	ãã 10 gr.	Soufre précipité...	50 gr.
Vaseline.......		Savon noir	15 —
Naphtol β......		Craie..............	5 —

M. S. A. à consistance d'onguent.

Appliquer cette pommade, le soir, sur les parties malades, et laisser en place de trois à quinze minutes, suivant l'irritabilité propre à chaque malade, car elle est très active. Chez les femmes, il est rare qu'elle puisse rester en place plus de cinq minutes.

Ensuite enlever la pommade, lotionner la région, puis la recouvrir de la nouvelle pommade suivante :

Résorcine....	ãã 0,50 à 1 gr.	Oxyde de zinc......	2 gr.
Acide salicyl.		Vaseline...........	18 —

Enlever cette pommade le matin par un savonnage. La remplacer par une application de cold-cream et de poudre.

Répéter le traitement plusieurs jours de suite : en surveiller l'emploi et calmer l'irritation qu'il produit.

Souvent faire alterner le traitement avec des applications de savon noir.

Enfin, on pourra encore employer la pommade suivante, qui est plus active :

Bichlorure d'hydrargyre......	1 à 2 grammes.
Vaseline.....................	50 grammes.

Apporter grande attention surtout pour l'*acné de la face*. L'*acné du dos* exige moins de précautions.

E. Besnier.

I. Régime. — Privation absolue de vin, de café, de thé, de toute boisson fermentée, de viande de porc, de salaison, de fruits rouges acides.

Donner comme boisson : Eau ou lait, additionné de un quart d'eau de Vichy-Hauterive.

Tous bains interdits.

II. Traitement général. — Tous les deux jours, au coucher, une pilule de podophylle.

Tous les deux soirs, avant dîner, un pédiluve sinapisé progressif jusqu'à mi-cuisse, pendant trente minutes, avec 50 grammes de farine de moutarde.

Avant le repas : diminuer la sensibilité gastrique par l'ingestion de trois à quatre gouttes de laudanum, d'une pilule d'extrait thébaïque, ou de 20, 30 ou 40 gouttes d'élixir parégorique ;

Prévenir la constipation par l'usage de la magnésie à chaque repas ou d'une cuillerée à dessert d'huile de ricin tous les matins à jeun.

III. Traitement topique. — Tous les jours, au lever, friction générale avec gant de crin, arrosé d'eau de Cologne. Le matin, lotion du visage à l'eau chaude avec le savon d'icthyol. Badigeonner, tous les soirs, la face avec un pinceau imbibé d'une mixture soufrée formulée ainsi :

Soufre précipité..................	25 grammes.
Glycérine...	20 —

Mélangez au mortier et ajoutez :

Alcool camphré..............	ãã 35 grammes.
Eau de roses................	

Dans les cas rebelles, remplacer cette mixture par la pâte suivante :

Craie blanche pulvérisée	1 gr.	Soufre précipité	5 gr.
Naphtol camphré	4 —	Savon vert	3 —
		Vaseline	4 —

Laisser cette pâte en place pendant un quart d'heure seulement. Laver la région, l'assécher et saupoudrer avec l'amidon finement pulvérisé.

Contre l'*acné du dos* : Pratiquer chaque soir des frictions prolongées avec cette pommade :

Acide salicylique	15 centigr.
Savon noir	āā 10 grammes.
Axonge	

Quand la peau est trop irritée, administrer des douches de vapeur et des douches sulfureuses.

Le régime et le traitement sont durs à suivre : mais, avec de la fermeté, on obtient la cure des couperoses de vieille date, dans un délai relativement court de trois mois. Le régime doit survivre longtemps à la cessation du traitement topique.

ADÉNITE.

Tillaux.

Dans l'*adénite crurale* : Faire l'incision parallèlement à l'axe de la cuisse.

Dans l'*adénite inguinale* : Ne pas faire l'incision parallèlement à l'arcade crurale. Ponctionner la tumeur avec le bistouri perpendiculairement au pli de l'aine. Donner à la ponction un centimètre au plus de longueur.

Dans l'*adénite tuberculeuse* : Ouvrir le foyer. Faire le grattage avec la curette. Panser à l'iodoforme.

ALOPÉCIE SYPHILITIQUE.

E. Besnier.

Faire porter aux hommes les cheveux tondus. Le matin, après un savonnage à l'eau chaude, faire des onctions avec la pommade suivante :

Acide salicylique...	2 gr.	Lanoline........	} ãã 50 gr.
Soufre précipité....	10 —	Vaseline........	

Le soir, quelques frictions avec :

Alcoolat de romarin.............	100 grammes.
Teinture de cantharides.........	10 —

Si les cheveux sont naturellement gras, les rendre plus secs en appliquant, le soir, la poudre suivante :

Acide salicylique...............	1 gramme.
Amidon..........................	100 grammes.

Lorsque les cheveux ne sont pas coupés, ce qui arrive ordinairement chez les femmes, les effets du traitement sont plus longs à se manifester.

AMYGDALITE.

Bouchard.

Gargarisme.

Borate de soude................	6 grammes.
Teinture de benjoin............	10 —
Infusion de feuilles de roses.....	250 —

Révulsifs aux membres inférieurs.

Dans l'*amygdalite suppurée*, naphtol à l'intérieur.

Gouguenheim.

Dans l'*amygdalite suppurée*, prescrire le salol, qui a une action très manifeste.

ANACHLORHYDRIE.

G. Sée.

I. Régime. — La digestion des amylacés se fait très facilement, tandis que celle des viandes est pénible. Donc ne donner que peu de viande et choisir les viandes blanches, que l'on divisera finement.

L'alcool à doses faibles est utile : ordonner aux repas l'usage de vin blanc, qu'il sera bon de couper avec les eaux de Bussang, de Condillac, etc.

L'emploi du régime lacté sera exceptionnel ; le conseiller seulement dans le cas où l'estomac du malade sera épuisé par une alimentation exagérée.

La meilleure boisson digestive est le thé. Faire une infusion très légère, en boire au moins un demi-litre et n'absorber la boisson que lorsque sa température est élevée. Le thé remplacera très avantageusement le vin au repas de midi. Cette boisson calme mieux la soif que la même quantité d'un liquide froid. Il ne faut pas croire cependant que l'on puisse absorber impunément des quantités de thé trop considérables ; la digestion se trouve alors gênée par l'abondance du liquide. D'autre part, le thé est excitant, surtout le thé vert, et les personnes sujettes aux palpitations, si fréquentes dans certaines maladies de l'estomac, devront être réservées dans son usage.

II. Traitement local. — Il comporte une double indication : 1° exciter la sécrétion du suc gastrique; 2° donner à ce suc gastrique l'acide qui lui manque.

Employer les amers pour remplir la première indication ; se servir de teintures de colombo, de gentiane et surtout de noix vomique. Donner des alcalins à faible dose, avant les repas. C'est ainsi que la formule suivante sera utile :

Bicarbonate de soude....	ãã 20 centigrammes.
Craie préparée..........	
Magnésie décarbonatée..	

L'acide chlorhydrique semble tout indiqué. Cependant, ces indications sont restreintes. Il est impossible, en effet, de comparer l'action de l'acide médicamenteux, introduit artificiellement dans l'estomac, à celle de l'acide physiologique, qui s'y forme naturellement et qui agit à l'état de combinaison.

III. TRAITEMENT GÉNÉRAL. — Il dépend de l'affection causale ; conseiller l'usage des toniques, le séjour à la campagne, l'emploi des eaux minérales de Bussang, Spa, Forges, chez les anémiques et les convalescents, qui souffrent souvent d'anachlorhydrie.

ANÉMIE CÉRÉBRALE.

Dujardin-Beaumetz.

Après les repas, prendre une cuillerée de sirop d'iodure de fer dans une eau faiblement minéralisée.

Le soir, en se mettant au lit, prendre une grande cuillerée de la solution suivante :

Bromure de potassium..... ..	ãã 10 grammes.
— de sodium	
— d'ammonium........	
Eau distillée............... ..	350 —

Prendre chaque semaine deux bains sulfureux et, si la saison le permet, une douche froide, suivie d'une douche chaude sur les pieds.

ANESTHÉSIE CHLOROFORMIQUE.

Paul Berger.

Supprimer les inhalations, dès que le réflexe palpébral est aboli, c'est-à-dire dès que l'attouchement léger de la cornée ou de la conjonctive avec le doigt ne fait plus naître de contraction des paupières; reprendre les inhalations avec précaution, dès que ce contact détermine de nouveau les contractions de l'orbiculaire, notamment à la paupière inférieure.

ANESTHÉSIE LOCALE.

Debove.

Se servir du chlorure de méthyle, comme liquide anesthésique local, dans les petites opérations :

Prendre un tampon d'ouate hydrophyle, qu'on imprègne de chlorure de méthyle au moyen du jet s'échappant du récipient qui le contient; entourer le tampon de baudruche, surtout quand on opère sur les muqueuses, afin d'éviter l'adhérence du coton.

Quand le tampon est ainsi préparé, s'en servir pour badigeonner la partie à insensibiliser; cette opération s'appelle *stypage*.

On peut varier les effets des pulvérisations de chlorure de méthyle, en enduisant préalablement la peau de glycérine. La douleur produite par le froid est alors retardée, mais elle est plus vive et l'action du médicament est plus durable; de plus, cette action peut être modérée, en enlevant avec un linge l'excès de chlorure de méthyle projeté, qui fait corps avec la glycérine; on évite ainsi les eschares.

ANÉVRYSMES DE L'AORTE.

Potain.

I. Traitement local. — Lorsqu'on se trouve en face d'une tumeur anévrysmale, chaude, recouverte d'une peau rouge, animée de battements intenses, faire des applications de glace d'une façon continue. On obtient presque toujours un soulagement immédiat.

A côté des avantages que présente cette méthode, il faut signaler quelques inconvénients. D'abord, chez certains sujets, l'application continue de la glace est très douloureuse; de plus, le froid peut devenir la cause d'accidents broncho-pulmonaires; et lorsqu'on a affaire à un malade dont la peau qui recouvre la tumeur anévrysmale est amincie et fortement enflammée, présentant par suite une circulation sanguine très défectueuse, il y a lieu de craindre le sphacèle.

Pour éviter ces dangers, placer la glace, cassée en petits fragments, dans une vessie de caoutchouc;

n'en introduire qu'une petite quantité à la fois, pour ne pas trop peser sur la tumeur. De plus, recouvrir le sac de glace d'une couche d'ouate assez épaisse pour se préserver de la condensation habituelle de la vapeur d'eau contenue dans l'air atmosphérique à la surface extérieure du sac. Cette condensation pourrait, en effet, amener l'écoulement d'une certaine quantité d'eau froide à travers les vêtements du malade. Ainsi employé, ce traitement devient d'une innocuité absolue.

II. Médication interne. — Avec la médication iodurée, tantôt la guérison a été complète, tantôt il n'y a eu qu'une amélioration. Donner le médicament à petite dose (50 centigrammes à 1 gramme d'iodure de potassium), continuer au moins dix-huit mois pour obtenir un résultat satisfaisant ; la suspension prématurée amène la reprise des accidents.

Il y a des sujets chez lesquels l'application de ce traitement est réclamée plus spécialement. On a de plus grandes chances de réussir, lorsqu'on a affaire à un syphilitique avéré, mais alors administrer des doses d'iodure de potassium beaucoup plus fortes, en y associant le traitement mercuriel.

Constantin Paul.

L'acupuncture simple d'une artère entraînant à sa suite une légère inflammation de la paroi du vaisseau qui la rend plus résistante, il faut pratiquer l'acupuncture du sac anévrysmal.

Se servir dans ce but d'aiguilles japonaises en or ou en argent, très fines. En introduire 2, 3 ou 4, suivant le volume de la tumeur, à 1 centimètre de distance les unes des autres, à l'aide d'un conducteur.

La tumeur anévrysmale diminue de volume, et les battements disparaissent.

ANGINE DE POITRINE.

Peter, Germain Sée.

Au moment des accès, morphine, chloral, éther, nitrite d'amyle, trinitrine, sangsues ou ventouses scarifiées à la région douloureuse, antipyrine.

Dans l'intervalle des accès, iodure de sodium, bromure de potassium, belladone, révulsifs cutanés.

Huchard.

Solution de trinitrine au 100e...	30 gouttes.
Eau distillée....................	300 grammes.

Mêlez. Administrer trois cuillerées à dessert par jour. On pourra aller jusqu'à trois cuillerées à soupe.

Pour combattre l'attaque, inhalations de nitrite d'amyle. Commencer par trois gouttes, pour arriver plus tard à cinq ou six gouttes.

L'accès terminé, faire prendre la mixture de trinitrine, dans l'intervalle des attaques, pendant huit ou quinze jours. La trinitrine favorise la circulation des parois du cœur, et prévient ainsi les attaques. Au début, l'employer à faibles doses.

ANGINES ÉRYTHÉMATEUSES TONSILLAIRES.

A. Gouguenheim.

Employer le salol à dose suffisante (2 à 3 grammes en 3 à 5 doses par jour) :

Le salol agit sur les angines aiguës, quelle qu'en soit la cause; il calme la douleur, la dysphagie ; en calmant la douleur, il abaisse la température; il abrège la durée des angines et en particulier de l'*angine phlegmoneuse suppurée.*

ANTISEPSIE.

Constantin Paul.

A. ANTISEPTIQUES PROPRES A CHAQUE MICROBE PATHO-

GÈNE. — La microbiologie, en montrant qu'un grand nombre de maladies et, en particulier, les maladies infectieuses et contagieuses sont dues à des micro-organismes, a étendu de beaucoup la médication parasiticide.

Dans cet ordre d'action, les remèdes ont une activité plus ou moins grande, et on a été porté à dresser une liste de parasiticides en suivant une série décroissante de leur activité.

Mais telle substance qui jouit de propriétés antiseptiques est active contre un microbe et inefficace contre un autre. Il a donc fallu établir une échelle d'action pour la lutte contre chaque microbe en particulier.

Nous n'envisageons que les microbes pathogènes, et l'action parasiticide non dans l'organisme, mais sur les cultures pures.

I. DOSE MINIMA DE QUELQUES ANTISEPTIQUES CAPABLES DE S'OPPOSER A LA PUTRÉFACTION D'UN LITRE DE BOUILLON DE BŒUF NEUTRALISÉ. — Nous étudierons d'abord les parasiticides qui s'opposent au travail de la putréfaction. Pour bien les comparer, nous examinerons le minimum de dose qui leur est nécessaire pour empêcher la putréfaction d'un litre de bouillon de bœuf neutralisé.

Voici ces substances dans l'ordre de leur activité :

1° *Substances éminemment antiseptiques.*

Eau oxygénée.......	0 05	Nitrate d'argent.....	0 08
Sublimé............	0 07		

2° *Substances très fortement antiseptiques.*

Iode...............	0 25	Acide cyanhydrique.	0 40
Chlorure d'or.......	0 25	Brome..............	0 60
Bichlorure de platine.	0 30	Sulfate de cuivre....	0 90

3° *Substances fortement antiseptiques.*

Cyanure de potassium	1 20	Azotate de cobalt	2 10
Bichromate de potasse	1 20	Sulfate de nickel	2 50
Gaz ammoniac	1 40	Azotate d'urane	2 80
Chlorure d'aluminium	1 40	Acide phénique	3 20
Chloroforme	1 50	Permanganate de potasse	3 50
Chlorure de zinc	1 90	Azotate de plomb	3 60
Acide thymique	2 »	Alun	4 50
Chlorure de plomb	2 »	Tannin	4 80

4° *Substances modérément antiseptiques.*

Bromhydrate de quinine	5 50	Hydrate de chloral	9 30
Acide arsénieux	6 »	Salicylate de soude	10 »
Sulfate de strychnine	7 »	Sulfate de protoxyde de fer	11 »
Acide borique	7 50	Soude caustique	18 »
Arsénite de soude	9 »		

5° *Substances faiblement antiseptiques.*

Protochlorure de manganèse	25 »	Chlorure de strontium	83 »
Chlorure de calcium	40 »	— de lithium	90 »
Borate de soude	70 »	— de baryum	95 »
Chlorhydrate de morphine	75 »	Alcool	95 »

6° *Substances très faiblement antiseptiques.*

Chlorure d'ammonium	115 50	Glycérine	225 »
Arséniate de potasse	125 »	Sulfate d'ammoniaque	250 »
Iodure de potassium	150 »	Hyposulfite de soude	275 »
Sel marin	165 »		

II. Fièvre typhoïde. — On ne connaît encore qu'un petit nombre de substances qui empêchent la culture du bacille de la fièvre typhoïde. Ce sont les substances suivantes avec la proportion :

Sublimé.......	1 p. 20.000	Acide chlorhydrique......	1 p. 100
Sulfate de quinine........	1 — 800	Chlorure de chaux.......	5 — 100
Acide phénique	1 — 200		

III. Choléra. — Le bacille virgule ne se développe pas dans un milieu acide. Il suffira de l'addition d'une goutte d'une solution d'acide chlorhydrique à 1 p. 100. Voici les autres agents qui s'opposent au développement du bacille virgule :

Sublimé......	1 p. 100.000	Sulfate de cuivre........	1 p. 500
Sulfate de quinine.......	1 — 5.000	Acide phéniq.	1 — 400

IV. Tuberculose. — Le nombre des substances qui ont été essayées contre le bacille de la tuberculose est considérable ; en voici la liste :

1° Agents chimiques qui n'entravent en rien la culture du bacille de la tuberculose et où les colonies se développent d'une façon remarquable :

Acide benzoïque.
Acide salicylique.
Acide urique.
Aldéhyde salicylique.
Benzoate de soude.
Biborate de soude.
Bromure de camphre.
Chloral.
Coniférine.
Ferrocyanure de potassium.
Leucine.
Phosphomolybdate de soude
Phosphore blanc.
Sulfocyanure de potassium.
Urée.
Uréthane.

2° Dans cette deuxième catégorie, les cultures sont évidentes, mais prospèrent difficilement :

Acétanilide.
Acétone.
Aldéhyde.
Alun ammoniacal.
— de chrome.
Arséniate de soude.
Azotate de cobalt.
Azotate de potasse.
Benzophénone.
Bichromate d'ammoniaque.
Biiodure de mercure.
Caféine.
Chlorate de potasse.
Chlorure d'aluminium.

Chlorure de cobalt.
Essence d'eucalyptus.
— de térébenthine.
Eucalyptol.
Ferrocyanure de potassium.
Iodure de potassium.
Lactate de zinc.
Naphtylsulfate de soude.
Résorcine.
Sulfate de soude.
— de zinc.
Sulfite de soude.
Terpine.
Terpinol.

3° Substances qui, à une faible dose, rendent les cultures peu appréciables :

Acétate de soude.
Acétophénone.
Acide arsénieux.
Acide borique.
Acide picrique.
Acide pyrogallique.
Acide sulfureux.
Alcool éthylique.
— méthylique.
Azotite de potasse.
Benzine.
Chloroforme.
Créosote.
Éther.
Fluorure de sodium.
Huile de naphte.
Hyposulfite de soude.
Iodoforme.
Menthol.
Nitrobenzine.
Oxalate neutre de potasse.
Salol.
Sulfate d'alumine.
Sulfite salicylsodium.
Sulfocinate de soude.
Toluène.

4° Substances stérilisant complètement les cultures :

Acide hydrofluosilicique.
Ammoniaque.
Fluosilicate de fer.
Fluosilicate de potasse.
Polysulfure de potassium.
Silicate de soude.

A côté de ces agents chimiques, il est intéressant de connaître à quelle température vivent la plupart de ces microbes pour savoir si les traitements par la réfrigération, des bains froids par exemple, ne deviennent pas des médications parasiticides.

B. Influence de la température sur les principaux microbes pathogènes. — 1° *Tuberculose.* — De la matière tuberculeuse chauffée pendant vingt minutes à 60°, dix minutes à 71° ou parfaitement desséchée à 30°, peut infecter des cobayes aussi rapidement que des produits frais.

Des morceaux de tissus tuberculeux laissés à macérer ou à putréfier dans l'eau à la température ordinaire, pendant *cinq à vingt jours*, d'autres soumis à des congélations de — 50° ou de — 80° suivies de dégels successifs peuvent produire une véritable tuberculose parfaitement transmissible en série.

2° *Bacille typhique.* — Développement très sensible à 40°. La meilleure température est de 25 à 35°. A 40°, les cultures s'arrêtent. Vitalité très longue. Cultures encore fertiles après six mois. Supporte une dessiccation prolongée, ce qui est dû aux spores.

Il résiste facilement à *la congélation.*

3° *Choléra.* — Vitalité faible. Les cultures périssent après une demi-heure de dessiccation à la température ordinaire. Dans les liquides, 50° à 55° suffisent pour tuer les microbes. Les *acides minéraux* en très faible proportion les tuent également. Les acides *organiques* sont beaucoup moins actifs.

Le bacille du choléra croît mal dans l'eau stérilisée. L'eau riche en matières organiques est plus favorable à son développement. Développement abondant entre 30° et 40°. Au-dessous de 16°, arrêt des cultures. Elles supportent sans périr pendant une heure une *congélation* de — 10°.

4° *Charbon.* — Résiste à la congélation.

5° *Charbon symptomatique.* — Perd sa virulence à 100°. Au contraire, une température de — 130° de froid n'a pas d'influence.

6° *Pneumocoque de Fraenkel.* — Ne se développe pas au-dessous de 24° ni au-dessus de 42° ; la meilleure température est 35°. Vitalité assez faible.

7° *Pneumocoque de Friedlander.* — Croît très facilement à la température ordinaire.

ANTISEPSIE ET ASEPSIE CHIRURGICALE.

Terrier.

Avant les opérations abdominales, faire pulvériser une certaine quantité d'eau stérilisée dans la chambre opératoire, pour faciliter la disparition des particules de poussières répandues dans l'air.

Comme antiseptique, employer exclusivement le bichlorure de mercure en solution au millième ou au demi-millième. Avec ces solutions, nettoyer le champ de l'opération, les mains des aides et celles du chirurgien. Des éponges sont préparées selon la méthode dite de la Salpêtrière. Comme fils à ligature, n'employer que la soie pressée, bouillie avant chaque opération dans une solution de bichlorure au millième. Même préparation pour les crins de Florence, qui servent exclusivement pour les sutures.

Stériliser tous les instruments, sauf les bistouris, par la chaleur sèche. Employer l'étuve de Poupinel. Grâce à cet appareil, les instruments, tous entièrement métalliques, peuvent être maintenus pendant quinze à trente minutes à la température de 160 à 180°.

Quant aux instruments coupants, les faire nettoyer avec le chloroforme, selon le précepte de Just-Lucas-Championnière, puis bouillir dans l'eau stérilisée. Les compresses qui servent à abriter les parties voisines du champ opératoire, à relever les anses intestinales, sont stérilisées à l'autoclave à 120°; avant de s'en servir, si on les trouve trop chaudes, les plonger dans de l'eau stérilisée bouillie, tiède.

Faire exclusivement les pansements à l'ouate stérilisée, non antiseptique, préparée à l'étuve suivant la méthode de Quénu.

Kirmisson.

Formule des hôpitaux de Vienne pour la préparation de la gaze iodoformée.

Iodoforme........................	50 grammes.
Glycérine........................	100 —
Alcool...........................	700 —

Pour préparer 10 mètres de gaze iodoformée.

Solution antiseptique de sublimé.

Solution de sublimé au 1000e.....	1 litre.
Acide tartrique..................	5 grammes.

ANTISEPSIE MÉDICALE ET ISOLEMENT.

Grancher.

En chirurgie et en obstétrique, l'antisepsie semble suffire. En médecine elle semble insuffisante, et il faut recourir à l'*isolement*. Pour cela, trois choses nouvelles et peu coûteuses sont nécessaires : des paravents en toile métallique, des paniers en fil de laiton et une infirmière spéciale.

Le paravent, de 1m,20 de hauteur, est composé de feuilles mobiles l'une sur l'autre, comme les parafeu de nos cheminées. Mis en place, il isole, dans la salle commune, le lit de l'enfant diphtéritique ou rubéoleux, pendant le temps de son séjour nécessaire au diagnostic. Le paravent a pour objet de supprimer tous les contacts de l'enfant suspect avec les autres enfants de la salle, et de réduire au minimum les contacts avec le personnel hospitalier ou médical. La première feuille du paravent, fixée au mur par un crochet, sert de porte d'entrée pour les besoins du service. L'enfant mis en box ou en quarantaine ne souffre pas de son isolement, car les mailles de la toile métallique sont assez larges pour ne pas gêner sa vue.

Le panier en fil de laiton a pour objet de faciliter la désinfection de tous les objets qui ont servi au repas de l'enfant. Divisé en compartiments *ad hoc*, il contient l'assiette, la timbale, le couvert et la serviette.

L'infirmière spéciale a la charge de tous les box. Elle seule doit aborder les enfants mis en quarantaine et leur donner ses soins. Elle doit, après chaque contact avec un enfant suspect, se laver les mains au sublimé et changer de tablier. Elle doit surtout ne toucher à aucun autre enfant. Au moment du repas, elle étend sur le lit une toile en caoutchouc, apporte de l'office le panier tout garni, et, le repas achevé, le rapporte à l'office et le plonge, avec tout son contenu et la toile en caoutchouc, dans une chaudière d'eau bouillante.

ANTISEPSIE INTESTINALE.

Bouchard.

Les poisons intestinaux irritent le foie déjà malade, car souvent, dans les affections hépatiques, la bile, qui contribue sinon à empêcher les putréfactions, au moins à mener à bien les actes digestifs sans les laisser dévier vers les fermentations anormales, fait défaut d'une manière absolue ou relative. Il en résulte une grande fétidité du contenu du tube digestif, fétidité qu'il importe de combattre par les pratiques de l'antisepsie intestinale.

Les antiseptiques à préconiser sont des antiseptiques insolubles dont les principaux sont : l'iodoforme, le charbon, le naphtol, la naphtaline.

Écarter l'iodoforme et la naphtaline, à cause de leurs propriétés toxiques.

Employer les naphtol *b* et *a* (Maximowitch) et le charbon, en y joignant le salicylate de bismuth.

Le principal caractère des naphtols est de représenter des *antiseptiques puissants, peu solubles et peu toxiques.*

Pour déterminer la valeur thérapeutique des principales substances antiseptiques, il faut tenir compte à la fois de leur action *antiseptique, bactéricide* proprement dite et de leur *action toxique.*

Pour en citer un exemple, le biodure de mercure est 16 fois plus antiseptique que le naphtol β, mais par contre il est 253 fois plus toxique, de sorte qu'en définitive la dose thérapeutique de naphtol que l'on peut prescrire pourra stériliser 14 ou 15 fois plus de matière que la dose thérapeutique correspondante de biodure.

Considérés à ce double point de vue, les naphtols, plus antiseptiques que l'acide phénique, à dose égale, tiennent le premier rang; le sublimé, l'antiseptique le plus puissant, étant, *par suite de sa grande toxicité*, le désinfectant général dont la *valeur thérapeutique est la plus faible.*

Tandis que la dose antiseptique utile de naphtol β, est de 0,40 p. 1000, la dose toxique, pour un homme de 65 kilogrammes serait voisine de 250 grammes; 2gr,50 par jour suffisant dans ces conditions à réaliser l'antisepsie intestinale.

Cette conclusion est encore plus vraie pour le naphtol α, 2 fois plus antiseptique que le naphtol β, et 3 fois moins toxique. Il empêche à la dose de 0,1 à 0,2 p. 1000 le développement de la plupart des microbes pathogènes : du bouillon contenant cette dose de naphtol α, ensemencé avec des matières fécales, ne présente qu'un trouble léger. La dose toxique pour un homme de 65 kilogrammes serait d'environ 585 grammes.

Les naphtols, et surtout le naphtol α, entravent le développement de divers microbes pathogènes et du bacille tuberculeux en particulier; l'*hydronaphtol* (produit de réduction du naphtol β, aussi antiseptique et moins toxique) est presque la seule substance qui empêche toute vie microbienne dans les milieux de cultures.

Il agit à la fois sur les microbes et sur les produits toxiques contenus dans l'intestin.

Ses avantages résultent directement de son pouvoir *antiseptique*, qui se manifeste ici par la diminution de la fétidité des matières, par la diminution des substances aromatiques éliminées par l'urine, par la diminution souvent énorme de la toxicité des matières fécales et une diminution parallèle de la toxicité urinaire; de son *peu de solubilité*, qui permet une action prolongée, pour ainsi dire permanente; et enfin de son *peu de toxicité*, qui rend possible l'administration de doses relativement fortes pendant un temps assez long.

L'administration prolongée du naphtol dans certaines maladies chroniques du tube digestif n'est-elle pas susceptible d'entraîner certains inconvénients, au double point de vue de la nutrition, de l'utilisation des aliments, et de l'état de la muqueuse gastro-intestinale?

Les expériences sur les animaux et les observations sur l'homme semblent devoir faire résoudre le problème par la négative.

Plus puissant que l'iodoforme, que la naphtaline, le naphtol α ne présente pas leurs inconvénients. (Troubles digestifs, troubles urinaires, etc.)

Mais on ne saurait s'autoriser de cette innocuité pour prescrire le naphtol, *sans aucune raison valable*, dans tous les cas, de quelque nature qu'ils soient, où l'on constate des troubles digestifs.

Il doit être réservé *uniquement* aux cas où il est indiqué de rechercher l'antisepsie du tube digestif, c'est-à-dire aux cas dans lesquels on constate l'existence de fermentations anormales.

On l'emploie surtout dans la *dilatation de l'estomac avec fermentations anormales*, et fétidité souvent considérable des selles, dans certains cas de *diarrhée saisonnière*, chez les *typhiques*, etc.

Pour réaliser l'antisepsie intestinale, la dose quotidienne nécessaire est de 5 à 6 grammes de naphtol A, associé au salicylate de bismuth.

Poudre pour l'antisepsie intestinale.

Naphtol B finement pulvérisé.....	15 grammes.
Salicylate de bismuth............	7 gr. 50.

Mêlez et divisez en 30 cachets, dont on adiministre de 3 à 12 par vingt-quatre heures. Avec 3 cachets par jour, on obtient déjà une antisepsie intestinale suffisante en général dans la pratique.

. Le salicylate de bismuth n'est pas, à proprement parler, antiseptique par lui-même ; mais il faut l'associer au naphtol à titre d'auxiliaire qui indique le degré d'antisepsie intestinale obtenu. En effet, tant que l'antisepsie n'est pas complète, il se développe dans le canal intestinal de l'hydrogène sulfuré, qui réagit sur le salicylate de bismuth : les selles sont alors colorées en noir; elles sont vertes au contraire, lorsque l'antisepsie intestinale est parfaite.

Comme résultats, on observe une grande diminution du nombre des microbes contenus dans les matières fécales qui deviennent très peu toxiques et, par conséquent, contiennent très peu d'alcaloïdes.

L'antisepsie instestinale devra donc être mise en œuvre non seulement dans les *maladies graves du foie*, telles que les *cirrhoses*, mais encore dans toutes les *hépatites*, dans les *fièvres graves* qui s'accompagnent d'altérations profondes dans la structure de l'organe.

ANTISEPSIE OBSTÉTRICALE.

Tarnier.

Employer le sulfate de cuivre à la place du sublimé, qui est dangereux.

Eau distillée....................	1000 grammes.
Sulfate de cuivre..............	5 —

F. s. a. pour injections.

A cette dose, le sulfate de cuivre n'est point douloureux et ne produit point d'altérations cutanées sur les mains des infirmières ou des gardes-malades. Il est de plus suffisamment antiseptique.

Budin.

Antiseptiques employés par les sages-femmes.

Les sages-femmes ne devront recourir qu'à un seul antiseptique, dont la dose sera toujours la même.

Pour éviter les méprises, on colorera en bleu, avec le carmin d'indigo, employé à l'état de solution à 5 grammes pour 100 : une goutte suffirait pour colorer chaque dose antiseptique. La formule, dès lors, serait la suivante :

Sublimé corrosif.................	25 centigr.
Acide tartrique..................	1 gramme.
Solution alcoolique de carmin d'indigo à 5 p. 100................	1 goutte.

Faire sécher et mettre en paquet.

Sur chaque paquet, qui, conformément à la loi, portera une étiquette rouge, seront écrits ou imprimés ces mots :

Sublimé 25 centigrammes.

Pour un litre d'eau.

POISON.

En outre, comme il est nécessaire que les sages-femmes aient à leur disposition une substance antiseptique pour enduire les mains et les instruments, les pharmaciens pourront également leur donner des doses de 30 grammes de vaseline au sublimé à 1 p. 1000.

Ces paquets et cette vaseline au sublimé constituent donc les seules substances antiseptiques que les sages-femmes sont autorisées à prescrire; les dangers d'intoxication sont ainsi tellement réduits qu'on peut les considérer comme à peu près nuls. Du reste, on parle souvent de ces dangers du bichlorure de mercure et on oublie trop ceux de la septicémie. On peut compter les cas d'empoisonnement attribués au sublimé; en obstétrique, au contraire, le nombre des existences qui ont été conservées grâce à cet antiseptique est incalculable.

ANURIE.

Féreol.

I. Traitement. — Ventouses sèches sur la région lombaire, électrisation matin et soir, inhalation de 15 litres d'oxygène par jour.

Potion diurétique de Beaujon. Bain de quinze minutes le cinquième jour; purgation avec eau-de-vie allemande et sirop de nerprun le septième; 30 centigrammes de caféine en potion pris le matin.

II. Régime. — 1 litre et demi de lait, 1 demi-litre d'eau de Vichy et 1 demi-litre d'une eau alcaline très peu minéralisée.

ANUS ARTIFICIEL.

Reclus.

Rendre le champ opératoire complètement aseptique. Pour cela, la veille, raser la région iliaque et tout le pubis, le laver au savon et à l'eau d'abord, puis avec un liquide antiseptique. Recouvrir ensuite la région d'une couche de compresses imbibées du même liquide et la laisser ainsi jusqu'à l'heure de l'opération. A ce moment, laver de nouveau antiseptiquement la région et circonscrire le champ que devra parcourir le couteau par des compresses, toujours imbibées de la solution antiseptique.

Pratiquer l'anesthésie à l'aide de piqûres de cocaïne; quand l'anesthésie est complète, commencer l'opération.

Incision de 6 à 7 centimètres de long, à 2 centimètres au-dessus du ligament de Poupart et parallèle à lui. Procéder couche par couche, en arrêtant l'hémorrhagie par une pince placée sur chaque artériole sectionnée. En arrivant à la couche musculaire, éviter de couper les muscles transversalement, mais plutôt séparer les faisceaux musculaires, sans les inciser, après avoir sectionné la peau, le fascia superficialis, la toile celluleuse qui double le grand oblique, le petit oblique, le transverse, le fascia transversalis; arriver sur le péritoine que l'on incise avec une sonde cannelée ou simplement avec les ciseaux. Dès que cette incision est faite, si l'intestin n'occupe pas une place anormale, la partie supérieure de l'S iliaque, celle qui fait suite au côlon descendant, se présente dans la boutonnière, avec ses signes distinctifs, ses bandes longitudinales et ses appendices graisseux. Placer des pinces sur les bords de la plaie, puis les renverser en dehors, mettant nettement l'intestin à découvert. Après s'être assuré d'être bien sur l'S iliaque, le prendre avec une pince, l'attirer au dehors de la plaie, jusqu'à l'apparition du méso. Dès que celui-ci est bien en vue, le perforer avec une grosse sonde ordinaire en caoutchouc durci, et désinfectée par un bain antiseptique. Pousser la sonde à travers le méso, jusqu'à sa partie moyenne seulement, et la laisser en place, elle repose alors sur les bords de la plaie qu'elle traverse en diagonale, s'appuyant bien sur la paroi abdominale et supporte l'anse intestinale à cheval sur elle. Cette anse intestinale fait alors hernie au travers de l'incision et ne peut rentrer dans l'abdomen, empêchée qu'elle en est par la sonde passée en dessous d'elle.

L'opération est terminée. Enlever les pinces qui tenaient le péritoine, mais laisser en place jusqu'au lendemain celles mises sur les vaisseaux. Faire la toilette, laver la région, la border avec des bandes de gaze iodoformée, sur lesquelles reposent les pinces.

Afin d'empêcher la sonde d'être attirée à l'intérieur de la cavité abdominale ou d'être repoussée par la pression interne, la fixer à la peau, en étendant sur elle à ses deux extrémités deux bandes de tarlatane iodoformée, collée à la peau de l'abdomen par une couche de collodion iodoformé.

Faire un pansement rigoureusement antiseptique. Étendre une couche de pommade antiseptique sur la portion herniée de l'intestin, la recouvrir d'une couche de gaze enduite de la même pommade. Recouvrir le tout d'un épais coussin de ouate maintenu en place par un bandage de corps.

Dès que le malade est remis dans son lit, lui administrer 10 centigrammes d'extrait thébaïque. Les douleurs, le ténesme, les irradiations douloureuses cessent ou diminuent.

L'adhérence de l'anse intestinale aux lèvres de la plaie est complète au sixième jour, elle est obtenue sans sutures, par la simple apposition des parties mises en présence.

Le lendemain de l'opération, enlever les pinces, laver la région et la recouvrir d'un bandage léger, ne pas renouveler le pansement et le sixième jour procéder à l'ouverture de l'intestin avec le thermo-cautère porté au rouge sombre seulement, après injection de cocaïne dans la tunique intestinale. Il suffit de faire au point le plus élevé de l'intestin une ouverture de 2 centimètres de long et parallèle au grand axe de l'incision cutanée. Cependant, s'il survenait quelques symptômes alarmants, des douleurs, une grande distension de l'intestin, l'ouvrir avant le sixième jour, le lendemain même de l'opération, car les adhérences sont assez intimes pour soustraire le péritoine aux risques d'infection. Mais si rien n'oblige à intervenir hâtivement, attendre au sixième jour. Alors, l'intestin est solidement uni à la paroi abdominale et les matières fécales passent sur la surface cutanée sans venir en contact avec le péritoine.

La sonde est enlevée le dixième jour.

AORTITE.

Potain.

Administrer l'iodure de potassium à petites doses (de 50 centigrammes à 1 gr.). Ces doses réussissent à faire résoudre l'aortite, alors que les doses massives ne donnent aucun résultat.

ARTHROPATHIES.

Félix Guyon.

Les moyens destinés à rendre à la jointure son

action s'adressent directement à elle, à ses parties périphériques, au membre. Au point de vue de la jointure, ils sont pour ainsi dire intra-articulaires et extra-articulaires; au point de vue du membre, ils s'exercent en particulier sur les organes du mouvement, c'est-à-dire sur les muscles, mais aussi à la peau, au tissu cellulaire superficiel et profond.

Ce sont: les mouvements, le massage, les frictions, la température, l'électricité, la balnéation.

De tous ces moyens, le mouvement est le plus essentiel, celui qui s'adresse directement à l'articulation, qui aura sur sa cavité, sur ses surfaces, sur toutes ses parties constitutives, l'action la plus efficace.

Son influence ne se limite pas d'ailleurs à la mise en jeu des surfaces articulaires.

Les parties ambiantes, le membre tout entier en éprouvent les effets. Mais ces mouvements périphériques et à distance, ce glissement réciproque des parties molles est plus efficacement obtenu par le massage profond. Les impulsions alternatives qu'elles subissent sous l'influence de pressions répétées et qui se reproduisent en divers sens réalisent le mouvement; elles l'étendent aux différentes couches constitutives du membre. L'électrisation faradique met les muscles directement en jeu.

Tous ces mouvements partiels ne se réalisent, dans leur ensemble, que lorsque le membre reprend ses fonctions. Mais cette dissociation élémentaire est la condition voulue pour arriver à ce but final.

Le massage, qui agit dans la production et dans la restitution du mouvement, a surtout à remplir un rôle modificateur. Il a pour principal effet de favoriser les résorptions, il est avant tout éliminateur. Son action est aussi bien utilisée pour favoriser la disparition d'un épanchement séro-sanguin, par exemple, que celle des engorgements qui épaississent les tissus.

Les frictions, la température, les douches, l'électricité sous forme de courants continus, agissent aussi dans le même sens.

La balnéation, qui emprunte une part de ses effets à l'action de la température, ne communique pas directement le mouvement, mais elle le favorise nettement. Elle rend les mouvements d'ensemble possibles, alors que, en dehors de son influence, les mouvements partiels sont seuls obtenus.

ASTHÉNIE POST-GRIPPALE.

Huchard.

Combattre cette asthénie par la strychnine, la caféine, les phosphates et le phosphure de zinc.

1° *Préparations de strychnine :* sous forme de sulfate, à la dose de 2 à 3 milligrammes par jour ; ou d'arséniate de strychnine, à la dose de 3 à 4 granules d'un demi-milligramme.

Dans les cas graves, recourir aux injections sous-cutanées d'après cette formule :

Eau distillée....................	10 grammes.
Sulfate de strychnine...........	1 centigr.

Faire 2 à 4 injections par jour.

2° *Préparations de caféine*, employer la caféine à l'intérieur d'après cette formule:

Benzoate de soude............	ãã 2 grammes.
Caféine........................	

pour huit cachets ; prendre quatre cachets par jour.

Il est préférable de recourir aux injections sous-cutanées de caféine d'après la formule suivante :

Caféine	4	grammes.
Salicylate de soude	3	—
Eau distillée	6	—

Chaque seringue de Pravaz contient 40 centigr. de caféine. Injecter six à huit seringues par jour; dans les cas graves, ajouter les injections d'éther.

3° *Préparations au phosphore* : Parmi celles-ci, les phosphates (de 4 à 6 grammes par jour) et le phosphure de zinc (de 2 à 3 granules par jour).

ASTHME.

Germain Sée.

Au moment des accès, fumigations de datura, de belladone, de papier nitré; inhalations de pyridine, haschich, injections sous-cutanées de morphine.

Dans l'intervalle, iodure de potassium; arsenicaux et sulfureux contre l'herpétisme, alcalins contre la goutte.

Jaccoud.

L'iodure de potassium est le médicament par excellence de l'*attaque*, à la dose de 1 gr. 50 à 2 grammes par jour, ne pas en ordonner d'emblée 1 gramme; si le malade n'y est pas habitué, il peut se produire en effet dans ce cas de l'écoulement nasal, du larmoiement, de la céphalée, de la sécheresse de la bouche, en un mot tous les phénomènes de l'iodisme; commencer par la dose de 25 centigrammes par jour et arriver à 1 gramme et à 1 gr. 50, 2 grammes, si l'asthme est invétéré.

Dieulafoy.

Si l'*accès commence ou va commencer* : badigeonner le *nez*, en remontant aussi haut que possible, avec un pinceau imbibé de la solution suivante :

Chlorhydrate de cocaïne...........	1 gramme.
Eau distillée......................	20 grammes.

ou bien pulvériser dans le nez ou dans la gorge, pendant quatre à cinq minutes, à l'aide d'un petit pulvérisateur à eau chaude, une cuillerée à bouche de cette solution, et souvent l'accès avorte.

Si ce moyen ne réussit pas, faire respirer 6 à 12 gouttes de pyridine versées sur un mou-choir, ou bien mettre près du lit du malade une assiette contenant 3 ou 5 grammes de pyridine. On peut employer simultanément la cocaïne et la pyridine.

Si ces deux médicaments ne réussissent pas et si l'*accès a commencé*, employer les fumigations de datura stramonium, de papier nitré, les cigarettes Espic. Faire fumer une grosse pipe en terre, dans laquelle on dispose alternativement, en plusieurs couches stratifiées, des feuilles pulvérisées de datura et du papier nitré en très petits morceaux. On essaye en même temps la cocaïne et la pyridine.

Si l'*accès est à son apogée*, formuler l'injection hypodermique suivante :

Chlorhydrate de morphine.......	10 centigr.
Eau distillée......................	10 grammes.

Injecter une demi-seringue de Pravaz ; si cette dose ne suffit pas, un quart d'heure après, injecter une autre demi-seringue.

Le traitement de l'*asthme en tant que diathèse* est aussi d'une efficacité absolue, à la condition d'être bien conduit ; on arrive à prévenir les accès et les attaques et à les faire disparaître même pendant un temps plus ou moins long. Recourir pour cela à trois médicaments: l'iodure de potassium, la belladone et l'arsenic ; voici comment on les administre.

Pendant une quinzaine de jours, faire prendre au

moins 1 gramme et même, si c'est possible, 2 grammes d'iodure de potassium par jour.

Puis pendant quinze jours également, ordonner la belladone sous la forme suivante :

Poudre de feuilles de belladone..	ãã 20 centigr.
Extrait de belladone...........	

pour vingt pilules, à prendre chaque matin d'abord une demi-pilule, puis une pilule.

En même temps, donner au début de l'un des repas une cuillerée à café par jour de la solution suivante :

Arséniate de soude.............	85 centigr.
Eau distillée.....................	80 grammes.

Au bout de ces quinze jours, faire reprendre pendant une quinzaine l'iodure de potassium, et ainsi de suite pendant trois à six mois.

Si le malade est atteint d'emphysème, prescrire les bains d'air comprimé; s'il est atteint de catarrhe pulmonaire l'envoyer au Mont-Dore, à la Bourboule ou à Royat.

Interdire aux malades le séjour dans les montagnes et dans les pays à altitude élevée.

Les accès d'asthme peuvent être provoqués ou réveillés par les causes les plus diverses et les plus bizarres : par les moindres odeurs, par l'odeur de framboise (tel était le cas de Cl. Bernard), par les foins, par les vapeurs d'une allumette soufrée qu'on vient d'allumer, par la poussière d'avoine, par la poudre d'ipécacuanha, etc.; tel malade est pris d'asthme quand il habite telle région ou telle ville, qui n'en a pas quand il habite ailleurs.

Dujardin-Beaumetz.

Iodure de potassium..........	ãã 15 grammes.
Teinture de lobelia...........	
Eau distillée...................	250 —

Faire dissoudre. — En donner une cuillerée à café, à dessert ou à bouche, dans un verre de bière, au commencement de chacun des principaux repas.

Edgar Hirtz.

Cigarettes anti-asthmatiques.

Extrait de datura.	5 gr.	Iodure de potassium...........	ãã 5 gr.
Alcool à 40°......	50 —	Nitrate de potasse.	
Feuilles de tabac..	100 —		

F. s. a. 100 cigarettes, pour combattre la dyspnée des asthmatiques.

Ferrand.

Contre l'*asthme cardiaque avec hypertrophie du cœur :*

En dehors des attaques, chaque matin, deux cuillerées de :

Iodure de sodium...............	25 grammes.
Infusion d'aunée...............	200 —

Chaque soir, avant le dîner, deux cuillerées à bouche de :

Bromure de sodium	25 grammes.
Sirop d'aconit..................	50 —
Infusion de houblon............	250 —

Pendant la crise :

1° Mettre les mains dans un vase d'eau chaude;

2° Faire respirer un peu d'ammoniaque;

3° Donner par gouttes, toutes les cinq à dix minutes (cinq gouttes à la fois) :

Laudanum	4 grammes.
Eau de laurier-cerise	6 —

4° Faire une injection sous-cutanée d'une solution :

Sulfate d'atropine...............	1 centigr.
Sulfate de morphine.............	20 —
Eau de laurier-cerise...........	10 grammes.

En dehors des crises, faire prendre chaque jour, avant les deux repas, une cuillerée à bouche de :

Iodure de potassium............	20 grammes.
Sirop de capillaire..............	200 —

Matin et soir, donner une pilule :

Extrait de stramonium..........	ãã 20 centigr.
Valérianate de zinc.............	

Pour deux pilules.

Tous les deux jours, prendre :

Sirop de nerprun................	30 grammes.
Crème de tartre..................	20 —

Grancher.

Contre l'*asthme chez les enfants :*

1 gramme d'iodure modifie heureusement l'état du malade; les crises disparaissent, la bronchite va mieux. Au bout d'un certain temps, si l'on suspend l'administration, les crises reparaissent. Revenir de nouveau à l'iodure, et cela avant que l'état de crise soit constitué.

Si l'iodure ne donne rien, prescrire l'antipyrine.

Quant à l'accès lui-même, le papier nitré, la pyridine, le nitrate d'amyle, les cigarettes belladonées, rendront des services.

ATAXIE.

Dujardin-Beaumetz.

L'acétanilide donne les meilleurs résultats, surtout contre les *douleurs fulgurantes de l'ataxie* et aussi chez les *épileptiques*, après huit mois de traitement.

Dose : 1 gramme à 1gr,50 par jour en trois cachets.

L'acétanilide occasionne quelquefois une cyanose sans inconvénients d'ailleurs, mais qui effraye le malade et son entourage, ce qui empêche le médecin de s'en servir. C'est fâcheux, car c'est un médicament très actif, pas dangereux, et très bon marché.

ATAXIE LOCOMOTRICE PROGRESSIVE.

Dieulafoy, Debove.

Nitrate d'argent, bromure. Électrisation, hydrothérapie, eaux de la Malou, de Néris. Antipyrine, élongation des nerfs.

Charcot.

Pratiquer la suspension :

L'appareil consiste en une traverse horizontale suspendue par le milieu à une moufle servant à élever l'appareil et le patient. Sur cette traverse horizontale, qui représente le fléau d'une balance, s'attache au milieu une double fronde qui embrasse en avant le menton, en arrière la nuque. Enfin, aux deux extrémités du fléau transversal, on attache des courroies formant des brassières, dans lesquelles on passe les bras du patient qu'on élève à 30 ou 60 centimètres du sol au moyen de la moufle. Les points d'appui pendant la suspension sont donc le menton, la nuque et les aisselles; pour que la traction exercée sur la colonne vertébrale soit plus effective, on invite le patient à soulever les bras, toutes les quinze ou vingt secondes.

Laisser le patient pendant une ou deux, puis pendant trois ou quatre minutes au maximum ; la durée de la suspension est ainsi progressive; répéter les séances tous les deux jours, car une application plus fréquente ne donne pas de meilleurs résultats.

Ce procédé de traitement a été rapporté de Russie

par le Dr Raymond, qui en avait pu constater les heureux effets dans le service du Dr Motchoukowsky, d'Odessa. La manière dont il a découvert ce mode de traitement est assez singulière. Le médecin russe avait à redresser la taille d'un tabétique atteint de scoliose. Pour ce faire, il suspendit son malade sous les bras (méthode de Sayre) et lui appliqua un corset de plâtre. Au bout de quelques jours, le tabétique fit remarquer à son médecin qu'il souffrait beaucoup moins de ses douleurs fulgurantes. Motchoukowsky crut d'abord que c'était au corset qu'il fallait attribuer ce résultat inattendu, mais bientôt il constata que la suspension était la vraie cause de l'atténuation des douleurs. Dès lors, il appliqua ce traitement à de nombreux cas de tabès qui furent presque tous avantageusement modifiés.

Les résultats obtenus à la Salpêtrière furent si surprenants dans les quinze premiers cas, que l'idée vint d'employer le moyen à d'autres névropathiques.

Le premier résultat porte sur l'incoordination; dès les premières séances, le malade marche mieux, et accuse même ce fait aussitôt après la suspension; au début, cette plus grande assurance à la marche, par le fait de la suspension, ne dure que deux à trois heures; après huit ou dix séances, elle est persistante.

Le signe de Romberg disparaît au bout de vingt à trente séances. Les troubles vésicaux s'améliorent ensuite; le malade urine plus facilement, et l'incontinence diminue ou disparaît.

Les douleurs fulgurantes peuvent disparaître parfois brusquement.

Un des effets non moins curieux de la suspension est l'amélioration ou même la disparition de l'impuissance. L'appétit sexuel et les érections reviennent à la grande satisfaction des malades. La suspension est un aphrodisiaque pour les individus sains. L'érection des pendus est un fait bien connu, et on cite l'histoire de certains impuissants qui n'ont pas craint de recourir à la pendaison pour obtenir une érection impossible par tout autre moyen. Ces pendus avaient bien soin de faire couper la corde au moment psychologique pour jouir du résultat de leur opération.

La sensation d'engourdissement, l'anesthésie de la plante des pieds disparaissent.

En revanche, on n'a pas noté de changement dans les réflexes rotuliens et les signes pupillaires.

Chez la plupart des malades, le sommeil a été bien meilleur.

Quel est le mode d'action de la suspension? Il est probable que la suspension, en élevant les racines rachidiennes, amène des changements circulatoires dans la moelle, changements qui produisent des résultats jusqu'ici fort à l'avantage des malades.

E. Gaucher.

Contre l'*ataxie locomotrice d'origine syphilitique :*

Frictions mercurielles, et iodure de potassium, à la dose de 3 grammes par jour.

ATONIE INTESTINALE.

Bouchard.

Combattre : 1° les causes; 2° l'atonie elle-même; 3° les complications.

I. Traitement des causes. — Parmi les causes, il en est contre lesquelles on est à peu près désarmé, la prédisposition nerveuse héréditaire, les maladies organiques des centres nerveux, les altérations graves de l'intestin et du foie, la neurasthénie même. Mais on peut obtenir la régularisation naturelle des garderobes, traiter certaines lésions locales comme la rétrodéviation utérine, les hémorroïdes, quelquefois les brides péritonéales.

II. Traitement de l'atonie. — Il comprend les agents qui facilitent l'exonération en diminuant la consistance des matières, c'est-à-dire en amoindrissant les résistances intra-intestinales et ceux qui augmentent la puissance motrice de l'intestin.

1° Le *régime alimentaire* à base de végétaux herbacés, en général, dans l'atonie simple. Quand il existe de la dilatation de l'estomac, appliquer avec rigueur la diététique instituée contre cet état.

2° Les *purgatifs* : graines inertes (moutarde blanche, graine de lin, semences du *psyllium plantago*), belladone associée à d'autres substances purgatives pour en favoriser l'action ou en corriger la trop grande énergie; tabac (le cigare quotidien du matin), séné, podophyllin, nerprun, cascara sagrada, evonymine, rhubarbe, manne, casse, tamarin, fleurs de pêcher, huile de ricin, huile de soja, glycérine, soufre, calomel, crème de tartre, magnésie, sels neutres et eaux minérales purgatives.

3° Les *lavements*. Ne pas en faire abus; ils doivent être froids ou assez chauds, pour exciter la contractilité intestinale.

4° Les *médicaments excito-moteurs de l'intestin* : la noix vomique à dose assez élevée, de 5 à 10 grammes (57 gouttes par gramme) en deux fois, matin et soir;

La *strychnine* : voici une formule commode :

Sulfate de strychnine...........	6 centigr.
Eau distillée.....................	150 grammes.

deux à trois cuillerées à café par jour (chaque cuillerée à café représente 2 milligr.); la quassine, l'ipéca à petites doses quotidiennes, etc.

5° L'*hydrothérapie* ;

6° Les *exercices gymnastiques* et le *massage*;
7° L'*électricité*.

Germain Sée.

Prescrire un mélange de magnésie, crème de tartre, soufre sublimé et lavé à parties égales, une cuillerée à dessert avant chaque repas.

AVORTEMENT.

P. Bar.

Dans le cas d'un avortement des huit premières semaines, lutter contre l'hémorrhagie.

Prend-elle des proportions inquiétantes? Deux moyens : 1° les injections d'eau chaude; 2° le tamponnement vaginal.

Les injections avec une solution boriquée de 1 sur 100 à 4 sur 100, à la température de 43 à 44 degrés.

Pratiquer le tamponnement avec des bourdonnets de ouate hydrophile, imbibés d'une solution de sublimé à 1/2000 ou 1/3000. Enlever le tampon au bout de douze heures, sauf à le replacer ensuite, et faire une injection vaginale chaude.

Si l'œuf n'a pas été expulsé, qu'il survienne un écoulement lochial fétide et de la fièvre, recourir aux injections intra-utérines.

S'il existe seulement des *lochies fétides*, faire, toutes les heures, une injection intra-utérine avec 1 litre d'une solution de sublimé à 1/4000.

Pratiquer une injection toutes les deux heures, s'il existe de la fièvre. Se servir de solutions faibles, et faire passer une quantité de liquide plus abondante dans l'utérus.

Enfin, si les accidents sont graves et que l'on constate des phénomènes de résorption, faire des injections intra-utérines prolongées, d'abord avec de l'eau tiède stérilisée, puis avec une solution de sublimé au 1/2000 ou 1/4000.

BALANITE.

Du Castel.

Contre les *balanites légères*, lotions avec une décoction émolliente ou avec l'eau boriquée, suivies d'un pansement avec les poudres d'amidon, d'oxyde de zinc.

Contre la *balanite circinée*, attouchements avec le nitrate d'argent au cinquantième.

Contre la *balanite pustulo-ulcéreuse*, attouchements avec la solution alcoolique d'acide phénique au dixième.

BEC-DE-LIÈVRE.

Le Dentu.

Ne pas opérer les becs-de-lièvre très compliqués, avant que l'enfant offre une résistance suffisante (18 mois à 2 ans). La restauration de la voûte palatine n'offre pas de danger, à partir de 5 à 6 ans.

BLENNORRAGIE.

Mauriac.

1° Le traitement abortif n'est indiqué et n'a quelque chance de réussir que pendant les premières heures de son début;

2° Toutes les tentatives pour couper une blennorragie pendant sa période d'augmentation et sa période d'état sont inutiles ou dangereuses, ou ne donnent que de fausses guérisons;

3° La pratique antiseptique d'emblée n'a abouti jusqu'ici qu'à des résultats illusoires;

4° Soumettre la blennorragie aiguë à un traitement antiphlogistique jusqu'à la disparition à peu près complète de ses phénomènes les plus inflammatoires, la conduire au point de maturité convenable avant de recourir à la médication répressive;

5° Celle-ci ne donne de résultats durables que dans la phase involutive du catarrhe spécifique;

6° Les agents de la médication répressive sont le copahu et le cubèbe à l'intérieur, le sulfate de zinc en injections;

7° Commencer par les balsamiques qui, à eux seuls, produisent parfois une guérison définitive. — Dans la plupart des cas, tout en en continuant l'usage, recourir aussi à des injections astringentes;

8° La durée de la médication répressive doit être courte. Si elle ne donne pas vite de résultat, y renoncer et recourir aux antiphlogistiques;

9° C'est par la médication antiphlogistique qu'il faut recommencer le traitement des blennorragies aiguës imparfaitement guéries, qui renaissent sans cesse, et, tout en ayant l'air de céder aux répressifs, ne se laissent jamais subjuguer par eux seuls.

Louis Julien.

Si la blennorragie est à son début, traitement abortif ordinaire : Au moyen de la seringue de Langlebert à jet rétrograde, donner une injection ainsi formulée :

Nitrate d'argent..................	1 gramme.
Eau distillée......................	30 grammes.

A défaut de la seringue de Langlebert, limiter l'action du liquide en comprimant la verge entre deux doigts.

Pour obtenir un résultat radical, employer une solution concentrée.

S'il s'agit d'un écoulement bien établi, prescrire de préférence les injections suivantes :

N° 1.	Eau de chaux...........	50 grammes.
	Eau distillée.............	150 —
N° 2.	Sublimé corrosif..........	3 centigr.
	Eau distillée.............	150 grammes.
N° 3.	Salicylate de mercure.....	6 centigr.
	Bicarbonate de soude.....	1 gramme.
	Eau distillée........... ..	150 grammes.
N° 4.	Résorcine........	3 grammes.
	Eau distillée.............	150 —
N° 5.	Pyridine.................	50 centigr.
	Eau distillée.....	150 grammes.

Renouveler les injections toutes les deux heures si possible et notamment après chaque miction.

La pyridine donne les meilleurs résultats.

Lorsqu'il n'existe plus de douleur, que l'écoulement est presque tari, recourir aux balsamiques.

Cubèbe fraîchement pulvérisé. ..	80 grammes.
Copahu.	40 —
Essence de menthe..............	10 gouttes.

Gros comme une muscade, 3 fois par jour, dans de l'hostie, en se mettant à table.

Ce traitement amène d'ordinaire la guérison en une quinzaine de jours environ.

Si l'amélioration tarde à se montrer, prescrire des injections avec des poudres tenues en suspension :

N° 1.	Sous-nitrate de bismuth.	5 à 10 grammes.
	Eau distillée...........	150 —
N° 2.	Salicylate de bismuth ...	5 à 10 —
	Eau distillée............	150 —
N° 3.	Salicylate de bismuth...	5 à 10 grammes.
	Résorcine...............	3 —
	Iodol...................	1 —
	Vaseline liquide........	150 —

Deux injections par jour, le matin et le soir.

Du Castel.

I. Traitement classique. — Quel que soit le traitement employé, son mode d'action se résume toujours en ce fait : amener au contact de la muqueuse enflammée un médicament susceptible de faire tomber les phénomènes inflammatoires (c'est ce qu'on disait il y a quelques années), ou d'amener la mort du gonococcus, doit-on ajouter aujourd'hui que le rôle du microbe, dans la genèse de la maladie, paraît s'affirmer.

Cette notion nouvelle sur la nature de la maladie explique pourquoi, à la médication antiphlogistique, est venue s'ajouter la médication parasiticide. Pour l'application de ces médications, deux procédés différents :

1° Les injections uréthrales, portant directement et rapidement les topiques sur le point malade;

2° Les médicaments introduits par la voie stomacale et éliminés par les reins, de façon à donner à l'urine des qualités telles, que son contact avec la muqueuse enflammée amène la diminution de l'inflammation et la cessation de la suppuration :

L'un et l'autre de ces procédés a ses avantages et ses inconvénients, proscrire l'un ou l'autre serait se priver d'une ressource thérapeutique importante.

Les injections, en particulier, violemment critiquées, presque abandonnées à certains moments, puis remises en honneur, jouent un rôle considérable, car si les objections qui leur ont été faites sont nombreuses, quelques-unes même fort graves, cependant la plupart n'ont aucune raison d'être et l'expérience en démontre la fausseté. Ainsi, il n'est pas vrai qu'une injection bien faite puisse amener de rétrécissement de l'urèthre. Loin de là, certaines injections abrégent, et même sensiblement, l'intensité et la durée de la maladie.

Les injections les plus habituellement employées appartiennent à deux grandes classes : 1° les *astringentes :* nitrate d'argent, sulfate de zinc, alun, tannin, sulfate de fer, vin, bismuth. 2° les *isolantes :* sous-nitrate de bismuth. L'oxyde de zinc et l'acétate de plomb appartiennent aux unes et aux autres.

Le nitrate d'argent était prescrit à la dose 10 centigrammes pour 200 grammes d'eau, quand on avait pour but une modification progressive de la muqueuse et l'extinction graduelle de la blennorragie. Dans les injections dites *abortives*, les solutions employées étaient très concentrées.

Injections de Diday :

Eau distillée....................	200 grammes.
Sulfate de zinc..................	ãã 2 —
Tannin..........................	

Injections de Ricord :

Eau distillée.......	200 gr.	Laudanum de Sydenham.........	ãã 4 gr.
Sulfate de zinc.....	1 gr.		
Acétate de plomb..	2 gr.	Teinture de cachou.	

Injections aux trois sulfates :

Sulfate de zinc.....	1 gr.	Eau...............	250 gr.
Sulfate de cuivre..	1 gr.	Mucilage de gomme.	10 gr.
Sulfate de fer......	1 gr.		

La médication stomacale, de son côté, n'est pas sans avoir des inconvénients, et les médicaments qui en forment la base, ont souvent agi fâcheusement sur l'estomac ou sur l'intestin qui devaient les absorber, sur les reins qui devaient les éliminer.

Les agents usuels de la médication indirecte ou par voie stomacale sont le copahu et le cubèbe;

L'un et l'autre ont été parfois administrés à doses très élevées, 20 à 50 grammes pour le cubèbe, 15 à

20 grammes par jour pour le copahu, alors qu'on les prescrivait, au début de la maladie, dans les premières heures ou les premiers jours de son apparition, dans le but de la faire avorter dans son développement.

Aujourd'hui, ces médicaments sont prescrits à doses beaucoup plus modérées : 15 à 30 grammes pour le cubèbe, 6 à 10 grammes pour le copahu, le but poursuivi n'étant plus de faire avorter brusquement la chaudepisse, mais simplement de hâter la guérison progressive de la maladie. Assez souvent ces deux médicaments sont administrés simultanément à doses moindres pour chacun.

Autrefois c'était sous la forme de pâtes molles, d'*opiats*, que les balsamiques étaient ordonnés ; aujourd'hui c'est ordinairement sous la forme plus agréable de *cachets* ou de *capsules*. Il sera, cependant, quelquefois avantageux de revenir aux anciens opiats, dont la qualité est souvent préférable.

Opiat de Du Castel :

Copahu.....................	āā 50 grammes.
Cubèbe.....................	
Magnésie décarbonatée........	Q. S.

Faire une pâte molle facile à réduire en bol; 4 à 6 bols seront pris dans le courant de la journée, au commencement des repas.

Quelle que soit la forme sous laquelle on prescrive les balsamiques, les faire prendre au moment des repas, sinon on s'expose à l'intolérance gastrique.

Potion de Chopart.

Baume de copahu..	60 gr.	Eau de menthe....	120 gr.
Alcool à 80°......	60 —	Alcool nitrique....	8 —
Sirop de tolu......	60 —		

à prendre 3 à 6 cuillerées par jour, en trois fois, elle n'est plus que rarement ordonnée.

Ces médicaments forment la base du traitement classique, qui se résume en deux préceptes : hygiène, pendant la période aiguë; balsamiques et injections astringentes, quand celle de déclin est arrivée; nous avons parlé de ces derniers, il nous reste à parler de l'hygiène.

Tant que l'inflammation conserve des caractères franchement aigus, se contenter d'un traitement palliatif, dont voici les principales indications : bains tièdes, fréquemment répétés, d'une durée d'une heure à une heure et demie; boissons abondantes et adoucissantes : tisane d'orge, de graines de lin; de guimauve, additionnée ou non de sirop de térébenthine; goudron.

Sobriété, s'abstenir de bière, vin blanc, champagne, huîtres, homard, asperges; user modérément de vin pur, café, liqueurs, charcuterie, mets très épicés.

Porter un suspensoir et ne le quitter qu'en se mettant au lit. Éviter les marches longues, les efforts violents.

Fuir toute excitation morale ou physique. Éviter les lits moelleux. Recourir, au besoin, la nuit, aux calmants : opium absorbé par la voie stomacale ou pris en lavements, camphre, lupulin, haschich.

L'hygiène, en somme, constitue, dans le traitement classique, la véritable médication de la blennorragie à l'état aigu. Et c'est lorsque cette période commence à s'amender qu'il faut intervenir activement, par un traitement énergique, dont le copahu et le cubèbe donnés isolés ou associés sous forme d'opiat forment la base. Pendant leur emploi, le malade devra renoncer aux bains, tisanes et boissons abondantes.

Dans nombre de cas, sous l'influence de ce traitement, l'écoulement se tarit dans l'espace de cinq à six jours; consolider la guérison, en conseillant au malade de continuer le remède pendant quelques jours et en lui recommandant de ne pas trop se hâter de fêter son rétablissement.

II. Traitement antiseptique. — L'antisepsie a pour résultat de maintenir l'urèthre en cet état d'asepsie que la médecine cherche à obtenir dans toute cavité qui suppure, comme favorable à la guérison de la suppuration.

Souvent, le traitement antiseptique amène une guérison très rapide; il produit une chute plus prompte des accidents inflammatoires, une durée plus courte de la période aiguë; il avance le moment où les balsamiques peuvent être employés avec succès, et abrège la durée totale de la maladie.

L'antisepsie, faite de bonne heure, diminue les chances de propagation de la blennorragie dans l'urèthre postérieur et rend plus rares les complications vésicales, prostatiques et testiculaires.

Formuler ainsi le traitement de la blennorragie aiguë :

a) Dans quelques cas exceptionnels, tenter l'avortement de la blennorragie à ses débuts, en pratiquant l'injection abortive au nitrate d'argent;

b) Pendant la période aiguë, assurer la propreté du canal et modérer l'intensité de l'inflammation en pratiquant des injections antiseptiques avec un antiseptique non irritant : la résorcine;

c) Quand les phénomènes aigus d'inflammation se seront apaisés, recourir à la médication balsamique, employée seule ou associée aux injections;

d) Quelle que soit la médication adoptée, savoir ne pas s'entêter, mais revenir en arrière et reprendre la médication antiphlogistique, laisser couler la blennorragie dans les cas où la médication interne est inefficace ou les injections mal tolérées.

D'après le Dr André Martin, le sulfate de quinine à 1 p. 100, le permanganate de potasse à 1/2000, le bichlorure de mercure à 1/20000 et le biiodure de mercure à 1/20000 peuvent être utilisés, sous forme d'injections, dans le traitement de l'*uréthrite blennorragique aiguë* et appliqués dès le début de la maladie. Ils ne trouvent de contre-indication momentanée que dans le cas de complications locales.

Ces agents, qui, à eux seuls, constituent tout le traitement, sont supérieurs aux balsamiques et à tous les procédés de la méthode classique, au double point de vue de la rapidité et l'innocuité des effets.

La préférence semble devoir être accordée au bichlorure de mercure et peut-être au biiodure.

Alfred Fournier.

Opiat.

Cubèbe en poudre................	10 grammes.
Copahu.........................	3 —
Sirop de goudron................	Q. S.

A prendre dans la journée, sous forme de bols, enveloppés dans du pain azyme ou roulés dans la poudre de réglisse.

Tisane de Puche.

Bicarbonate de soude.........	3 à 5 grammes.
Sucre en poudre...............	40 —
Écorce de citron..............	1 à 2 gouttes.

Pour un paquet, que l'on fait dissoudre à froid dans un litre d'eau, à boire par verre entre les repas.

E. Vidal.

Potion contre la blennorragie.

Baume de gurjun...	4 gr.
Gomme arabique pulvérisée...........	4 —
Infusion de badiane.	40 gr.
Sirop de cachou ou diacode.........	30 —

F. s. a. Faire prendre cette potion en deux fois, au moment des repas. Conseiller au malade d'avaler un verre de vin immédiatement après.

Cette potion réussit dans les blennorragies déjà anciennes; en continuer l'emploi huit jours encore après la cessation de l'écoulement.

Edg. Hirtz.

Donner le salol pur, par cachets de 0,35 à 0,40, ou associé au copahu ou au cubèbe, ou par capsules mixtes au copahu ou au santal.

Dreyfous.

Un antiseptique des organes urinaires doit être peu soluble, ne pas avoir d'action toxique, n'être ni un antithermique, ni un antiseptique général, ni enfin un antiseptique intestinal, réserver toute son action pour les organes urinaires.

Le salol répond à ces conditions; il se dédouble dans l'intestin en acide phénique et acide salicylique, qui passent dans l'urine, le premier à l'état de phényl-sulfate, le second en nature. Il a une action analgésiante analogue à celle du salicylate dans le rhumatisme articulaire aigu. Il rend l'urine aseptique et agit sur les *gonococcus* comme une injection microbienne.

Administrer le salol à la dose de 5 à 8 grammes, soit seul, soit associé aux balsamiques.

Associer le cubèbe et le copahu au salol, pour obtenir une guérison plus rapide.

Rendu.

Contre la *blennorrhagie utérine*, compliquée de *salpingite :*

Dans la phase aiguë, combattre l'extension de la phlegmasie au péritoine par des émissions sanguines locales au moyen de sangsues, par des vésicatoires, des onctions mercurielles belladonées, et l'emploi de l'opium contre les douleurs. Simultanément pratiquer l'antisepsie du vagin par des injections de sublimé; alors généralement les accidents s'arrêtent.

Dans la phase chronique, tant que la tumeur persiste, prescrire le séjour au lit, puis employer les révulsifs et surtout les pointes de feu. Au moment des règles, imposer l'immobilité absolue et faire appliquer une ou deux sangsues.

Si la tumeur a disparu et qu'il ne persiste que des douleurs, ne pas immobiliser la malade. Prescrire la balnéation dans certaines stations thermales, et, à leur défaut, les douches et les irrigations chaudes. Employer l'iodure de potassium à petites doses.

Lorsque ces accidents persistent, et qu'on ne peut espérer la guérison par les moyens médicaux, recourir à la laparotomie, que la chirurgie actuelle a rendue bénigne.

BLÉPHARITES.

Arm. Trousseau.

I. Traitement général. — D'abord s'adresser à la diathèse. Donner de l'huile de foie de morue, du fer, des vins iodés, de l'arséniate de soude, etc.

Quelle que soit la variété de blépharite, éviter la lumière trop vive, les poussières, à l'aide de verres légèrement noircis; fuir tout séjour dans un air vicié, surchauffé ou altéré par la fumée de tabac.

II. Régime. — Prohiber sévèrement les boissons alcooliques, le thé, le café, les crustacés, le poisson, les salaisons, la charcuterie.

III. Traitement local. — Laver souvent les yeux à l'eau chaude, afin de les débarrasser des croûtes, lamelles ou concrétions du bord des paupières.

Appliquer chaque matin sur les yeux, pendant un quart d'heure, des compresses tièdes trempées dans la solution suivante :

Eau...........................	300 grammes.
Sulfate de zinc................	3 —

Si l'irritation palpébrale est due à un pince-nez, porté trop près des cils qu'il comprime, changer la monture.

La *blépharite érythémateuse* sera guérie par des verres cylindriques, chez des astigmates. Débarrasser les autres patients de leur inflammation, en les soumettant à des cathétérismes réguliers des canaux conducteurs des larmes.

L'*eczéma du bord palpébral* sera traité d'une façon différente, suivant qu'il y a réaction inflammatoire ou non.

S'il y a inflammation, lotionner les yeux avec la solution suivante chauffée au bain-marie :

Eau...........................	350 grammes.
Acide borique..................	12 —

La nuit, appliquer des cataplasmes de fécule tièdes, arrosés de cette même solution,

Si l'inflammation est tombée, mettre sur les paupières, trois fois par jour, pendant une demi-heure chaque fois, des compresses tièdes recouvertes de gutta-percha laminée, trempées dans de l'eau additionnée de 20 gouttes d'alcool pour un verre d'eau.

Le soir, enduire le bord ciliaire avec une petite quantité de la pommade suivante :

Vaseline........................	10 grammes.
Oxyde de zinc.......	50 centigr. à 1 gramme.

Dans les formes chroniques, faire usage de la pommade suivante :

Vaseline........................	10 grammes.
Précipité rouge..................	5 centigr.

ou de la suivante, si l'eczéma est tout à fait torpide :

Vaseline........................	10 grammes.
Huile de cade....................	1 gramme.

Dans la *blépharite pityriasique*, mettre sur les paupières, matin et soir, pendant dix minutes, des compresses tièdes trempées dans la solution astringente de sulfate de zinc à 1 gramme pour 100 grammes.

Le soir, enduire les paupières avec :

Vaseline.....................	ãã 5 grammes.
Lanoline.....................	

ou avec la pommade au précipité rouge, ou avec :

Vaseline........................	10 grammes.
Oxyde jaune de mercure.........	1 gramme.

En cas de démangeaisons, prescrire plusieurs onctions par jour avec :

N° 1.	Vaseline..................	10 grammes.
	Résorcine.................	1 gramme.
N° 2.	Vaseline..................	10 grammes.
	Acide phénique............	50 centigr.

Dans la *blépharite ulcéreuse*, nettoyer la base des cils, enlever les croûtes avec une pince et appliquer sur les yeux des compresses trempées dans :

N° 1.	Eau.......................	350 grammes.
	Acide phénique...........	2 gr. 50 c.
N° 2.	Eau.......................	300 grammes.
	Sublimé corrosif.........	10 centigr.

Employer ces compresses chaudes et les maintenir en place pendant une demi-heure, deux ou trois fois par jour.

Quand les paupières sont désinfectées et débarrassées des produits de sécrétion, s'adresser aux ulcérations qu'on guérit, soit en les cautérisant avec la pointe effilée du crayon au nitrate d'argent, soit en les badigeonnant avec un pinceau trempé dans :

Eau	15 grammes.
Nitrate d'argent	20 centigr.

Fréquemment, il est utile d'arracher les cils.

Quand les ulcères sont torpides, les toucher avec la teinture d'iode pure.

Quand les ulcérations sont cicatrisées, mettre des compresses astringentes, matin et soir ; la nuit, se servir de la pommade au précipité rouge.

BLÉPHARO-CONJONCTIVITE DES ENFANTS.

De Saint-Germain et Valude.

Sulfate de zinc	1 gramme.
Hydrolat de roses	50 grammes.
Eau distillée	150 —

Faire dissoudre. — Pratiquer des lotions, soit avec un linge fin, soit au moyen d'une éponge.

BRONCHITE.

Bouchard.

Dans la *bronchite chronique* :

Créosote, terpine, iodoforme, eucalyptol, essence de térébenthine, goudron. Expectorants et balsamiques. Traitement de la cause.

Ferrand.

Dans la *bronchite aiguë*, chez l'adulte :

Boissons émollientes, chaudes, abondantes. Appliquer sur le thorax 15 à 20 ventouses sèches. Badigeonner d'iode l'espace interscapulaire, ou y appliquer un grand vésicatoire, muni de cataplasmes.

Donner un purgatif salin :

Sulfate de soude..................	30 centigr.
Infusion de séné............... ..	5 grammes.

Entretenir la liberté des intestins, avec :

N° 1.	Podophyllin.................	3 centigr.
	Extrait de belladone........	1 —
N° 2.	Poudre de rhubarbe........	6 centigr.
	— d'aloès.............	6 —
	Extrait de belladone........	1 —

M. — Pour une pilule. Donner une ou deux pilules par jour, selon l'effet.

Jules Simon.

Dans la *bronchite capillaire*, chez l'enfant :

Lorsque la broncho-pneumonie est au début, mettre l'enfant au lit, les jambes entourées d'ouate qui sera changée matin et soir. Placer en avant et en arrière de la poitrine un large cataplasme sinapisé; donner en même temps la potion suivante, par cuillerée à café, d'heure en heure, en éloignant les intervalles, si l'enfant est calme.

Acétate d'ammoniaque............	50 c.	Sirop de codéine selon l'âge...	5 à 15 gr.
Alcoolature de racine d'aconit....	15 gtt	Julep gommeux...	100 —

Si la congestion pulmonaire est intense, plonger l'enfant dans un bain d'eau tiède sinapisé, pendant 4 ou 5 minutes.

N'employer les vomitifs qu'au début et ne pas en continuer l'usage; à une période plus avancée, employer les révulsifs et notamment les vésicatoires.

Les prescrire très petits et les laisser en place 2 à 3 heures. Les remplacer par un cataplasme, pansement à l'ouate et à la vaseline; on peut en appliquer de nouveau, chaque fois qu'il y a anxiété respiratoire.

Tenir les voies digestives libres par les laxatifs et les lavements; frictions stimulantes, pour exciter les fonctions de la peau.

Si le système nerveux est déprimé, employer le café et l'alcool jusqu'à 15 et 20 grammes d'eau-de-vie par jour, jusqu'à un an; au delà, 40 à 50 grammes.

Si l'excitation est trop vive, prescrire le lavement suivant :

Eau............................	60 grammes.
Chloral.........................	50 centigr.
Teinture de musc................	20 gouttes.

Administrer chaque jour un peu de sulfate de quinine, soit en pilules de 1 centigramme (*quinze dans la journée*) soit dissous dans une petite potion à l'aide de l'Eau de Rabel.

S'il y a anurie, employer la digitale :

0 gr. 15 de poudre de digitale en infusion, en trois tasses, pour un enfant de 1 an;

0 gr. 25 pour un enfant de 6 à 7 ans.

Ne pas continuer la digitale pendant plus de 3 ou 4 jours de suite.

Dans la *broncho-pneumonie infantile* :

Acétate d'ammoniaque...........	50 centigr.
Alcoolature de racine d'aconit....	15 gouttes.
Sirop de codéine..............	5 à 8 grammes.

F. s. a. une potion, à donner par cuillerée, d'heure en heure, aux enfants, au début. Envelopper les jambes avec des feuilles d'ouate, cataplasme sinapisé sur le thorax, vomitif.

Pendant la période d'état, prescrire un vésicatoire qui, laissé en place deux ou trois heures seulement, est alors remplacé par un cataplasme émollient.

Entretenir des vaporisations d'eau chaude dans la chambre du malade.

Constantin Paul.

Dans la *bronchite emphysémateuse :*

Prescrire l'extrait fluide de *grindelia robusta*, à la dose de 3 à 4 grammes par jour, par 30 gouttes à la fois, répétées à deux ou trois reprises dans la journée.

Il est préférable à la terpine que l'on ne peut administrer à dose suffisante, sans faire ingérer au malade, comme dissolvant, une quantité d'alcool assez notable pour n'être pas sans inconvénient.

Il a surtout une action marquée sur l'élément catarrhal, dans les affections broncho-pulmonaires.

Descroizilles.

Dans la *bronchite des enfants :*

La terpine, d'un goût bien moins désagréable que la térébenthine, sera acceptée plus facilement que cette dernière substance.

Chez les enfants de 6 à 10 ans, la prescrire à la dose de 0,50 à 0,60 par jour, il n'y a ni répugnance ni perturbation gastro-intestinale.

L'employer sous forme d'élixir, de vin, de pastilles ou de pâte.

BOUCHE (Soins de la).

Dujardin-Beaumetz.

Une bouche mal entretenue pouvant donner lieu à bien des maladies, prescrire l'*eau dentifrice* suivante :

Acide phénique.....	1 gr.	Essence de menthe.	20 gtt
Acide borique......	25 —	Teinture d'anis.....	10 gr.
Thymol...........	50 c.	Eau...............	1 lit.

Se rincer la bouche et se frotter les dents avec de l'eau, dans laquelle on mettra moitié de cette solution, deux fois par jour, surtout après les repas.

CACHEXIE PALUSTRE.

Potain.

Les moyens qui agissent, agissent sur le système nerveux.

Prescrire l'hydrothérapie.

Ensuite, s'il y a des accès, employer le sulfate de quinine, qui administré, dans les cas relativement récents, agit bien. Le donner un certain temps avant l'accès, de manière à agir au moment où il va apparaître.

Le sulfate de quinine a peut-être une action comme parasiticide, mais il en a surtout une sur le système nerveux.

La rapidité d'absorption varie avec le mode d'administration. Il y a d'abord la *voie stomacale*, par laquelle l'absorption est plus ou moins rapide, suivant l'état de vacuité ou de plénitude de l'estomac. En second lieu, la *voie rectale*, puis la *voie hypodermique*, et enfin comme plus rapide encore, la *voie trachéale*.

Prescrire le fer et l'arsenic, pour réhabiliter l'organisme.

CANCER DE L'ESTOMAC.

Peter.

Stimuler l'appétit par des amers : le meilleur est la liqueur de Baumé, qui agit à la fois et comme amer et comme strychnée en faisant contracter le muscle.

Donner de une à trois gouttes, avant chaque repas.

A la fin de chaque repas, administrer :

Acide chlorhydrique............	10 gouttes.
Eau...	200 grammes.
Sirop de limon..................	50 —

Une à deux cuillerées à soupe.

Jaccoud.

Quand le cancer de l'estomac est compliqué d'oblitération du cardia, que les aliments ne peuvent parvenir dans le duodénum, et qu'il y a menace d'inanition, administrer un lavement composé de :

Bouillon..........	250 gr.	Jaunes d'œuf...	N° 2
Vin...............	120 —	Peptone sèche.	4 à 15 et 20 g.

Dujardin-Beaumetz.

Le traitement comporte 1° un *traitement général* qui s'adresse au cancer, lorsqu'il ne porte pas sur les orifices et 2° un *traitement spécial* aux diverses variétés, *cancer du cardia* et *cancer du pylore*.

I. Traitement général. — Faire de l'*antisepsie stomacale* et ordonner un *régime approprié*.

L'*antisepsie stomacale* aura pour base le salicylate de bismuth, le naphtol ou le salol, que l'on prescrira sous la forme de cachets médicamenteux à prendre avant chaque repas.

N° 1. Salicylate de soude.....
Magnésie anglaise......
Bicarbonate de soude.. } àà 10 grammes.

en trente cachets médicamenteux.

N° 2. Salicylate de bismuth..
Naphtol β........ ....
Charbon............... } àà 10 grammes.

en trente cachets médicamenteux.

N° 3. Salicylate de bismuth..	}	āā 10 grammes.
Salol....................		
Bicarbonate de soude..		

en trente cachets médicamenteux.

Instituer un *régime* absolument végétarien. Il est, de règle en thérapeutique qu'on laisse reposer l'organe malade; l'estomac est un organe qui ne peut se reposer; mais on peut réduire à son minimum le travail digestif, et cela d'autant plus que, dans la majorité des cas, il y a diminution dans l'activité digestive du suc gastrique; pour arriver à ce but, utiliser le régime végétarien.

II. Traitement spécial. — L'indication à remplir est de calmer les douleurs souvent fort vives. Pour cela, employer les préparations opiacées, soit les gouttes noires anglaises, soit l'élixir parégorique, soit les pilules d'opium, en particulier les injections de morphine, que l'on associe à l'atropine, en injectant une seringue entière de la solution suivante :

Chlorhydrate de morphine..	10 centigrammes.
Sulfate neutre d'atropine....	10 milligrammes.
Eau stérilisée..............	20 grammes.

Si les injections de morphine ont l'inconvénient de produire la morphinomanie, ce danger n'est pas à redouter chez les carcinomateux, et, dans les affections incurables et douloureuses, la morphine rend des services incomparables.

Dans *le cancer du cardia*, en dehors des procédés chirurgicaux, alimenter le malade avec des aliments liquides ou semi-liquides, la poudre de viande.

Dans le *cancer du pylore*, lorsqu'il s'accompagne de dilatation, pratiquer le lavage de l'estomac avec l'eau naphtolée à 1 pour 1000 de naphtol, ou encore avec les mélanges de salicylate de bismuth et de salol, non pas que ce lavage guérisse le cancer, mais il permet de faire un pansement de la muqueuse, de le débarrasser des produits ichoreux sécrétés par le cancer, et de calmer même les douleurs stomacales provoquées par l'ulcération.

La question chirurgicale se pose ici soit pour un cancer du pylore, soit pour un cancer du cardia.

Pour le cancer du pylore, on a proposé l'ablation du pylore, la *gastrectomie*, qui, pratiquée,pour la première fois, par Péan, a été tentée par quelques chirurgiens, mais a été abandonnée à cause des désordres graves qu'entraîne une pareille opération. Billroth a proposé d'établir une communication entre l'estomac et un point de l'intestin rapproché du duodénum. Il perfectionnait ainsi l'opération proposée et exécutée, pour la première fois, par Surmay (de Ham), qui a rétabli, dans ces cas, une bouche au duodénum.

Quant au cancer du cardia, outre le cathétérisme, soit permanent, soit passager par de véritables tubages de l'œsophage, outre l'électrolyse, on a proposé de faire la *gastrotomie*, c'est-à-dire d'alimenter le malade directement par l'estomac.

Tous ces procédés chirurgicaux n'ont donné que des résultats médiocres, car on ne peut proposer de pareilles opérations qu'à une période avancée de la maladie. Le malade est alors dans l'impossibilité de résister au traumatisme, et, lorsqu'il y résiste, il n'obtient qu'une survie de quelques mois ou de quelques semaines, parce que le cancer de l'estomac est rarement isolé, et que, dans un grand nombre de cas, on trouve dans d'autres viscères des cancers, dont la marche progressive entraîne la mort.

CANCER DU RECTUM.

Verneuil.

Pratiquer la *rectotomie* linéaire, au moyen de l'écraseur ou de l'anse galvanique. La section du rectum doit être verticale et dépasser par son extrémité supérieure les limites supérieures du mal. Elle comprend la section du rectum, du sphincter anal et des parties molles ano-coccygiennes, sur une étendue plus ou moins longue.

Trélat.

Pratiquer la *rectotomie* linéaire, à l'aide d'un trocart courbe, rappelant par sa forme l'aiguille de Deschamps. Ce trocart est introduit dans le rectum et dirigé par le doigt contre la paroi postérieure. L'écraseur mis en place sectionne ensuite les tissus.

Après l'opération, un gros tube de caoutchouc rouge, enfoncé dans le rectum, assure la libre sortie des gaz et des matières liquides. Garnir la plaie d'ouate hydrophile imbibée d'eau boratée; la laver soigneusement, au moins une fois par jour.

Richet et Léon Le Fort.

Pratiquer la *colotomie*. Deux méthodes : la *colotomie iliaque* et la *colotomie lombaire*.

La colotomie iliaque gauche consiste à inciser l'abdomen en avant dans la région iliaque gauche, à fixer l'S iliaque et à créer un anus contre nature.

La colotomie lombaire est pratiquée en arrière dans la région lombaire.

Prendre les précautions antiseptiques indispensables.

Faire une incision de 8 à 10 centimètres, étendue de l'épine iliaque antéro-supérieure à l'angle formé par la masse sacro-lombaire et la douzième côte. Le milieu de cette incision doit se trouver à l'intersection de cette ligne et d'une ligne verticale parallèle à la masse commune qui sera élevée de la crête iliaque à 2 centimètres en arrière de son milieu vers la douzième côte.

Deuxième temps, sectionner la peau et le tissu cellulaire, les muscles grand oblique et grand dorsal jusque sur l'aponévrose commune au petit oblique et au transverse. Soulever à ce moment le bord externe du muscle carré des lombes qu'on reporte en dedans et inciser avec précaution l'aponévrose du transverse et du petit oblique.

Troisième temps, écarter avec la sonde cannelée le tissu cellulo-graisseux et découvrir l'intestin. Il ne reste plus qu'à le fixer à la plaie.

Pozzi.

Pratiquer la rectotomie linéaire au bistouri, après résection du coccyx et de la dernière vertèbre sacrée, qui seule a permis de dépasser le rétrécissement. Enlever la tumeur latérale rétrécissant le rectum, après avoir passé derrière elle une série de sutures en chaîne. Terminer l'opération par la suture de la muqueuse rectale à la peau, et la création d'une large ouverture anale en forme de vulve, remontant jusqu'à la brèche faite dans le sacrum et cachée dans la rainure interfessière.

Routier.

Après les precautions antiseptiques habituelles, faire l'extirpation du néoplasme par la voie sacrée.

Placer le malade endormi dans le décubitus latéral droit. Conduire un peu à gauche et en dehors des apophyses épineuses sacrées une incision rectiligne commençant à la ligne transversale unissant les épines iliaques postérieures et supérieures et finissant à 1 centimètre au-dessus de la pointe du coccyx, soit à 5 centimètres environ de l'orifice anal.

L'incision faite, pratiquer la résection de tout le

coccyx en le dénudant de haut en bas pour respecter le tissu fibreux du raphé. Compléter cette résection par la section à la gouge de la corne latérale gauche du sacrum.

Le rectum est alors saisi, facilement détaché du sacrum en arrière, plus difficilement du vagin en avant. Dans ces manœuvres, le cul-de-sac péritonéal est ouvert. Agrandir cette ouverture et la tamponner avec une éponge montée.

Jeter un fil de soie au-dessus du cancer, un autre au-dessous, un troisième en anse fixe le mésorectum et permet à un aide de l'abaisser facilement. Enlever les ganglions altérés et la partie malade. Tamponner à la gaze iodoformée les deux bouts de l'intestin. Cette extirpation terminée, refermer le cul-de-sac péritonéal au catgut. Fixer le bout supérieur au bout inférieur par un double plan de sutures : un plan pour la muqueuse, un plan pour la musculeuse. La plaie sacrée est laissée ouverte et tamponnée à la gaze iodoformée.

Dujardin-Beaumetz.

Dans certaines formes de cancer du rectum, cancer à marche extrêmement lente, qui n'oblitère pas complètement la lumière de l'intestin, administrer les purgatifs, prescrire les lavages de l'intestin et un régime végétarien.

Sous cette forme, la médication antiseptique est applicable et permet même au malade d'engraisser et de vivre relativement bien avec de pareilles lésions.

CANCER DU SEIN.

Verneuil.

Dans les cancers du sein déjà ulcérés et dégageant une odeur infecte, faire deux ou trois séances (chacune de 20 minutes) par jour, de pulvérisations phéniquées; les phénomènes douloureux diminuent et l'odeur disparaît.

Enlever la tumeur au thermo-cautère. Gratter la cavité purulente qui existe sous la mamelle, puis la soumettre aux pulvérisations. On obtient la cicatrisation complète.

CANCER UTÉRIN.

Bouchard.

Applications de chlorure de méthyle liquide à l'aide d'un tampon d'ouate.

CATARACTE.

Panas.

Solution antiseptique.

Biiodure d'hydrargyre.........	05 centigr.
Alcool à 90°..................	20 grammes.
Eau distillée....................	1000 —

Dissoudre le sel dans l'alcool, verser cette solution dans l'eau, agiter et filtrer.

Comme instrument laveur de l'œil, se servir d'un appareil Richardson, terminé par un tube et un robinet en caoutchouc durci; pour pousser l'injection dans l'œil, à la fin de l'opération, employer une sorte de compte-gouttes.

CATHÉTÉRISME DE L'URÈTHRE.

Félix Guyon.

Le cathétérisme de l'urèthre est une opération ayant pour but de conduire à travers l'urèthre un instrument de forme et de consistance appropriées, que l'on veut faire pénétrer dans la vessie.

Cette traversée, courte et simple chez la femme, est complexe et longue chez l'homme : c'est surtout pour pratiquer le cathétérisme chez ce dernier qu'il importe de se conformer à certains principes.

Le cathétérisme doit se faire comme un toucher ; or, lorsqu'on introduit un doigt dans un conduit quelconque, c'est avec la pulpe que l'on reconnaît les parties que l'on veut examiner. De même, lorsqu'on fait le cathétérisme, c'est avec l'extrémité de l'instrument, quelle que soit d'ailleurs la forme de cet instrument, que l'on reconnaît la voie à parcourir. De telle sorte que, pour bien opérer, il faut recueillir toutes les sensations que donne l'extrémité de l'instrument dans le voyage qu'elle accomplit.

D'autre part, il faut s'attacher à savoir quelles sont les régions de l'urèthre avec lesquelles on se trouve en contact. Lorsqu'on passe de l'urèthre antérieur dans l'urèthre profond, l'opérateur a toujours une sensation de résistance ; le malade éprouve toujours un sentiment presque douloureux, en tout cas beaucoup plus vif que dans tout autre moment du cathétérisme. Un autre moyen, c'est la palpation. On n'a qu'à toucher l'urèthre dans toute son étendue et l'on reconnaît bientôt l'extrémité de l'instrument.

Enfin il faut faire le cathétérisme avec les deux mains ; le rôle de la main droite est de conduire l'instrument et d'agir par propulsion sur cet instrument ; la main gauche vient à son secours en préparant la voie par la façon dont elle agit sur la verge, par la manière dont elle dispose l'urèthre. Il faut que la main droite puisse toujours n'agir qu'au minimum, qu'elle ne développe aucune espèce de force. C'est le rôle de la main gauche de le lui permettre.

Comment doit-on faire le cathétérisme au moyen des divers instruments qui servent à cette manœuvre.

Lorsqu'on se sert d'un instrument *souple*, cet instrument est conduit par les parois de l'urèthre, surtout par la paroi inférieure, bien plus que par la main : or la paroi inférieure étant distensible et dépressible, elle peut se plisser devant l'extrémité de l'instrument et lui faire obstacle en la coiffant. Aussi faut-il glisser sur elle, sans appuyer : pour cela, la main gauche cherche à diminuer la dépressibilité de la paroi inférieure, en tirant sur la verge, en l'amenant vers la paroi abdominale dans la direction de l'ombilic. Il faut simuler l'érection, qui est la position où la paroi inférieure est le plus tendue.

Lorsqu'on se sert d'instrument *rigide*, ce n'est plus le canal qui va conduire l'instrument, c'est la main ou plutôt ce sont les deux mains. On peut alors diviser le cathétérisme en plusieurs temps : le premier a pour but de parcourir tout l'urèthre antérieur; le second, d'entrer dans l'urèthre postérieur. La manœuvre diffère suivant qu'on se sert d'instruments coudés ou d'instruments courbes.

Avec un instrument *coudé*, il faut le présenter à l'urèthre suivant son axe transversal : on augmente ainsi la tension de la paroi inférieure. L'instrument est donc dirigé perpendiculairement au pli de l'aine et on le fait glisser jusqu'à ce qu'à ce qu'il arrive au fond de la portion membraneuse. On est arrêté à ce moment, mais il faut se garder de faire un effort. Avec la main gauche, on augmente la tension de la verge et on la couche davantage sur l'abdomen. L'instrument, seulement soutenu par la main droite, mais que la main gauche dirige par l'intermédiaire de la verge, se présente à la portion membraneuse et la plupart du temps y pénètre de lui-même. Le premier temps s'achève par une sensation de pénétration, et cette sensation a pour résultat de permettre d'abaisser le pavillon de la sonde ou de le voir s'abaisser de lui-même. Le second temps est déjà accompli.

Il faut compléter la pénétration de l'instrument qui n'a plus qu'une courte étape à parcourir pour être dans la vessie. C'est encore la main gauche qui facilite la pénétration et peut même la compléter par une manœuvre qui consiste à placer la main à plat au devant du pubis et à abaisser jusqu'au-dessous de l'arcade la racine de la verge. Ce troisième temps du cathétérisme peut être facile ou difficile, suivant les sujets. Lorsque la prostate est normale, le deuxième et le troisième temps se confondent. Lorsque la prostate est déformée et amplifiée, on se trouve en présence de plus grandes difficultés ; il est donc important de séparer ce troisième temps du deuxième.

Il n'en est pas de même, lorsqu'on se sert d'un instrument *courbe* ; la manœuvre est plus simple ; la difficulté est de pénétrer dans la portion membraneuse surtout quand on se sert d'instruments à grandes courbures. On place d'abord le cathéter parallèlement au pli de l'aine pour commencer ; puis, lorsqu'on a ainsi chaussé l'instrument sur l'urèthre à une certaine profondeur, on le ramène sur la ligne médiane, en tendant la verge sur l'instrument ou en faisant agir la main gauche. La direction que l'on donne à l'instrument ne dépend pas seulement de sa forme, mais aussi de l'action de la main gauche. Si l'on ne tend pas fortement la verge contre la paroi abdominale et si l'on ne réduit pas les efforts de la main droite au minimum, on n'obtient aucun résultat ou on blesse plus ou moins l'urèthre ; on peut même faire fausse route.

C'est donc la main gauche qui prépare l'entrée de l'instrument dans la portion membraneuse et qui supprime bien des dangers. On ne peut jamais faire de mal à un malade en lui tendant la verge, ni en l'abaissant fortement, tandis qu'on pourrait le blesser cruellement, si on voulait d'autorité passer avec la main droite.

Donc, dans le cathétérisme, on peut user de la force, mais avec la main gauche seulement et jamais en se servant de la main qui tient l'instrument.

CHANCRE.

Alfred Fournier.

Avec de l'hygiène, de l'eau et de la charpie, on guérit facilement et rapidement le chancre syphilitique ou plutôt on le laisse guérir.

Du Castel.

Le *chancre induré* guérit naturellement et assez rapidement ; la plupart des moyens thérapeutiques peuvent peu de chose pour hâter sa guérison : le rôle du médecin devra se borner, dans la plupart des cas, à empêcher qu'un manque à hygiène, un traitement intempestif ne viennent donner de la gravité à un accident qui n'en a pas et ne provoquent le développement de quelque complication.

Recommander au malade d'éviter à la petite plaie toute cause d'irritation, telle que celle que peuvent amener les frottements, les marches forcées, les pansements intempestifs, soit ceux que l'usage populaire a mis en honneur (la cendre de pipe, l'urine, etc.); soit ceux qu'offre la pharmacopée.

Pour les *chancres recouverts par le prépuce*, employer les pansements humides et légèrement antiseptiques, coton hydrophile imbibé de vin aromatique, eau alcoolisée, liqueur de Labarraque, coaltar saponiné ; maintenir le pansement en place par le prépuce qui le recouvre.

Pour les *chancres du fourreau*, éviter les pansements avec les poudres et les pommades mercurielles; elles ont un effet irritant et ne paraissent pas exercer une action bienfaisante marquée; employer les poudres de salol, d'aristol, de quinquina; elles sont, dans les régions découvertes, d'un emploi plus facile que les pansements humides; recouvrir le chancre d'un léger pansement occlusif qui le garantisse des frottements des vêtements.

En résumé, patience et propreté forment la base du traitement dans la majorité des cas.

L'excision du chancre est une méthode qui a la prétention de prévenir quelquefois, d'atténuer souvent les accidents généraux de la vérole.

Le plus grand avantage de cette opération, c'est d'amener la disparition rapide d'une ulcération destinée à durer plusieurs semaines; mais cet avantage n'est pas suffisant pour la tenter chaque fois qu'elle est praticable; la réserver pour les malades que la contemplation de leur chancre plonge dans un désespoir capable de les conduire au suicide; pour ceux encore chez qui c'est un devoir de tout tenter; mais avant d'exciser le chancre, prévenir le malade que cette opération est loin d'être suivie d'un bénéfice certain.

Quelques *chancres volumineux et ulcéreux* se trouvent bien de l'emploi du traitement interne mixte : hydrargyro-ioduré.

Le *développement du ganglion inguinal* ne demande aucune intervention thérapeutique; chez les malades que sa présence tourmente trop, le recouvrir d'un emplâtre de Vigo : c'est un résolutif, c'est un antisyphilitique; il aura, de plus, l'avantage de cacher au malade la tumeur qui le tourmente. Quand le ganglion s'enflamme, le repos, quelques applications émollientes suffiront à prévenir la suppuration.

Les traitements dirigés contre le *chancre simple*

tendent généralement, avant tout, à détruire sa virulence; c'est le but que poursuivent le caustique sulfo-carbonique de Ricord, les applications de pâte de Canquoin de Diday, la destruction avec le thermo-cautère, les attouchements avec le chlorure de zinc liquide, et l'acide nitrique, les pommades à l'acide pyrogallique (E. Vidal), les applications d'acide salicylique, de résorcine; l'iodoforme a une influence heureuse, malheureusement, son odeur, que nul correctif ne parvient à cacher d'une façon absolue, le rend inapplicable en ville.

Un traitement simple et très actif consiste à laver tout chancre simple dans tous ses coins et recoins avec un pinceau trempé dans la solution suivante :

Alcool à 90°......................	20 grammes.
Huile phénique..................	2 —

L'attouchement est très bien supporté par le malade, grâce peut-être à l'action anesthésique de l'acide phénique ; un attouchement, pratiqué avec soin, suffit à transformer le chancre en plaie simple; pour plus de sûreté, pratiquer les attouchements chaque matin pendant deux ou trois jours.

Dans la journée, panser les chancres à la poudre de salol, au vin aromatique, à l'eau phéniquée ; en un mot, les tenir propres et la guérison s'effectue rapidement, aussi rapidement au moins qu'avec n'importe quelle autre méthode de traitement.

Le traitement par les pommades n'a pas paru réussir au chancre simple qui ne supporte pas le contact des corps gras ; ceux-ci l'irritent facilement et peuvent conduire au phagédénisme.

Hallopeau.

Employer le sublimé en poudre comme moyen abortif quand le chancre est récent et ne s'accompagne pas encore d'adénopathies indiquant la généralisation de la maladie.

L'iodoforme est aussi utile dans le traitement du *chancre induré* que dans celui du *chancre simple*, il n'est contre-indiqué que dans les cas où l'étendue des surfaces ulcérées peut faire craindre la résorption du médicament en quantité excessive et l'apparition des phénomènes toxiques; l'employer soit en poudre, soit en pommade, incorporé dans la vaseline, soit en solution dans l'éther, soit enfin sous la forme de gaz ou d'emplâtre d'Unna.

Quinquaud.

Contre les *chancres indurés* ou *mous*, l'aristol est un bon cicatrisant, surtout à la fin de l'évolution.

Terrillon.

Contre *le chancre phagédénique de la vulve*, avec des anfractuosités à prolongements multiples, insuffler dans les profondeurs de la plaie, au moyen d'un soufflet, la poudre suivante :

Acide pyrogallique................	10	grammes.
Poudre d'amidon	40	—

Renouveler les pansements deux fois par jour. — La poudre doit être fraiche et conservée dans un flacon bien bouché.

Acide pyrogallique................	10	grammes.
Amidon pulvérisé................	10	—
Vaseline.........................	30	—

F. s. a. une pommade, qui doit être conservée dans un flacon bouché à l'émeri. — Étendre cette pommade sur de la charpie, et l'appliquer une fois par jour sur les ulcères. Ne faire deux pansements que quand l'ulcère est très étendu. Dès le second pansement, les chancres ont perdu leur virulence.

CHLOROSE.

Peter.

I. Traitement. — Donner le fer. En effet, le fer agit; par sa présence seule, il irrite la muqueuse de l'estomac, en faisant l'office de corps étranger, et provoque l'apparition du suc gastrique. Et c'est là ce que veut instinctivement la chlorotique, quand elle ingère, par exemple, du plâtre, du charbon; quand elle grignotte du café torréfié; elle veut exciter la membrane muqueuse de son estomac, pour lui faire sécréter le suc chlorhydropepsique.

Comment doit-on administrer le fer ? En général, on en donne trop; l'organisme, en effet, contient en tout 4 à 5 grammes de fer, et ce fer n'a pas disparu complètement dans la chlorose; il est donc inutile de donner de fortes doses; il arrivera, même en suivant ce conseil, d'avoir déjà administré au bout d'un mois 20 grammes, c'est-à-dire quatre fois plus de fer que n'en contient l'organisme entier. Si l'on prescrit de trop fortes doses, on provoquera des crampes stomacales, et le fer ne sera pas toléré.

Quel fer donnera-t-on, et dans quelles proportions?

De toutes les préparations ferrugineuses, la limaille de fer est la meilleure. Quand Trousseau ordonnait du fer aux malades de la campagne, il leur disait de faire limer un clou par un forgeron et de prendre une pincée de cette limaille à chaque repas.

On peut encore donner le fer réduit par l'hydrogène, une pincée avant le déjeuner et avant le dîner.

Si le fer n'est supporté sous aucune de ces deux formes, faire boire au malade des eaux minérales ferrugineuses, telles que celles de Bussang, de Spa, d'Orezza; seulement ce traitement demandera à être continué plus longtemps.

Mais ne pas se contenter de fer; la thérapeutique doit être plus complexe et elle s'inspirera, d'ailleurs, du simple bon sens; le fer est indispensable, mais les auxiliaires ne le sont pas moins.

Veiller à ce que l'estomac digère, aider le système nerveux à reprendre son fonctionnement normal, chercher à régulariser chacun des organes.

S'il y a intolérance de l'estomac, s'il est douloureux à la pression, appliquer sur la région stomacale une mouche de Milan qu'on laissera sept à huit heures, ou bien encore faire des badigeonnages de teinture d'iode sur l'épigastre, alternativement en haut, en bas, à droite, etc., de façon à pouvoir faire des applications tous les jours.

En outre, agir intérieurement en donnant des poudres qui favorisent l'apparition du suc gastrique. Administrer un des cachets suivants :

Poudre de café torréfié......	20	centigrammes.
Craie lavée..................	20	—
Poudre de rhubarbe.........	20	—

Si l'estomac est douloureux, ajouter 1 centigr. d'opium, et s'il y a du ballonnement, 1 centigr. de poudre de noix vomique.

Pour aider la sécrétion de l'acide chlorhydrique, faire prendre une cuillerée à soupe de la potion suivante :

Acide chlorhydrique...............	6	gouttes.
Eau filtrée........................	100	grammes.
Sirop de limon...................	20	—

Cette potion remplacera le vinaigre que les malades ont tendance à ingérer.

Les chlorotiques sont ordinairement constipées, parce que, de même que leur estomac, leur intestin est paresseux, il ne réagit pas. Leur donner des purgatifs doux, tels que le podophyllin, à la dose de 2 à 3 centig., le soir en se couchant, ou bien 20 à 25 centig. de cascara sagrada; prescrire le matin un lavement frais qui sollicitera les contractions de l'intestin.

Il faut aussi venir au secours de l'utérus qui fonctionne mal. Quelques jours avant l'époque où doivent apparaître les règles, faire prendre un grand bain très chaud pendant 20 à 25 minutes. Administrer les pistils de safran desséchés, à la dose d'une pincée par tasse à thé, trois tasses par jour, ou bien encore l'armoise, 5 gr. de sommités fleuries par litre d'eau bouillante, trois tasses par jour. L'apiol (graines de persil) est également efficace, à la dose de quatre dragées par jour.

Mais il ne s'ensuit pas que le bain chaud soit un traitement de la chlorose, loin de là. Il faut, au contraire, tonifier les vaso-moteurs par l'*hydrothérapie*, par l'eau froide. Elle est mal supportée par ces jeunes filles qui ont de la chaleur au minimum. La meilleure pratique consiste dans l'emploi de lotions froides rapidement faites avec une éponge légèrement imbibée et nullement ruisselante. Par diplomatie, on peut commencer par de l'eau tiède et couper cette eau avec du vinaigre ordinaire, du vinaigre de Bully, de l'eau de Cologne. Envelopper la malade d'un peignoir de flanelle épaisse et la frictionner énergiquement pour amener la réaction.

Plus tard, arriver aux douches d'abord tièdes, puis froides pendant un temps ne dépassant jamais 30 secondes, ce sera la douche en jet et non en pluie, cette dernière ne frappant pas la peau assez énergiquement. L'hydrothérapie marine est merveilleuse; le bain d'eau de mer, avec la nage, fera faire en même temps de la gymnastique.

II. Régime. — S'inspirant toujours de l'instinct des chlorotiques, puisqu'elles adorent le vinaigre, se garder de le proscrire; le vinaigre sollicite la sécrétion du suc gastrique. Ne pas déconseiller la salade; la chicorée, la laitue, la romaine, sont des sucs végétaux; y joindre du sel, du poivre, stimulants de l'estomac, du vinaigre, qui est tout indiqué; ce n'est pas pour une légère quantité d'huile, qui d'ailleurs n'est point malfaisante, que l'on devrait se priver de tous ces avantages; laisser manger de la salade, et prescrire de la viande « avec des cornichons tout autour ».

C'est une erreur de condamner les chlorotiques aux viandes rouges. Si elles aiment le poulet ou le veau, il n'y a pas d'inconvénient à leur en donner, voire même de la charcuterie, le maigre de jambon. Le lait ne semble pas davantage leur être nuisible.

Il faut savoir obéir aux instincts presque tutélaires de ces malades.

Enfin, et surtout, la gymnastique est indispensable. Quand les chlorotiques sont faibles, exténuées, arrivées à cette période de nonchalance dans laquelle le moindre effort leur est pénible, les faire tirer sur des ressorts à boudin, leur faire faire du massage; pour les soustraire à l'air confiné de la chambre, recommander le jardinage; c'est un excellent exercice qui les force à travailler au grand air, au soleil, etc.

Un autre exercice musculaire encore supérieur au jardinage, si la position sociale des malades permet de le conseiller, c'est l'équitation. C'est un exercice complexe, abstraction faite du plaisir avec lequel les malades l'acceptent en général. Tout le système musculaire entre en jeu. Les muscles du dos, du tronc, se contractent pour maintenir la position verticale; les bras maintiennent le cheval, les jambes veillent à conserver l'équilibre, la poitrine se dilate sous l'influence de l'air condensé par la locomotion; tous les muscles, en un mot, entrent en fonctions.

Si l'on est forcé de renoncer à l'équitation, conseiller aux malades de conduire elles-mêmes, et leur recommander le canotage ; ce sont deux exercices excellents.

Hayem.

I. Régime. — Repos et régime alimentaire convenable, en rapport avec l'état du tube digestif.

II. Traitement. — Administrer à dose suffisante un protosel de fer facilement digéré. De préférence le protoxalate de fer, à la dose de 25, 40 et 50 centigr.

Dans certains cas, ajouter à ce traitement l'acide chlorhydrique, destiné à faciliter la digestion.

Enfin, dans les formes intenses, et notamment dans la *chlorose avec fièvre*, le maillot froid, humide, appliqué une ou deux fois par jour pendant un temps court, pour produire une action névrosthénique.

Une fois la chlorotique guérie, quand l'anémie a disparu, quand les couleurs sont vives, quand les forces sont revenues. Se préoccuper de tous les procédés capables de consolider la constitution et de parfaire une évolution organique encore incomplète. S'adresser dans ce but à l'hydrothérapie, à la gymnastique, aux exercices en plein air, tout en surveillant avec soin le régime, surtout si la chlorose a revêtu la forme dyspeptique. Mais user toujours avec modération de ces moyens.

La chlorotique reste souvent pendant longtemps délicate, peu résistante ; on arrive aisément à la surmener. On doit donc éviter de lui faire supporter de véritables fatigues. Les stimulants trop énergiques ne conviennent pas, et c'est peut-être pour cette raison que le séjour au bord de la mer et les bains de mer produisent souvent des rechutes.

Legroux.

I. Régime. — Envoyer la malade à la campagne ;

les bains d'air et de soleil, autrement dit un séjour prolongé loin de l'atmosphère des villes, sont le traitement héroïque. Aux promenades au grand air associer les courses à âne. Cette équitation spéciale est très propre à stimuler les organes de la menstruation, et très favorable pour hâter, par une action spéciale, le retour des époques menstruelles.

II. Traitement. — Ordonner l'hydrothérapie et le fer sous la forme des pilules suivantes :

Tartrate de fer et de potasse.....	15 grammes.
Rhubarbe	5 —
Sirop de gomme..................	Q. S.

Pour 100 pilules. Commencer par 1 ou 2 pilules chaque jour, et aller progressivement jusqu'à 3 ou 4.

Administrer l'hémoglobine en cachets de 15 à 20 centigrammes, 1 ou 2 cachets par jour.

CHOLÉRA ÉPIDÉMIQUE.

Hayem.

I. Traitement prophylactique. — Prescrire l'acide lactique, à la dose de 4 à 6 grammes par jour.

II. Traitement curatif. — Administrer le plus tôt possible de 10 à 20 grammes d'acide lactique par jour.

CHOLÉRA INFANTILE.

Jules Simon. Cadet de Gassicourt. Grancher.

1° *Faut-il mettre l'enfant à la diète?* Oui, d'après les uns; non, d'après les autres. Ceux qui proscrivent le lait permettent l'ingestion de quelques cuillerées d'eau albumineuse ou de thé au rhum, ces boissons étant glacées, pour apaiser la soif. Ceux qui autorisent le régime lacté rationnent ce liquide à raison d'une ou deux verrées par jour et en le coupant d'eau de Vals ou de Pougues. La cessation des vomissements ou de la diarrhée permet d'augmenter cette dose; leur retour oblige à l'augmenter.

2° *Combattre la diarrhée.* Employer l'opium, malgré le jeune âge de l'enfant, surtout sous la forme d'élixir parégorique et à raison de 8 à 10 gouttes par jour, ou bien en potion, en l'associant à l'extrait de ratanhia et à l'extrait de kola :

Extrait de ratanhia........	50 c. à 1 gr.	Élixir parégorique.......	8 à 10 gtt.
Extrait de kola.	10 à 20 c.	Sirop simple..	60 gr.

Une cuillerée à café toutes les deux heures.

La potion suivante répond à la même indication :

Salicylate de bismuth..........	1 à 2 gr.	Infusion de thé.	60 gr.
Laudanum de Sydenham.......	1 à 5 gtt	Sirop de framboises........	20 —
		Rhum..........	15 à 20 —

Une cuillerée à café toutes les deux heures.

3° *Agents antiseptiques que l'on peut prescrire.* Le calomel d'abord, l'acide lactique ensuite.

Administrer le calomel en poudre :

Calomel...............	5 à 10 centigrammes.
Sucre pulvérisé........	20 centigrammes.

F. s. a. pour dix paquets. Un paquet toutes les deux heures. L'apparition du collapsus doit faire cesser l'administration du médicament.

L'acide lactique s'emploie dès le début; le prescrire en potion :

Acide lactique....................	2 grammes.
Eau distillée................	ãã 50 —
Sirop de framboises..........	

C'est une solution aux deux centièmes. On peut porter la dose d'acide lactique à 3 et 4 grammes. Administrer cette potion par cuillerée à café tous les quarts d'heure ou toutes les demi-heures, suivant l'intensité de la diarrhée et jusqu'à cessation de cette dernière.

Prescrire aussi les lavements d'eau bouillie et boriquée de 150 à 200 grammes, suivant l'âge.

4° *Comment faut-il intervenir contre le collapsus et l'algidité?* Par les bains sinapisés, chauffés à 38 degrés et de cinq à six minutes de durée; par les piqûres d'éther, par la caféine à l'intérieur :

Potion à la caféine.

Citrate de caféine..	25 c.	Vin de Malaga......	30gr.
Rhum vieux........	20gr.	Sirop de framboises.	40 —

A prendre par cuillerée à café de quart d'heure en quart d'heure.

Si ces moyens échouent, injection sous-cutanée de 10 centigrammes de caféine.

CHORÉE.

Dujardin-Beaumetz.

Prescrire les bromures et particulièrement le bromure de potassium ou de sodium, ce médicament réussit surtout dans les *chorées douteuses à substratum hystérique*, dans les *chorées intenses, compliquées d'accidents cardiaques*. Le donner associé à l'arsenic, à la dose de 2, 3 et même 4 grammes par jour pendant un certain temps.

Pourtant le bromure de potassium a ses inconvénients; il agit lentement, déprime et anémie les sujets. Ce sont de mauvaises conditions.

Bouchut.

Prescrire l'hydrate de chloral à la dose de 3 grammes par jour.

Pendant le sommeil ainsi provoqué, aucun mouvement choréique ne se produit.

Si l'hydrate de chloral est bien préparé, en administrer aux enfants de douze à quinze ans des doses de 2 à 5 grammes, répétées pendant 10 et 15 jours de suite; il ne se produit aucun effet fâcheux.

Cadet de Gassicourt.

Commencer par le chloral et donner ensuite le bromure à faibles doses, pour rendre définitive l'amélioration obtenue.

Jules Simon.

Prescrire l'antipyrine; commencer par 50 centigrammes par jour, et augmenter cette dose de 50 centigrammes jusque 4 grammes par jour, chez les enfants de quatorze à quinze ans.

Par exception ce traitement provoque certains symptômes (gonflement de la face, éruption scarlatiniforme, fatigue générale) que l'on prévient en fractionnant les doses.

Legroux.

Les effets de l'antipyrine sont indiscutables; tous les cas ne guérissent pas par ce moyen, mais la guérison est obtenue dans certains cas. Il faut atteindre des doses élevées et dépasser 4 et 5 grammes par jour, ce qui n'est pas sans inconvénient, quand on est forcé de prolonger longtemps ces mêmes doses. On voit alors apparaître souvent, particulièrement chez les jeunes filles, cette éruption scarlatiniforme qui oblige de cesser le traitement.

Aug. Ollivier.

Dans les *chorées légères*, viser surtout l'état général : éviter toute fatigue physique ou intellectuelle, placer l'enfant dans un milieu irréprochable au point de vue de l'hygiène, le fortifier par la gymnastique, le fer, l'arsenic, les préparations de quinquina; autrement dit faire en sorte qu'il soit plus robuste et mieux portant, quand le médecin l'abandonnera, que le jour où se sont montrés pour la première fois des mouvements involontaires.

Dans les *chorées graves*, recourir exclusivement aux sédatifs nerveux, dont le choix sera réglé par les particularités du cas. Le chloral a pris la place de tous les narcotiques antérieurs; il est bien toléré; on endort les enfants et on leur évite l'insomnie pendant de longues périodes de la maladie; la force médicatrice de la nature intervient, et à la suite de plusieurs de ces phases de repos artificiel, l'amplitude et la fréquence des mouvements diminuent, il y a une atténuation de mal. Malheureusement, on ne peut pas toujours et dans tous les cas donner 2, 3, et même 5 grammes de chloral : les enfants le vomissent quelquefois; c'est un moyen dangereux, lorsqu'il y a des complications cardiaques, ne pas y recourir dans ce cas; s'en tenir au bromure; choisir tantôt ce sel, tantôt l'antipyrine, d'après l'état général du sujet.

Huchard.

Dans la *chorée hystérique*, faire des pulvérisations de chlorure de méthyle, pendant quelques secondes, le long de la colonne vertébrale.

Joffroy.

Préparer une solution aqueuse concentrée d'hydrate de chloral pur. La mélanger à de la gelée de groseilles, de façon qu'une cuillerée à bouche de gelée (20 gr.) contienne 1 gramme de chloral.

Au-dessus de dix ans, donner 1 gramme de chloral en trois prises après les repas : 1 gramme vers 7 heures du matin, 1 gramme à midi, 2 grammes à 6 heures du soir. De six à sept ans, donner de 2/3 à 1/2 de la dose précédente, elle est suffisante pour procurer le sommeil, 15 minutes après l'ingestion. Donner le chloral, pendant un mois au plus, sans interruption.

Quand la chorée est très grave, envelopper l'enfant matin et soir, dans un drap trempé dans de l'eau à 10° ou 12°, puis exprimé modérément. La durée de l'application est de 2 à 3 minutes; en même temps, frictionner le malade énergiquement. Dès que la réaction commence à se faire, enrouler plusieurs fois, par dessus le drap mouillé une couverture de laine, la tête restant en dehors; laisser le malade une demi-heure dans une sorte de bain de vapeur.

CHUTE DES CILS.

A. Trousseau.

Si les cils tombent sans rougeur, sans inflammation des paupières, soigner l'état général herpétique ou arthritique et prescrire des onctions locales avec :

Vaseline	5 gr.	Acide gallique......	50 c.
Huile de ricin.......	2 —	Essence de lavande.	4 gtt

CIRRHOSE.

Potain.

Employer la médication mercurielle, associée à quelques douches, pour enrayer le travail phlegmasique.

Jaccoud.

Le lait est avantageux, inutile ou nuisible.

Le lait est *utile*, quand la compression de la veine-porte est au minimum, qu'il existe peu ou point d'épanchement ascitique. Tant que le foie n'a pas diminué de volume, le lait rendra des services.

Si le lait réussit surtout dans la *cirrhose de cause alcoolique*, c'est qu'ici le système-porte reste longtemps perméable.

Dans les *cirrhoses hypertrophiques*, le lait maintient une diurèse normale et, malgré l'insuffisance fonctionnelle du foie, on peut arriver à une survie de plusieurs années, grâce au régime lacté. Mais pour que le lait agisse, il faut que la partie liquide qui s'écoule dans l'intestin après la coagulation du caséum dans l'estomac passe en quantité notable dans le système veineux pour aller, de là, au cœur, puis aux reins. C'est la composition de cette partie liquide qui favorise l'action sécrétante du rein. Toutefois, pour que cette action se manifeste, il faut que la quantité de lait ingéré soit considérable (3 à 4 litres par jour). Dans la cirrhose hypertrophique, on remarque un ictère permanent qui indique qu'il y a obstruction des canaux biliaires, mais le système-porte reste libre et il y a absence d'ascite. C'est cette liberté du système veineux abdominal qui permet le transport du sérum lacté vers l'émonctoire rénal.

Le lait est *inutile*, quand le foie est atrophié, que le système veineux-porte se trouve oblitéré. Le passage dans les voies veineuses est intercepté. Cependant le liquide peut encore se frayer passage par les voies lymphatiques, si l'ascite n'en est point arrivée à un trop haut degré et si elle met une certaine lenteur à se reproduire après la ponction. Néanmoins, en pareille circonstance, la diurèse n'est pas augmentée ou à peine l'est-elle de quelques grammes.

Le lait est *nuisible*, au point d'ajouter encore au sentiment de plénitude dont se plaignent les malades, quand l'ascite est considérable, que la compression intestinale est telle que les lymphatiques eux-mêmes ne sont plus perméables et que le liquide épanché se reforme rapidement après la paracentèse.

C'est donc à l'état de la veine-porte que se trouve lié le succès ou l'insuccès du lait. Pour faire un essai loyal du lait comme régime, il faut le continuer pendant trois ou quatre semaines. Si au bout de ce temps on n'a pas obtenu de diurèse, on ne doit point conserver plus longtemps l'espoir de réussite.

Millard.

Dans la *cirrhose alcoolique*, ou *hépatite alcoolique avec ascite* :

I. Régime. — Régime lacté (3 litres de lait par jour).

II. Traitement. — Purgatifs (scammonée, 1 gramme, huile de ricin) tous les huit jours.

Parencentèse, quand il y a une grande quantité de liquide, quand la dyspnée est menaçante et que la diurèse paraît insuffisante. Administrer comme diurétique la potion suivante, à prendre en vingt-quatre heures :

Baies de genièvre..............	10 grammes.
Eau..............................	200 —

Faire infuser et ajouter :

Acétate de potasse.	2 gr.	Oxymel scillitique..	30 gr.
Nitrate de potasse..	2 —	Sirop des cinq racines...........	30 —

Diète : thé et café légers, chocolat, tapioca, semoule, féculents, huîtres, — lait toujours.

S'abstenir de toute boisson fermentée, de cidre, de bière, de vin, de liqueurs.

Ne jamais recourir à l'hydrothérapie ni à l'iodure de potassium.

Si le ventre tarde à désenfler, faire la ponction et, après trois ou quatre jours de repos, recommencer le traitement.

A. Chauffard.

I. Régime. — Avant tout, instituer un régime spécial et supprimer l'usage de toute boisson alcoolique. Mettre le malade au régime lacté exclusif.

II. Traitement. — Diminuer la tension qui existe

dans la circulation porte, soit par des purgations, en donnant des purgatifs drastiques, par exemple de l'eau-de-vie allemande tous les huit à dix jours, soit par les diurétiques végétaux ou salins.

Souvent on est obligé de ponctionner le péritoine. Faut-il faire la ponction précoce ou faut-il attendre? La ponction précoce est avantageuse, parce qu'elle rend le rétablissement de la diurèse beaucoup plus facile. Apporter à cette opération toutes les précautions qu'exige l'antisepsie.

Lancereaux.

Employer l'hydrothérapie, sous la forme de douches froides, associée à l'iodure de potassium, à la dose de 2 à 4 grammes par jour.

Troisier.

I. Traitement. — Iodure de potassium à la dose de 50 centigrammes à 2 grammes par jour.

II. Régime. — Régime lacté exclusif.

Hanot et Gilbert.

Dans la *cirrhose alcoolique hypertrophique* :

I. Régime. — Commencer par supprimer d'une façon absolue l'agent pathogène, l'alcool; soumettre ensuite le malade à un régime lacté intégral.

II. Traitement. — Prescrire l'iodure de potassium et les mercuriaux, le calomel en particulier.

CŒUR (MALADIES DU).

Germain Sée.

Dans les *cardiopathies hydropiques*, surtout quand les malades ont un estomac normal ou hyperchlorhydrique, donner le lait par doses fractionnées formant un total de 3 ou 4 litres par jour.

L'iodure de potassium est dilatateur et constricteur des vaisseaux. En outre, c'est un tonique du cœur; lorsqu'on l'injecte, les pulsations du pouls indiquent un renforcement du cœur. Il est au-dessus du strophantus, de la spartéine, etc. Il n'est pas toxique.

C'est surtout dans les *états asystoliques*, dépressifs du cœur, qu'il agit. Dans l'*adipose du cœur*, il produit des effets remarquables; il combat avantageusement la *dégénérescence graisseuse* et les *états sclérosés du cœur*.

Dans la *sclérose des artères coronaires*, l'*angine de poitrine vraie*, il est d'une grande efficacité.

Dans les *fausses angines de poitrine*, il trouve encore plus d'une de ses meilleures indications.

Dans le *cœur sénile*, les *anévrysmes*, la *dilatation du cœur* et le *cœur forcé*, il a une action très sûre.

L'*hypertrophie du ventricule gauche* n'y trouve guère d'avantages.

L'iodure de potassium trouve son indication dans toutes les affections du cœur, excepté dans les palpitations nerveuses, dans la maladie de Basedow (goitre exophtalmique).

Potain.

La digitale est très efficace dans les affections cardiaques; mais la manière d'administrer le médicament a une grande importance.

Administrer au malade une seule dose de digitaline en une seule fois. Cette dose est de un milligramme de digitaline cristallisée, préparée suivant le procédé de Nativelle; en voici la formule :

Alcool.....	10 cent. cubes.	Glycérine.	5 cent. cubes.
Eau.......	10 —	Digitaline.	25 milligr.

Chaque centimètre cube de la solution représente exactement un milligramme de digitaline.

Après cette dose unique, on constate, au bout de

quarante-huit heures en moyenne, des effets toni-cardiaques et diurétiques très marqués, qui se continuent pendant plusieurs jours, plus ou moins, suivant les cas et au bout desquels il faut ou renouveler la dose, ou administrer la digitale par un autre procédé, suivant les résultats qu'on veut obtenir.

Peter.

La diète lactée a des effets multiples et plus qu'on ne croit.

Elle a d'abord un effet diurétique dont la conséquence physique est de diminuer la tension vasculaire et, par suite, le travail du cœur; c'est dans ce sens qu'elle est hydrauliquement bienfaisante.

Elle l'est encore, mais dynamiquement, dans cet autre sens qu'elle est un mode de traitement et du foie et des reins, qui sont en voie de sclérose l'un et l'autre; qui sécrètent moins activement par le fait de l'encombrement vasculaire et qui, sous l'influence de la diète lactée, retrouvent une partie de leur activité sécrétoire. Or, cette sécrétion plus active de la bile et de l'urine est encore un moyen indirect de décharge vasculaire et, par conséquent, de diminution dans la tension artérielle et, aussi, de diminution dans le travail du cœur.

Enfin, il n'est pas plus indifférent pour le foie que pour le rein d'être traversé par un sang contenant le sérum du lait; il y a là comme une action topique salutaire au tissu hyperémié d'une hyperémie qui tend à la phlogose ou tout au moins à la prolifération conjonctive atrophiante.

D'un autre côté, la diète lactée n'est pas sans utilité pour l'estomac, que son hyperémie passive met dans un certain état d'impuissance digestive.

Pour toutes ces raisons, la diète lactée est bienfaisante, mais à une condition, c'est qu'elle soit tolérée par l'organe avec lequel le lait va se trouver en contact. Eh bien, il est des cas d'intolérance à peu près absolue de l'estomac pour le lait : ainsi, beaucoup d'hommes, et surtout d'hommes âgés, ne peuvent le supporter, soit qu'il y ait dégoût insurmontable dès le début du régime ou peu de jours après, soit, lorsqu'il n'y a pas de dégoût, qu'il y ait impuissance digestive avec vomissements ou diarrhée.

En fait, ce n'est pas parce qu'il y a un bruit de souffle au cœur, à la pointe ou à la base, qu'on doit prescrire le lait : il est surtout indiqué dans la phase des hyperémies viscérales, alors qu'il y a dyspnée plus ou moins intense, diminution de la sécrétion urinaire et commencement d'anasarque, c'est-à-dire dans la phase *dynamique*, où se produisent les troubles de l'hématopoièse, et qui conduit parfois assez rapidement à la quatrième, ou phase de *cachexie*.

La question est alors de faire tolérer le lait; le mieux est, si l'estomac le supporte, d'en conseiller l'usage exclusif pendant deux à trois semaines. On le donne cru, c'est-à-dire non bouilli (il se digère mieux ainsi), à la dose de deux ou trois litres par jour, par gorgées ou par petites tasses et non par grands bols à la fois; puis, au bout de ce temps, afin d'empêcher le dégoût et pour soutenir davantage l'organisme, on diminue la dose du lait en introduisant dans l'alimentation quelques œufs et une petite quantité de viande (poulet ou côtelettes), puis on revient peu à peu à l'alimentation ordinaire, que l'on continue pendant une ou deux semaines, pour reprendre ensuite la diète lactée pendant un même nombre de semaines. De la sorte, on évite le dégoût, et l'on a les bénéfices de la médication par le lait.

Si l'estomac ne supporte pas le lait cru, on peut le lui faire accepter bouilli et associé au café le matin, puis sous forme de potages dans le cours de la journée. Ou bien encore on peut le rendre plus agréable au goût en y ajoutant, pour les femmes, quelques gouttes d'eau distillée de laurier-cerise et, pour les hommes, une petite quantité de kirsch.

Si le lait produit des « aigreurs », on prescrira l'usage, trois fois par jour, d'un cachet contenant :

Bicarbonate de soude	25	centigr.
Craie lavée	10	—
Extrait de noix vomique	1	—

S'il provoque la diarrhée, on donnera :

Sous-nitrate de bismuth	50	centigr.
Poudre d'opium brut	1 ou 2	—

Il n'y a pas de contradiction à employer simultanément la noix vomique et l'opium, celui-ci s'adressant à la sensibilité de la membrane muqueuse et celui-là à la contractilité de la tunique musculeuse de l'appareil digestif.

En général il est bon, lorsqu'il y a indication de recourir à la diète lactée, d'alterner cette diète avec l'usage de la digitale; on fera bien de donner, par exemple, la digitale pendant une semaine et de faire prendre le lait les deux semaines suivantes, ou encore, si l'on veut prolonger plusieurs semaines l'emploi du lait, d'en donner une moindre quantité les jours où l'on ordonnera la digitale.

Conseiller la strychnine ou les préparations de noix vomique en même temps que la diète lactée (les jours où le malade ne prend pas la digitale), à la dose, par exemple, d'une à deux pilules de strychnine d'un milligramme chacune par jour, ou de deux ou trois pilules par jour d'un centigramme d'extrait de noix vomique. La strychnine agit efficacement sur la contractilité du muscle cardiaque.

COLIQUES NÉPHRÉTIQUES.

Desnos.

Prescrire l'exalgine, à la dose de 1 gr. 50.

CONSTIPATION.

Dujardin-Beaumetz.

Poudre laxative.

Follicules de séné passés à l'alcool en poudre........	6 gr.	Anis étoilé en poud.	3 gr.
Soufre sublimé.....	6 —	Crème de tartre pulvérisée...........	2 —
Fenouil en poudre..	3 —	Réglisse en poudre.	8 —
		Sucre en poudre...	25 —

Mêler. — Donner le soir, entre 9 et 10 heures, une cuillerée à dessert de cette poudre dans un demi-verre d'eau.

Prescrire le pain de son, le pain de seigle et le pain de soja, qui renferme une huile purgative et qui en est débarrassé plus ou moins par la panification, mais qui en conserve assez pour maintenir son action purgative.

Le régime végétarien n'est pas sans influence. Il fournit des fèces molles et pâteuses analogues à celles des herbivores et favorise l'abondance des garde-robes, tandis que le régime carné, plus ou moins exclusif, donne des matières fécales dures et rares.

Huchard.

Poudre contre la constipation.

Magnésie anglaise..	25 gr.	Bicarbon. de soude..	2 gr.
Crème de tartre....	13 —	Oléosacchar. d'anis.	1 —

pour 40 cachets; en prendre un au commencement de chaque repas.

Ferrand.

Electuaire laxatif pour les enfants.

Manne en larmes..	25 gr.	Fleur de soufre lavée	50 gr.
Magnésie calcinée..	50 —	Miel blanc.........	20 —

Une ou deux cuillerées à soupe dans une tasse de lait chaud ou de thé léger.

3 à 4 cuillerées pour obtenir un effet purgatif.

Audhoui.

Poudre laxative aromatique.

Feuilles de séné pulvérisé............	8 gr.	Magnésie blanche...	2 gr.
Feuilles d'oranger pulvérisé........	6 —	Anis pulvérisé......	2 —
		Essence de menthe..	2 —

Mêler très exactement. — Délayer dans une certaine quantité d'eau une à deux cuillerées à café de cette poudre, ou plus, suivant l'effet à obtenir, et la prendre le soir, au moment du coucher.

Monod.

Contre la *constipation rebelle* et l'*obstruction fécale :*

Dilater le sphincter anal. Il n'est pas contraire aux données de la physiologie de croire que la fermeture habituelle de l'orifice anal peut amener un état de tenacité exagérée du sphincter, que ne peut vaincre l'action déjà affaiblie des fibres musculaires dont le rôle est de dilater l'anus en l'attirant en haut. En supprimant l'action prédominante du sphincter et laissant ainsi toute leur force aux agents propulseurs des matières, on leur permet même de récupérer et d'augmenter leur énergie primitive.

Pratiquer la dilatation à l'aide de l'instrument de Trélat, cureter l'intestin avec le doigt, la curette métallique pouvant présenter des dangers. Déblayer l'ampoule rectale des masses qui s'y sont accumulées. Du reste ce déblayement peut se faire en plusieurs jours, au moyen de douches rectales et d'un ou deux laxatifs, les matières finissant par se désagréger et tomber de l'intestin dans l'ampoule rectale.

Une fois le résultat obtenu, en assurer la durée par une hygiène bien comprise et la série des précautions ordinaires réclamées par la constipation.

Une demi-dilatation peut suffire et on peut la pratiquer avec les pinces, sans aller jusqu'à la rupture comme s'il s'agissait de fissure à l'anus.

CONVULSIONS CHEZ LES ENFANTS.

Jules Simon.

Aux enfants de un an : prescrire le bromure à la dose quotidienne maxima, 20 centigr. à prendre en deux prises : chaque prise avant une tétée.

De un à deux ans : dose quotidienne, 40 centigr. en deux fois, dans un sirop ou mieux dans un véhicule abondant et au moment des repas.

De deux à trois ans : dose quotidienne, 1 et même 2 grammes, mais par doses progressives, pendant trois ou quatre jours.

Puis, suspension du traitement bromuré durant une semaine.

Au delà de trois ans, donner les doses massives, en observant avec soin les effets.

Descroizilles.

Transporter l'enfant dans une pièce fraiche, le débarrasser de ses vêtements, constater s'il n'existe rien pouvant irriter les téguments, comme le ferait une épingle, l'étendre sur un lit un peu dur. Lui faire des lotions fraiches ou le plonger dans un bain tiède ordinaire ou additionné de farine de moutarde. Ces lotions peuvent être faites sur tout le corps; on se trouve souvent bien d'affusions froides sur la tête ou d'une irrigation prolongée au moyen d'un jet d'eau froide qu'on laisse tomber sur la fontanelle.

Si l'irritation vient du tube digestif, provoquer le vomissement en titillant la luette ou bien prescrire un vomitif.

Si le ventre est tendu, administrer un purgatif (10 à 20 centigrammes de calomel ou 5 à 15 grammes d'huile de ricin ou bien encore 8 à 16 grammes de manne délayée dans du lait).

Si l'enfant a rendu des vers, prescrire un vermifuge.

Lorsqu'il y a hyperémie cérébrale, appliquer quelques sangsues derrière les oreilles, parfois même à l'extrémité inférieure des cuisses ou à la région tibio-tarsienne, pour faire cesser l'accès. Chez les enfants vigoureux, pratiquer une saignée au bras ou à la saphène.

Quelques moyens de valeur variable peuvent parfois réussir, tels sont l'application de cataplasmes chauds, additionnés de farine de moutarde et appliqués sur les membres inférieurs, ou la compression de la carotide pratiquée avec précaution. Les inhalations de chloroforme donnent de bons résultats, mais très passagers; leur répétition n'est pas sans dangers; il faut donc en user avec prudence.

Quand l'état convulsif se prolonge, administrer :

Oxyde de zinc...........	5 à 10 centigrammes.
Jusquiame..............	Parties égales.

Le bromure associé au chloral donne surtout de bons résultats; donner pour le bromure de 50 centigrammes à 1 gramme aux très jeunes enfants, 2 à 4 grammes chez les enfants plus âgés et 4 à 6 grammes chez ceux qui approchent de l'adolescence. Les doses de chloral doivent être de 5 centigrammes chez les nouveau-nés, de 15 centigrammes chez les nourrissons, de 20 à 30 centigrammes au-dessus de 2 ans et de 40 à 80 centigrammes chez les enfants de 7 à 12 ans. L'administration du chloral doit être promptement suspendue, et reprise si besoin est.

Une fois l'accès passé, maintenir l'enfant pendant quelque temps au repos absolu. Ensuite administrer des toniques variés, tout en continuant l'usage prolongé du bromure; prescrire aussi des affusions froides sur la tête, des frictions générales, des bains tièdes assez fréquents et une hygiène alimentaire sévère. Faire prendre de temps en temps de petites doses de calomel, de valériane et d'oxyde de zinc.

COQUELUCHE.

Labric.

Badigeonnages répétés de la gorge, effectués à l'aide d'une solution de cocaïne au vingtième.

La durée de la maladie ne paraît pas être notablement abrégée ; mais l'effet capital est de diminuer *le nombre* des quintes. Des malades, ayant 15 ou 20 quintes dans les vingt-quatre heures, tombent du jour au lendemain à 5 ou 6 quintes. L'action du médicament s'épuise assez vite, aussi faut-il renouveler les badigeonnages, mais il n'y a pas d'accoutumance, comme pour d'autres médicaments.

Cette médication supprime les vomissements alimentaires qui constituent un grand danger.

La cocaïne n'a pas paru non plus modifier l'appétit. Mangeant bien et dormant mieux, puisqu'ils toussent moins, les malades se trouvent bien, au point de vue de l'état général, de l'emploi du médicament. L'enfant peut supporter plus facilement les tribulations d'une maladie longue et fatigante.

Dans le cas où une *complication thoracique* sérieuse survient, suspendre la médication, dans la crainte de favoriser la stase des sécrétions par la suppression des quintes. C'est la seule contre-indication.

G. Sée.

Prises contre la coqueluche.

Racine de belladone pulvérisée.	1 cent.	Soufre subl. et lavé.	20 c.
Poudre de Dower.	25 mill.	Sucre blanc pulvérisé.............	50 —

Mêler, pour un paquet. Deux à dix de ces prises, suivant l'âge.

CORPS ÉTRANGERS DU LARYNX ET DE LA TRACHÉE CHEZ LES ENFANTS.

Jules Simon.

Dans certains cas, tenter l'extraction par les voies naturelles, mais elle a rarement réussi.

La trachéotomie reste le procédé le plus usuel. Elle peut être de nécessité, s'il y a suffocation; elle peut, au contraire, être pratiquée, s'il n'y a pas d'accidents menaçants immédiats, tant pour tâcher d'obtenir l'extraction du corps étranger que comme mesure de précautions. Si le médecin est obligé de s'éloigner, il ne saurait laisser un enfant exposé à une crise de suffocation brusque, qui pourrait être mortelle avant qu'il ait le temps d'arriver. Si le diagnostic de corps étranger est certain, la trachéotomie s'impose à peu près fatalement. Surtout éviter de la différer dans le cas de corps irréguliers (arêtes, clous), ou susceptibles de gonflement (pois, haricots).

Faire la trachéotomie un peu bas; inciser la trachée sur une étendue assez grande; ne pas mettre la canule immédiatement en place, attendre quelques instants, en écartant les lèvres de la plaie à l'aide d'un dilatateur; en variant la position de l'enfant, on a quelquefois la chance d'une expulsion immédiate.

Quand le corps étranger se trouve ainsi rejeté immédiatement, faut-il mettre une canule? La cause de la suffocation ayant disparu, cela peut sembler inutile. Cependant il est plus prudent de conserver une canule pendant un ou deux jours, pour éviter l'hémorrhagie d'une part et l'emphysème sous-cutané du cou d'autre part. La canule, en effet, est le meilleur moyen d'arrêter les hémorrhagies après la trachéotomie. Il en est de même pour l'emphysème.

Si l'expulsion du corps étranger n'a pas été immédiate, mettre une canule. La choisir assez grosse. Des tentatives d'extraction sont faites de façons variées; le moyen le plus sûr semble être, chaque fois qu'on enlève la canule pour le nettoyage, d'écarter les lèvres de la plaie avec le dilatateur, tout en variant les positions de l'enfant.

Les précautions antiseptiques sont de rigueur absolue, comme dans toute trachéotomie.

CROISSANCE.

Cadet de Gassicourt.

Chez les enfants de 2 à 6 ans, dont *la croissance est peu vive*, prescrire le repos, pour éviter la soudure prématurée des épiphyses et l'arrêt de développement en hauteur.

Au contraire, chez les enfants dont *la croissance est trop rapide*, recommander la gymnastique active.

En même temps, aux époques de *fièvre de croissance*, purger légèrement les petits malades.

Chez tous les enfants, éviter les marches forcées, car les muscles, loin de se fortifier, s'affaiblissent par les contractions répétées.

CURETTAGE DE L'UTÉRUS.

Terrillon.

Le curettage consiste à réséquer toutes les parties exubérantes de la muqueuse malade. Par la plaie qu'il provoque à la surface interne de l'utérus, il favorise le retrait cicatriciel des parties malades, vaisseaux, glandes. Par l'abrasion des bourgeons fongueux, il supprime l'hémorragie et diminue l'écoulement purulent.

Le curage de l'utérus se fait avec des curettes de divers modèles, la dilatation utérine doit être suffisante pour permettre le jeu de l'instrument dans la cavité. Enlever les fongosités au ras du tissu sain le plus complètement possible, jusqu'à ce que la curette ne ramène aucun débris de la muqueuse, jusqu'à ce que les tissus crient sous l'instrument. Pendant l'opération, laver la cavité utérine au moyen d'une sonde à double courant, et introduire de petits tampons aseptiques, montés sur une pince, pour nettoyer la muqueuse.

Le curage de l'utérus ne provoque qu'une hémorragie insignifiante. En effet, on n'attaque pas de gros vaisseaux; on enlève au contraire les bourgeons vasculaires de la muqueuse devenue friable et qui étaient la cause des hémorragies perpétuelles de l'endométrite; plus on gratte le tissu utérin, moins il a tendance à saigner, et tout écoulement sanguin s'arrête dès que le curage est terminé.

Après que l'abrasion de la muqueuse a été jugée complète, faire le tamponnement de la cavité utérine au moyen de bandelettes de gaze iodoformée pour maintenir une certaine dilatation de l'utérus et éviter l'infection de la plaie. Le pansement de l'utérus est refait tous les quatre ou cinq jours.

Le curage de l'utérus détermine une modification

très grande dans la constitution de la muqueuse malade.

CYSTITE CHRONIQUE DOULOUREUSE.

Félix Guyon.

Nitrate d'argent cristallisé.......	1 gramme.
Eau distillée......................	50 grammes.

F. S. A. une solution à instiller par gouttes. Faire uriner le malade, puis introduire l'explorateur à boule perforée n° 12 à 14, en s'arrêtant aussitôt qu'on a franchi le sphincter uréthral, et faire tomber successivement de 20 à 40 gouttes de la solution de nitrate d'argent. Le nombre des instillations nécessaires est très variable. Il en est de même de l'intervalle à laisser entre chacune d'elles. Si le malade n'a souffert que trois ou quatre heures après la première instillation, la répéter tous les deux jours. Mais si la douleur s'est prolongée pendant un ou deux jours, ne pratiquer les instillations qu'une ou deux fois par semaine, et diminuer le nombre des gouttes.

Ces instillations réussissent très bien dans les cystites d'origine blennorrhagique ; elles sont contre-indiquées dans le cancer et les tuberculoses de la vessie.

DARTRES.

Gombault.

Donner chaque jour 50 à 100 grammes d'un sirop contenant du bicarbonate et de l'acétate de soude, dans la proportion de 8 grammes pour 500 grammes d'un sirop composé d'extraits concentrés de sudorifiques, dépuratifs (salsepareille, gentiane, sassafras), de laxatifs (rhubarbe et follicules de séné) et d'un purgatif (jalap). La rhubarbe entre pour 1/6 dans la composition du sirop et le séné et le jalap pour un douzième.

Employer en même temps la pommade suivante :

Axonge........................	30 grammes.
Ergotine......................	3 —
Protochlorure d'hydrargyre......	3 —

Étendre deux fois par jour la pommade sur toutes les surfaces malades.

DENTITION.

Bouchut.

Sirop de dentition.

Chlorhydrate de cocaïne...........	50 c.	Sirop de guimauve.	10 gr.
Borate de soude....	50 —	Sirop diacode......	5 —

F. s. a. Frictionner doucement les gencives avec le sirop, quatre fois par jour.

DIABÈTE.

Germain Sée.

L'antipyrine constitue le traitement par excellence.

Au début, commencer par de hautes doses, 3 à 4 grammes par jour. L'albuminurie ne constitue pas une contre-indication absolue.

Le grand avantage de cette thérapeutique est la rapide disparition des symptômes si pénibles de la soif, de la polyurie, et des accidents cutanés, et cela malgré un régime peu sévère.

Il y aurait, cependant, quelques restrictions à faire, car il n'est pas toujours bon d'administrer l'antipyrine à tort et à travers.

L'antipyrine agit admirablement toutes les fois qu'on se trouve en présence d'un diabète, dans lequel la quantité de sucre ne dépasse pas de 80 à 100 grammes par litre. Dès que ce *quantum* est dépassé, ou bien dès que le diabète, même avec une quantité de sucre égale à 80 ou 100 grammes par litre ou moindre, se complique de tuberculose, l'antipyrine perd son action et est contre-indiquée.

L'action de l'antipyrine dans la glycosurie s'explique par le fait que cette substance, ainsi que les corps de la série à laquelle elle appartient, diminue l'excitabilité du système nerveux.

Dujardin-Beaumetz.

I. Régime. — 1° Prendre avant le déjeuner et le dîner le mélange suivant :

Dans un verre d'eau alcaline gazeuse [Vichy (Hauterive), Vals (Saint-Jean)] faire dissoudre une des doses suivantes :

Carbonate de lithine............. 10 grammes.

en trente doses, et ajouter deux gouttes de la liqueur suivante :

Liqueur de Fowler............... 10 grammes.

2° Prendre après les mêmes repas, dans un peu de café noir sacchariné, une des doses suivantes :

Antipyrine......................... 20 grammes.

Chez les diabétiques polyuriques, l'antipyrine ramène l'urine au taux de 2 litres par jour.

3° Faire chaque jour une lotion sur tout le corps avec une éponge trempée dans de l'eau tiède additionnée d'eau de Cologne. Après la lotion, friction sèche avec un gant de crin.

On peut remplacer cette lotion par toute autre prescription hydrothérapique.

4° Se rincer la bouche, en se frottant doucement les gencives, après le déjeuner et le dîner, avec le mélange suivant :

Acide borique......	25 gr.	Thymol...........	23 c.
Acide phénique....	1 —	Eau...............	1 litre.

Et ajouter :

Teinture d'anis.....	10 gr.	Alcool	100 gr.
Essence de menthe.	10 gtt	Cochenille. Q. S	p^r colorer.

Étendre de moitié d'eau pour l'usage.

5° Suivre avec rigueur l'hygiène alimentaire suivante:

Comme potages, prendre surtout des soupes aux choux, du bouillon aux œufs pochés, des soupes maigres, de la soupe à l'oignon. Ces potages seront pris sans pain et sans pâtes alimentaires.

Se nourrir exclusivement d'œufs, de viandes de toutes sortes, de volailles, de gibier, de mollusques, de crustacés, de fromages.

Insister sur les aliments gras, tels que sardines à l'huile, thon à l'huile, hareng saur à l'huile, lard, beurre, graisse d'oie, rillettes, gras de jambon, charcuterie, choucroute garnie, caviar, etc.

Tous les légumes verts sont permis, sauf les betteraves, les carottes et les navets.

Comme pain, prendre du pain de gluten. Cette invention a constitué un progrès. Malheureusement les pains de gluten du commerce, dans le but de présenter au consommateur un produit plus agréable au goût, renferment une quantité de fécule presque égale à celle du pain ordinaire.

Aujourd'hui, ils sont avantageusement remplacés par le pain fait avec les graines de soya (*soja hispida*), sorte de haricot, originaire du Japon, qui ne contient que des traces infinitésimales de matières feculentes; ce sont plutôt des matières ternaires cellulosiques que de l'amidon. On en fait des biscottes pour le potage, des gaufrettes sucrées à la saccharine.

On prépare également du pain avec la *légumine* ou avec la *fromentine*, c'est-à-dire avec les embryons de blé, retirés du son, privés de leur graisse et réduits en poudre.

On peut prendre à chaque repas 100 grammes de pommes de terre cuites à l'eau; la pomme de terre, chose assez inattendue, constitue un des aliments les moins riches en fécule et par conséquent un de ceux dont l'usage pourra être, non pas recommandé, mais toléré aux diabétiques. Elle ne renferme que 8,30 p. 100 de fécule, alors que le meilleur pain de gluten en contient au moins de 20 à 30 p. 100.

Comme boisson, prendre au repas du vin coupé avec de l'eau de Vals ou de l'eau de Vichy.

Le thé, le café, le maté, la kola, et en général les préparations renfermant de la caféine seront prises avec avantage, comme toniques et réparateurs.

Pour sucrer les boissons, user de pastilles de saccharine. La saccharine peut être recommandée en toute circonstance, car les troubles digestifs qu'elle produit sont exceptionnellement rares. Elle permet de supprimer la glycérine, dont l'emploi, à longue et à haute dose, peut amener des accidents.

Défendre tous les féculents, les pâtes alimentaires, le pain, les panades, les nouilles, le macaroni, la pâtisserie, le sucre, les mets sucrés, le chocolat, les confitures, tous les fruits.

Interdire le lait à moins d'être pris en très petite quantité. Il produit une aggravation rapide, au point de vue de la polyurie et de la glycosurie. Quand l'albuminurie coïncide avec le diabète, opter pour le traitement de la maladie qui paraît la plus menaçante, et sacrifier l'autre.

Défendre les sauces au roux et la friture à la farine.

Défendre le vin pur, les liqueurs alcooliques et les bières de malt; ne permettre la bière qu'avec beaucoup de modération.

Prescrire un exercice journalier et régulier. Tous les exercices du corps sont favorables. Insister sur les promenades à pied, la vie en plein air, les excursions alpestres, l'équitation, l'hydrothérapie, l'escrime, le jardinage, la menuiserie. En un mot tous les moyens d'augmenter l'activité des échanges nutritifs.

Chaque malade doit avoir son régime particulier. Tel supporte le sucre de fruits, qui ne tolère pas la fécule de la pomme de terre; tel autre ne pourra manger une grappe de raisin, sans que la glycosurie n'augmente dans une forte proportion : presque aucun malade ne supporte le sucre de lait.

La durée du régime est variable selon les cas. Au début, maintenir le régime alimentaire pendant plusieurs mois avec une extrême rigueur. Mais, dès qu'on a observé la disparition du sucre ou une diminution considérable dans la quantité de glycose excrétée dans les vingt-quatre heures, y apporter quelques adoucissements, en effet souvent ce régime alimentaire amène un grand affaiblissement, et il n'y a que des avantages à maintenir le diabète à un chiffre inférieur à 10 grammes de sucre dans les vingt-quatre heures, et cela en permettant un peu de pain aux repas, quelques pommes de terre ou un peu de fruits.

II. Traitement pharmaceutique. — Donner aux *diabètes d'origine arthritique* la médication lithinée et arsénicale de Martineau :

Carbonate de lithine......	20 centigrammes.
Arséniate de soude.......	2 à 5 milligrammes.
Eau gazeuse.............	500 grammes.

Administrer dans le *diabète d'origine nerveuse*, en particulier dans le *diabète avec polyurie très abondante*, 1 à 2 grammes d'antipyrine dans une verrée d'eau de Vichy saccharinée et aromatisée avec du rhum ou du kirsh.

Bucquoy.

Donner le seigle ergoté, à la dose de 75 centigrammes par jour.

Lecorché.

I. Régime. — Prescrire un régime diététique aussi substanciel et aussi peu féculent que possible. Ne conseiller le pain de gluten que dans les cas où le chiffre de sucre est très élevé et encore ne le prescrire que pendant un très court espace de temps. Un usage trop prolongé de ce pain ne peut qu'être funeste au malade, en facilitant l'apparition de ces troubles gastro-intestinaux qui sont tant à redouter. Ce pain de gluten du reste, quelque excellent qu'il soit, renferme toujours d'assez notables proportions de fécule. Il est de plus indigeste. Préférer le pain ordinaire en petite quantité.

Comme boissons : vin, thé, café, eau-de-vie.

II. Médication interne. — Les opiacés et les alcalins pris sous forme de bicarbonate de soude, d'eau de chaux, d'eaux minérales, telles que les eaux de Vals, de Vichy, de Pougues forment la base du traitement pharmaceutique. Préférer à ces eaux seulement alcalines l'eau de la Bourboule, lorsque le diabète est ancien dejà, lorsque la constitution du malade est peu vigoureuse, dans les cas surtout où le chiffre de l'urée est peu élevé.

Ne pas prolonger l'usage de ces préparations ou de ces eaux alcalines au-delà d'une quinzaine de jours, trois semaines.

Les remplacer alors par des préparations ferrugineuses, associées au quinquina pris sous forme de vin ou d'extrait, par des eaux ferrugineuses, telles que les eaux d'Orezza, de Bussang, quitte à y revenir ultérieurement, quand le réclame l'intensité de la glycosurie.

Les complications qui peuvent se manifester dans le cours du diabète constituent le plus souvent des indications à revenir momentanément à l'usage des alcalins.

Constantin Paul.

La saccharine, ajoutée aux boissons, ne paraît pas fatiguer l'estomac, ni nuire aux digestions ; c'est un excellent antiseptique de la bouche.

Les pains de gluten les plus agréables sont les plus chargés d'amidon. Ils n'ont pourtant qu'un avantage, c'est de nécessiter une mastication prolongée et d'exciter consécutivement la sécrétion salivaire.

L'extrait de malt agit de même.

Quant aux pommes de terre, donner la préférence à celles qui sont longues et peu farineuses.

Huchard.

Administrer la caféine aux diabétiques, qui sont toujours en mouvement de fatigue et de surmenage et qui peuvent tomber dans un état d'adynamie que ce médicament fait disparaître.

Albert Robin.

Tout médicament qui ralentit la nutrition générale et celle du système nerveux diminue la glycosurie.

Par conséquent les indications thérapeutiques du diabète peuvent être formulées ainsi :

1° Soustraire à l'organisme, par un régime approprié, les matériaux de production du sucre et priver la cellule hépatique de son existence fonctionnelle ;

2° Ralentir la désassimilation générale et la formation du glycogène à l'aide de moyens qui diminuent les actes chimiques de la vie organique par l'intermédiaire de leur action sur le système nerveux.

L'antipyrine remplit le mieux ces conditions. Elle agit sur la glycosurie, mais ne guérit pas le diabète ; toutefois elle a donné des résultats excellents sur les symptômes diabétiques ; mais il faut limiter à certaines conditions son emploi rationnel :

Donner la dose de 3 grammes par vingt-quatre heures, fractionnée en prises de 1 gramme; elle est d'ordinaire suffisante. Elle doit être descendue à 2 grammes chez les *diabétiques albuminuriques.*

Associer l'antipyrine au bicarbonate de soude (2 parties d'antipyrine pour 1 de sel sodique) et faire prendre le mélange par dose de 1 gramme, à distance des repas.

Ne pas dépasser un terme moyen de 8 à 10 jours d'usage et reprendre le traitement avec interruptions, en insistant sur le régime spécial.

Donner l'antipyrine, surtout quand le diabétique ne tolère que difficilement son régime spécial.

Écarter *à priori* les moyens thérapeutiques qui accélèrent la dénutrition, tels que l'oxygène, l'essence de térébenthine, la strychnine, la thalline.

DIARRHÉE.

Potain.

Contre la *diarrhée des phtisiques :*

Prescrire l'emploi des vieilles préparations opiacées, diascordium et thériaque. Dans les *diarrhées dysentériques,* elles doivent jouer le principal rôle.

L'action thérapeutique isolée des substances, qui entrent dans leur composition à côté de l'opium est nulle, et pourtant avec l'opium sous forme solide, on produit une action intestinale bien distincte de l'action soporifique due à l'opium en préparations liquides. Sous cette forme, l'opium s'absorbe plus lentement et parcourt le tube digestif jusqu'à son extrémité, à cause de sa consistance.

La même observation s'applique au diascordium.

Employer également l'eau de chaux : elle a une action spéciale : dose, jusqu'à 20 grammes par jour.

Prescrire les astringents, le tannin tout d'abord,

en spécifiant qu'il soit préparé à l'alcool, car préparé à l'éther, il a un goût détestable. L'employer à l'état de solution aqueuse à 2 p. 100. Une cuiller à café en contient 10 centigrammes, que l'on ajoute à la tisane; donner 1 gramme à 1gr,50 par jour.

La ratanhia, la bistorte, etc., ont une action analogue.

Bouchard.

Dans les *diarrhées chroniques*, administrer des cachets composés de :

Naphtaline	5 grammes.
Sucre	5 —
Essence de bergamotte	2 gouttes.

pour 20 cachets, à prendre 1 cachet toutes les heures.

Il serait préférable de faire prendre des capsules au gluten contenant chacune 25 centigrammes de naphtaline, attendu que, ces capsules ne se dissolvant que dans l'intestin; on éviterait les renvois.

Pour les enfants, la dose est de 5 à 15 centigrammes, toutes les deux heures.

Hayem.

Dans la *diarrhée des adultes*, prescrire l'acide lactique sous forme de limonade ;

Eau	800 grammes.
Sirop de sucre	200 —
Acide lactique	10 à 15 —

à boire par demi-verre, en dehors des repas.

Dans certains cas, le képhir nº 2, à la dose de une à trois bouteilles par jour, suffit pour toute alimentation. Chez les phtisiques, atteints de troubles dyspeptiques et soumis à ce régime, la diarrhée cède rapidement.

Chez les malades atteints de *diarrhée chronique*, qui ont un suc gastrique hypo-acide, l'acide lactique en relevant le taux de l'acidité, rend les digestions plus faciles.

Dans les cas d'*entérocolite*, l'acide lactique agit moins bien, peut-être parce qu'il en parvient des doses trop faibles dans le gros intestin.

Dujardin-Beaumetz.

I. Régime. — Dans les *diarrhées chroniques ayant leur origine dans l'estomac ou l'intestin grêle*, le lait est un des aliments les plus précieux et le régime lacté une des médications les plus actives. Toutefois, chez certaines personnes, le lait provoque la diarrhée, ou seul ne suffit pas à guérir cette affection. Dans ces cas, sans abandonner le lait, l'additionner d'eau de chaux médicinale.

A côté du lait, placer le régime végétarien ; il influe heureusement, en calmant l'irritation et l'inflammation de la muqueuse intestinale, qui est toujours en activité dans les cas de flux intestinaux chroniques.

Dans les diarrhées chroniques qui proviennent surtout des pays chauds, suivre la méthode suivante : commencer d'abord par soumettre le malade au régime exclusif du lait additionné ou non d'eau de chaux médicinale, puis faire intervenir, au bout d'un certain temps, les œufs sous forme de jaunes d'œuf dans du lait ou du lait de poule, ou d'œufs à la coque, ou encore de *crème américaine*. Par ce mot, on désigne la préparation suivante : deux jaunes d'œufs battus avec du sucre en poudre, additionnés de quelques gouttes de kirsch ou de rhum, de vin d'Espagne ou de Sicile, sans faire subir à ces œufs la moindre cuisson ni leur ajouter la plus faible quantité d'eau.

Puis prescrire les féculents sous forme de purée, et conseiller alors la purée de pommes de terre, de lentilles, de haricots, les bouillies au gruau de blé, de riz, d'orge, de maïs et d'avoine, le riz sous toutes ses formes, les panades passées, le racahout, la farine lactée et même la douce revalescière qui constitue un bon mélange alimentaire; enfin, autoriser les pâtes alimentaires et, en particulier, les nouilles et le macaroni.

Si toutes ces substances sont bien supportées, passer alors à d'autres aliments, donner des légumes verts autant que possible à l'état de purée (purée de carottes, de navets, de petits pois, de julienne).

Quand tous ces aliments ont été administrés, aborder les viandes, en commençant par les plus cuites, telles que du poulet au riz, du bœuf à la mode, du veau en gelée, des volailles en daube, etc.; ne donner les viandes saignantes et peu cuites que lorsque le malade est pour ainsi dire guéri.

Cet ordre est rarement suivi, car c'est plutôt par la viande crue que l'on débute et l'on fait succéder au régime du lait celui de la viande crue. Cette méthode, excellente chez les enfants, est moins indiquée chez les adultes.

Dans les *diarrhées qui proviennent du gros intestin*, l'influence du régime alimentaire est beaucoup moins marqué; prescrire les lavages et les pansements du gros intestin.

II. Traitement interne. — C'est surtout dans les *diarrhées putrides* et *infectieuses* que les lavages antiseptiques de l'intestin donnent de bons résultats.

User de solutions antiseptiques d'acide borique à 10 p. 1000, et introduire ces solutions aussi haut que possible. Pour cela, abandonner l'irrigateur et se servir des tubes à lavage pour l'estomac, et en particulier du tube de Debove, dont l'extrémité plus rigide permet une introduction plus facile dans le rectum. Puis en remplissant l'entonnoir et en l'élevant à des hauteurs variables, faire pénétrer cette solution plus ou moins activement dans le gros intestin; par ces moyens antiseptiques, on remédie aux accidents qui découlent de ces diarrhées putrides.

Edg. Hirtz.

Dans les *diarrhées fétides*, les *éructations gazeuses*, le *pyrosis*, le *tympanisme*, administrer le salol associé au bicarbonate de soude, ou bien sous forme de cachets, à la dose de 1 gramme avant le repas.

DIARRHÉE VERTE OU DIARRHÉE INFANTILE.

Hayem.

Administrer l'acide lactique, sous forme de solution à 2/100, à la dose d'une cuillerée à café, un quart d'heure après la tétée. En faire prendre cinq à six dans les vingt-quatre heures, ce qui représente à peu près 40 à 60 centigrammes d'acide lactique pur.

On peut aussi donner deux à trois cuillerées à café par jour du sirop suivant :

Acide lactique....................	2 grammes.
Sirop simple......................	98 —
Essence de citron..............	1 goutte.

S'il existe des vomissements, ils cessent dès les premières prises; le nombre des garde-robes diminue, et les matières perdent leur coloration verte pour devenir jaunâtres.

Afin d'éviter les rechutes, éloigner du malade toutes les pièces de linge souillées par les matières vomies et surtout par les selles. Plonger ces linges dans un baquet contenant une solution de sublimé au 1/1000.

Dujardin-Beaumetz.

Administrer l'acide lactique en solution à 2 p. 100;

donner par exemple toutes les deux heures une cuillerée à soupe de la solution suivante :

Acide lactique..................	3	grammes.
Eau de fleurs d'oranger.........	30	—
Eau de tilleul..................	120	—

Sevestre.

Prescrire la poudre de talc, délayée dans du lait, par cuillerée, à la dose de 20 ou 30 grammes par jour.

Comby.

La diarrhée saisonnière, qui décime la population infantile des grandes villes, frappe surtout les enfants privés du sein maternel, nourris au biberon, avec du lait trop souvent falsifié ou altéré par la chaleur. Elle est donc généralement d'origine alimentaire.

Avant d'avoir recour aux remèdes pharmaceutiques, redresser les écarts hygiéniques qui lui ont donné naissance.

Le seul régime alimentaire qui convienne aux enfants du premier âge est le régime lacté.

A Paris, surtout pendant l'été, et dans les milieux pauvres, il est difficile de se procurer du lait de bonne qualité et aseptique. Sans parler de la scarlatine, des aphtes, de la fièvre typhoïde, qui pourraient se transmettre par le lait, la tuberculose est transmissible par cette voie. La stérilisation préalable du lait, surtout pour l'alimentation des enfants, est de rigueur.

Ce lait, facilement toléré, agréable au goût, est préparé industriellement, dans les conditions suivantes : apporté tout frais dans l'usine, il est d'abord essayé au point de vue de sa richesse en beurre et en caséine, puis filtré, chauffé légèrement au bain-marie et brassé. Mis alors dans des bouteilles stérilisées à l'autoclave et bien bouchées, on le soumet dans l'autoclave à une température dont le fabricant garde le secret, mais qui, probablement, est très élevée, avec une disposition qui permet de soumettre les bouteilles alternativement à la vapeur et à l'eau froide. L'occlusion du bouchon est complétée par de la paraffine. Ainsi préparé le lait se conserve pennant plusieurs mois.

Le lait pur stérilisé, tel que nous le trouvons dans le commerce, est un aliment de premier choix, bien digéré par les enfants, et parfaitement aseptique.

DILATATION DES BRONCHES.

Dieulafoy.

Pointes de feu sur la poitrine, thymol, eucalyptol, créosote, terpine, goudron.

Legroux.

Contre la fétidité de l'expectoration, donner la teinture d'eucalyptus, sous la forme suivante :

Teint. d'eucalyptus..	3 gr.	Todd...............	40 gr.
Borate de soude.....	1 —	Julep gommeux...	125 —

Faire prendre également de l'huile de foie de morue créosotée.

S'abstenir des pointes de feu, inutiles en pareille occasion.

DILATATION DE L'ESTOMAC.

Germain Sée.

L'abstinence des boissons est une hérésie physiologique et un véritable danger. Ce ne sont pas les liquides qui dilatent, c'est l'atonie des parois qui les laisse se dilater.

Permettre la viande, les œufs, le poisson; concéder

à la volonté les boissons chaudes pendant le repas, thé léger ou grog léger, bien chaud.

Bouchard.

I. Régime. — Recommander les viandes froides, ou très cuites, les viandes blanches et tendres, le poisson bouilli.

Comme dessert, des fraises, des pêches, du raisin et tous les fruits cuits.

Un verre et demi seulement de liquide à chaque repas, sauf au repas du matin où l'on ne doit pas boire.

II. Traitement. — Pour réveiller la tonicité de la fibre musculaire gastrique, prescrire l'ipéca à la dose de 3 à 6 centigr. dans les vingt-quatre heures, par exemple, une pastille d'ipéca de 10 à 35 centigr., une demi-heure avant chaque repas et, dans certains cas, une seconde au bout d'une heure.

Dujardin-Beaumetz.

I. Traitement. — Deux grandes indications : 1° traiter les troubles de l'estomac et de l'intestin; 2° traiter l'état du système nerveux.

Pour les *troubles de l'estomac et de l'intestin*, employer deux ordres de moyens, les uns constituant par leur ensemble l'*antisepsie intestinale*, les autres formant le groupe des *procédés mécaniques* mis en usage pour agir directement sur l'estomac.

L'antisepsie intestinale comprend plusieurs actes. Dans l'un, intervenir par des moyens pharmaceutiques; dans l'autre, hâter l'issue des matières septiques au dehors; dans le troisième, intervenir directement en lavant l'estomac ou l'intestin.

1° *Antisepsie intestinale.* — Employer les substances désinfectantes et antifermentescibles. Dans les cas où la dilatation est peu considérable et où la putridité stomacale et intestinale n'est pas exagérée, employer la formule suivante :

Salicylate de bismuth........	ãã 10 grammes.
Magnésie anglaise...........	
Bicarbonate de soude........	

En trente cachets. Un cachet à chaque repas.

Dans les cas où la maladie est plus avancée, user du mélange suivant :

Salicylate de bismuth.........	ãã 10 grammes.
Naphtol α......................	
Magnésie anglaise............	
Bicarbonate de soude........	

en quarante cachets. Un cachet à chaque repas.

Dans les naphtols, préférer le naphtol α au naphtol β, le premier étant plus soluble, plus antiseptible et moins toxique que le second. Chez certains dilatés, ce naphtol est mal supporté, même à dose faible; il est nécessaire alors de le supprimer et de revenir à la première formule.

Les laxatifs jouent un rôle considérable. Ils obvient à la constipation si fréquente et éliminent au dehors les toxines produites dans toute la longueur du tube digestif. Tous les laxatifs peuvent être employés, depuis les eaux purgatives jusques et y compris les poudres laxatives.

Faire prendre le soir, dans un demi-verre d'eau, une cuillerée à dessert de la poudre suivante :

Follicules de séné passés à l'alcool, en poudre.............	ãã 6 grammes.
Soufre sublimé.................	
Fenouil en poudre...........	ãã 3 grammes.
Anis étoilé en poudre.........	
Crème de tartre pulvérisée.......	2 grammes.

Réglisse en poudre............... 8 grammes.
Sucre en poudre................. 25 —

Mêler.

2° *Procédés mécaniques.* — Application mécanique, par la sangle pelvienne de Glenard.

Massage de l'estomac et de l'intestin, pour combattre la constipation et aider au passage du bol alimentaire de l'estomac dans l'intestin.

Électricité. Hydrothérapie.

On peut combattre les troubles et soulager le malade; mais ne pas songer à guérir la dilatation.

II. Régime. — 1° Déjeuner à sept heures; 2° déjeuner à onze heures; 3° dîner à sept heures et demie; ne jamais manger et ne jamais boire entre les repas.

Permettre tous les aliments, mais insister sur les viandes, les poissons, les œufs, les féculents, les légumes verts et les fruits.

Les viandes seront très cuites et plutôt braisées que rôties; les poissons seront cuits au bleu et à l'eau; les œufs seront très peu cuits: les féculents seront à l'état de purée; faire cuire beaucoup les légumes verts, et, enfin, n'utiliser les fruits qu'en compote, excepté les fraises et le raisin.

Comme pain, le pain grillé.

Pour boisson, à chaque repas, un verre et demi (300 grammes) de vin blanc, coupé largement avec de l'eau d'Alet; pas de vin pur.

Cette hygiène alimentaire abaisse au minimum la quantité des ptomaïnes formées dans l'intestin.

A. Mathieu.

I. Régime. — Éviter la surcharge alimentaire.

Supprimer les légumes verts, restreindre l'usage des féculents gazogènes. Peu de pain, de préférence la croûte ou la mie grillée.

Viande crue, finement hachée, débarrassée des

nerfs, des tendons, des vaisseaux, de la graisse et passée au tamis.

II. Traitement. — Combattre la *constipation*, en faisant prendre, au commencement du repas, une à deux cuillerées d'une poudre composée de :

Magnésie...........................	P. É.
Crème de tartre....................	
Soufre précipité...................	

Lavements additionnés de glycérine.

Contre les douleurs qui surviennent après les repas, deux à quatre cuillerées à bouche d'eau chloroformée, pure ou étendue d'une égale quantité d'eau distillée.

Contre la *flatulence*, craie préparée, magnésie, charbon porphyrisé en petite quantité.

DILATATION DE L'UTÉRUS.

Terrillon.

Introduire dans la cavité utérine des substances qui ont la propriété d'absorber les liquides sécrétés par l'utérus, et de se gonfler. Ce gonflement graduel entraîne la dilatation progressive et lente du col de l'utérus. Les divers substances employées sont :

1° L'éponge préparée;

2° La laminaire ou *Laminaria digitata*;

3° Une série de petits tampons de gaze iodoformée.

DIPHTÉRIE.

Bouchard.

Surveiller le microbe, mais ne pas oublier l'organisme et ses réactions.

I. Régime. — Faire de l'alimentation l'objet d'une constante préoccupation et l'adapter à l'âge du petit malade. Le lait, les œufs, le bouillon, le jus de viande, pouvant être absorbés sous forme liquide, en feront tous les frais. Y ajouter l'alcool fortement dilué, pour éviter l'irritation gastrique. Si les enfants refusent de se nourrir, recourir à la sonde et s'assurer qu'elle pénètre dans l'estomac avant de pousser le liquide.

La température de la chambre ne sera pas inférieure à 18°-20° C. et ne s'élèvera pas sensiblement au-dessus.

II. Traitement général. — Faciliter l'élimination des produits toxiques absorbés. Ces produits disparaissent de l'économie suivant plusieurs voies. Quelques-uns sont retenus ou détruits par le *foie*, d'autres sont brûlés par le *sang*, enfin le plus grand nombre s'élimine par le *rein*. On ne peut guère agir sur la fonction du foie; pour activer la destruction des poisons par le sang, augmenter la quantité d'oxygène absorbé en faisant respirer ce gaz. On agit plus facilement sur l'émonctoire rénal, par le lait, l'ingestion de liquides et la caféine, qu'on administre par la bouche ou par la voie sous-cutanée.

III. Prophylaxie. — Trois agents de désinfection : 1° la *chaleur* sous diverses formes; 2° les *liquides antiseptiques*; 3° les *fumigations gazeuses*.

La mesure la plus radicale pour la destruction des objets contaminés consiste dans l'incinération. Y recourir dans les plus larges proportions. La chose sera facile, si l'on fait usage pour soigner le malade de linge de peu de valeur.

Ce procédé devient inapplicable pour les draps, les oreillers, les matelas, etc. Un moyen d'une efficacité certaine de désinfecter ces objets, c'est de les passer à l'étuve à vapeur surchauffée et sous pression. La température atteinte est de 115°, et aucun germe, pas même le *bacillus subtilis*, ne résiste à une pareille température. L'étuve de Geneste et Herscher est d'un fonctionnement pratique : quinze minutes suffisent pour purifier un matelas ordinaire, vingt minutes à le sécher, sans qu'il en résulte aucune détérioration.

A défaut d'étuve, placer les linges contaminés dans un liquide antiseptique. De tous les antiseptiques proposés, les seuls vraiment efficaces sont les phénols et les composés de cette famille, les sels cupriquès et surtout les sels hydrargyriques.

Bouchut.

I. Traitement local. — Employer les douches antiseptiques, lancées avec une seringue à hydrocèle ou avec un irrigateur. Asseoir l'enfant sur les genoux de la mère, une cuvette sous le menton, le pencher en avant et tenir la bouche ouverte. Introduire le bout de l'irrigateur à l'entrée de la bouche, sous les dents supérieures, et injecter de bas en haut. Le liquide lave les amygdales et le pharynx, et s'échappe sans pénétrer dans les voies aériennes.

Se servir d'une solution de coaltar saponiné, qui est préparée au cinquième, et étendue de quatre parties d'eau. Elle est préférable à la solution d'acide phénique pur au millième, et à la solution d'acide borique à 40 p. 1000. On peut également avoir recours à la solution de salicylate de soude à 30 p. 1000; à la solution d'acide salicylique à 3 p. 1000; à la solution de résorcine à 10 p. 1000.

Pratiquer les injections antiseptiques, toutes les heures, jour et nuit. En outre, appliquer fréquemment sur les ganglions du cou des couches de pommade iodurée à 6 p. 100.

II. Traitement interne. — Un vomitif d'abord, puis, pour prévenir l'infection, la résorcine à la dose de

10, 20 ou 25 centigrammes, selon l'âge du malade, dans un julep gommeux de 100 grammes.

Henri Huchard.

I. Traitement local. — 1° *Pulvérisations* continuelles d'acide phénique dans la chambre du malade, d'après le procédé de Renou.

2° Toutes les heures ou deux heures, suivant la gravité des cas, *irrigations*, soit par la bouche, soit par les fosses nasales, avec une solution d'acide salicylique à 1 1/2 ou 2 p. 1000.

3° Fréquents *badigeonnages* sur les parties malades (toutes les heures ou deux heures, en alternant avec les irrigations) à l'aide d'un pinceau trempé dans une solution d'acide salicylique :

Acide salicylique.................	4 grammes.
Alcool à 90°........................	40 —
Eau distillée.......................	80 —

Avec cette solution, *toucher* fréquemment les fausses membranes, mais sans *raclage*, pour ne pas excorier la muqueuse.

Pour donner plus de consistance à cette solution, l'additionner de glycérine :

Acide salicylique................	4 grammes.
Alcool à 60°	ãã 40 —
Eau distillée....................	
Glycérine.........................	

II. Traitement interne. — Administrer l'acide salicylique à l'intérieur sous forme de cachets de 50 centigrammes, quatre fois par jour; chez les adultes, sous forme de potion de Todd additionnée d'un gramme on de 50 centigrammes d'acide salicylique ; chez les enfants, d'après cette formule :

Potion de Todd (avec 15 à 30 gr. d'eau-de-vie)	120 grammes.
Acide salicylique	1 gramme.

A prendre par cuillerée à dessert toutes les heures.

Constantin Paul.

I. TRAITEMENT LOCAL. — La stérilisation hâtive des fausses membranes est la première indication;

L'ablation des fausses membranes dans la mesure du possible permet à cette stérilisation de se faire plus sûrement;

Les meilleurs parasiticides sont le tannin, l'acide phénique, le phénate de soude, le camphre phéniqué;

Ces parasiticides et antiseptiques peuvent être non seulement appliqués, mais encore absorbés par la voie pulmonaire sous forme d'aspiration d'eau pulvérisée et de vapeur.

II. TRAITEMENT GÉNÉRAL. — Relever l'état général par des stimulants, auxquels on peut joindre l'arsenic introduit par la voie sous-cutanée;

III. PROPHYLAXIE. — Les antiseptiques, employés sous forme de vapeur, peuvent, dans une certaine mesure, préserver les personnes qui soignent les malades et les enfants qu'on n'a pas pu éloigner.

Jules Simon.

I. TRAITEMENT LOCAL. — Badigeonnages, pulvérisations, gargarismes et irrigations antiseptiques.

1° *Badigeonnages.* — Fréquents avec des pinceaux en forme d'olive : l'un, à sec, et en employant une certaine force pour détacher les exsudats, doit précéder l'application du topique; l'autre est opéré avec le collutoire ainsi formulé :

Acide salicylique	1 gr.	Glycérine	40 gr.
Alcool	Q. S.	Infus. d'eucalyptus.	50 —

Répéter ce badigeonnage d'heure en heure, pendant le jour.

Si les fausses membranes résistent, remplacer le collutoire par le glycérolé au perchlorure de fer :

Glycérine....................	āā 20 grammes.
Perchlorure de fer...........	

2° *Irrigations.* — Après chaque badigeonnage, pratiquer une irrigation avec l'eau boriquée à 2 p. 100 ou à l'eau de chaux. Faire usage à cet effet d'un siphon ou bien d'un réservoir de verre muni d'un tube. Toutefois il est impossible d'employer ces irrigations chez les enfants en bas âge.

3° *Gargarismes* — Ils ne sont possibles que si l'enfant est assez âgé. Les pratiquer avec l'eau boriquée ou la solution de coaltar.

4° *Pulvérisations.* — Utiles chez les enfants tout jeunes, les répéter cinq ou six fois par jour avec l'eau phéniquée, la solution de thymol ou la teinture d'eucalyptus.

Pratiquer l'antisepsie de la chambre par les pulvérisations phéniquées ou les vapeurs térébenthinées.

5° *Pommade résolutive.* — La prescrire contre les adénites douloureuses. Ici, on peut faire usage de la pommade iodurée et belladonée vulgaire :

Extrait de belladone.............	3	grammes.
Iodure de potassium.............	2	—
Vaseline........................	30	—

II. Régime. — Alimenter le malade.

III. Traitement interne. — 1° Alcool, à la dose de 30 à 40 grammes par jour. Quinquina, coca et surtout kola.

2° Administrer le perchlorure de fer, à raison de X à XX gouttes par jour; ou bien, si l'enfant est plus âgé (12 à 1. ans), essayer le baume de copahu et de cubèbe à hautes doses.

Cubèbe	60 gr.	Sous-carbon. de fer.	4 gr.
Copahu	60 —	S.-nitr. de bismuth..	1 —

F. S. A. 4 bols, à prendre dans la journée.

Sevestre.

I. TRAITEMENT LOCAL. — ... e des pulvérisations avec le spray à vapeur, o... ire évaporer sur un fourneau à pétrole ou sur une lampe à alcool, des solutions antiseptiques, telles que la suivante :

Acide thymique....	5 gr.	Alcool	100 gr.
Acide phénique	20 —	Eau distillée	875 —

En outre de leur action antiseptique, ces pulvérisations maintiendront l'air humide et favoriseront le détachement des fausses membranes.

II. TRAITEMENT INTERNE. — Prescrire des médicaments à action indirecte, qui agissent en s'éliminant par les glandes buccales. Tels sont le chlorate de potasse, le benzoate de soude, le brome.

Potion :

Brome pur.........	4 gtt	Sirop simple......	30 gr.
Bromure de potass.	50 c.	Eau distillée......	150 —

Une cuillerée à soupe toutes les deux heures.

N'employer qu'avec réserve le copahu et le cubèbe, à cause de leur action gastro-intestinale irritante et de la diarrhée qu'ils amènent à leur suite.

Gaucher.

I. TRAITEMENT LOCAL. — 1° *Ablation des fausses membranes.* — Pratiquer cette opération avec la plus grande douceur, sans raclage. Enlever toutes les fausses membranes, mais s'efforcer de produire le moins de lésions possibles : l'énergie n'exclut pas la douceur. Pour le nettoyage de la gorge, préférer les pinceaux de molleton à l'écouvillon d'ouate ou au pinceau de crin doux, taillé en brosse.

2° *Badigeonnage* de la muqueuse bucco-pharyngienne, avec la mixture suivante :

Camphre..........	20gr.	Acide phénique cristallisé............	5gr.
Huile de ricin......	15 —	Acide tartrique......	1 —
Alcool à 90°........	10 —		

L'huile de ricin, soluble dans l'alcool, permet d'obtenir une matière absolument limpide. La glycérine est un mauvais véhicule.

3° Répéter l'ablation de la fausse membrane et l'application de la mixture phéno-camphrée, toutes les trois ou quatre heures, plus souvent même si les fausses membranes se reproduisent rapidement.

4° Pratiquer dans la gorge, toutes les deux heures, des *irrigations* phéniquées qui entraînent les débris pseudo-membraneux, et en même temps réalisent un milieu antiseptique.

Chez les jeunes enfants, qui se prêtent mal aux irrigations, pratiquer celles-ci de force. Les tenir la tête penchée en avant, pour qu'ils n'avalent pas d'eau phéniquée. La bouche doit être maintenue ouverte au moyen d'un morceau de bois enfoncé entre les arcades dentaires. La douleur est presque nulle.

5° Chez les adultes, en plus des irrigations phéniquées, *gargarismes* phéniqués (eau phéniquée à 1 p.100).

II. Traitement interne. — Si l'infection générale existe, administrer des agents antidiphtéritiques : arséniate de strychnine et sulfure de calcium.

III. Régime. — Nourrir le malade.

Hutinel.

Pratiquer l'*ablation de la fausse membrane* et les *attouchements de la gorge*.

Le liquide antiseptique est l'acide phénique :

Acide phénique cristallisé	5 gr.	Alcool à 90°	10 gr.
Camphre	20 —	Glycérine pure	25 —

Mais remplacer l'huile de la formule Gaucher par la glycérine; les inconvénients que celle-ci peut présenter sont loin de valoir ceux de l'huile. En effet, l'huile ne mouille pas, et, en vernissant la muqueuse, elle empêche la pénétration de l'acide phénique; en même temps, la solution est moins forte.

Badigeonner, toutes les trois ou quatre heures, suivant l'abondance des fausses membranes.

Faire des *irrigations* à l'acide borique :

Acide borique	40 grammes.
Eau distillée	1000 —

Les répéter rigoureusement toutes les deux heures, quelle que soit la bénignité de la diphtérie.

L'acide borique se recommande surtout par sa grande innocuité.

On peut employer les autres solutions, pourvu qu'elles ne soient pas trop fortes, et qu'elles aient une acidité suffisante. Le poison diphtéritique a de la peine à s'accumuler dans un milieu acide; en tout cas, la toxicité de ces produits de sécrétion est bien moindre dans un milieu acide que dans un milieu alcalin.

Ces irrigations ou lavages agissent en outre en entretenant la propreté de la bouche et de l'arrière-gorge.

Jules Simon.

Contre la *diphtérie nasale :*

Faire des irrigations dans le nez avec de l'eau de feuilles de noyer, ou de l'eau boriquée.

Appliquer la pommade suivante :

Soufre sublimé et lavé...........	4 grammes.
Axonge..........................	30 —

Quand les fausses membranes siègent sur les *lèvres*, le nitrate d'argent, justement abandonné pour la diphtérie de la gorge, réussit bien; dans ce cas, une légère cautérisation quotidienne produit bon effet.

Si les fausses membranes siègent sur la peau de la *joue*, quand antérieurement l'enfant avait une excoriation cutanée quelconque, impétigo, par exemple, employer comme pansement l'iodoforme finement pulvérisé.

DOULEURS DE L'ACCOUCHEMENT.

A. Charpentier et Doléris.

1° *Douleur de la contraction utérine.* Elle est analogue à tout effort accompli par un organe musculaire à fibres lisses, luttant contre un obstacle matériel. Nous ne pouvons pas agir, mais cette sensation n'a rien d'excessif. Elle doit même être insignifiante, si l'on s'en rapporte au peu de souffrance qui persiste après l'analgésie. La distension du segment inférieur de l'utérus est peut-être la cause de la douleur ressentie pendant les contractions.

2° *Douleur résultant de la distension, du tiraillement des nerfs* des portions sus-vaginales et intra-vaginales du col et de ceux du vagin. L'atténuer par des badigeonnages répétés de chlorhydrate de cocaïne (solution à 5 p. 100), portant sur les régions mises à découvert, au fur et à mesure de la dilatation.

3° *Douleur vive, profonde, due à la compression des troncs nerveux du bassin.* Nous ne pouvons rien.

4° *Douleur ressentie par les muqueuses.* La supprimer par les badigeonnages de cocaïne.

3° Enfin, *douleur de l'expulsion à la vulve.* Elle est parfois atroce. On peut également la supprimer.

Les femmes accusent une diminution étonnante ou la cessation complète des impressions douloureuses ressenties, dont elles rapportent le siège au bassin ou aux parties génitales. Beaucoup n'éprouvent plus que des sensations vagues dans le bas-ventre, et continuent à accuser des douleurs dans les reins. Toutefois, le changement opéré par l'action du médicament est surprenant.

La période d'expulsion devient à peu près indolore.

Pendant la première période de l'accouchement, se servir d'un spéculum, au travers duquel on badigeonne le col, les culs-de-sac et les parois du vagin, à l'aide d'un pinceau ou d'un tampon de ouate, trempé dans la solution, et qu'on laisse à demeure.

Pendant la deuxième période, le spéculum est inutile; introduire directement le tampon, en ayant soin de le mettre en contact avec toute la muqueuse du vagin et de la vulve, et de répéter les applications, jusqu'à ce que l'insensibilité soit obtenue.

Auvard.

Solution d'antipyrine pour injections hypodermiques.

Antipyrine	5 grammes.
Chlorhydrate de cocaïne	10 centigr.
Eau	20 grammes.

Chez certaines femmes particulièrement impressionnables, l'administration de l'antipyrine, pendant le travail, semble produire un soulagement réel, mais le plus souvent léger, dû soit à l'action propre du médicament, soit plutôt à l'influence morale et suggestive de l'injection hypodermique ; cependant son heureuse influence sur les douleurs de l'accouchement doit être considérée comme inconstante, et on ne peut le mettre en parallèle avec le chloral ou le chloroforme à dose obstétricale, dont la puissance anesthésique est incontestable.

DYSMÉNORRHÉE.

H. Huchard.

Contre les *douleurs dysménorrhéiques* :

Teinture de *Piscidia erythrina*..	ãã 10 grammes.
Teint. de *Viburnum prunifolium*.	

Prendre 20 gouttes, quatre à cinq fois par jour.

Le *Piscidia erythrina* est doué de propriétés antinévralgiques. Le *Viburnum prunifolium* est un antispasmodique analogue à la valériane et un modérateur du pouvoir excito-moteur de la moelle.

Quand les douleurs dysménorrhéiques s'accompagnent de *ménorrhagie*, associer au viburnum l'*Hydrastis canadensis*, qui jouit de propriétés vasoconstrictives assez analogues à celles de l'ergot de seigle et du sulfate de quinine.

Teint. de *Viburnum prunifolium*.	ãã 10 grammes.
Teint. d'*hydrastis canadensis*...	

Prendre vingt gouttes, quatre à cinq fois par jour.

Sous le nom de *sédatif utérin*, on a prescrit la potion suivante :

Teint. de *Viburnum*.	20 glt	Sirop de sucre......	15 gr.
Élixir de Garus.....	15 gr.	Eau................	30 —

Une cuillerée à soupe toutes les demi-heures ou toutes les heures.

La teinture de *Viburnum prunifolium* représente un modérateur du pouvoir excito-modeur de la moelle, dont la sphère d'action semble se localiser sur l'appareil utéro-ovarien.

DYSPEPSIES.

Bouchard.

Des ptomaïnes se forment dans l'estomac par suite des fermentations que subissent souvent les substances alimentaires : d'où l'indication thérapeutique de combattre ces fermentations et de détruire ces substances toxiques.

Prescrire l'eau chloroformée saturée, douée de propriétés antiseptiques ; prescrire aussi les préparations de naphtol et de salicylate de bismuth :

Naphtol β........................	7 gr. 50 c.
Salicylate de bismuth............	15 grammes.

Pour 30 cachets. Un cachet à chaque repas.

Germain Sée.

Dans les *dyspepsies par fermentations anormales*, prescrire l'acide chlorhydrique.

Acide chlorhydrique pur.......	4 grammes.
Eau..............................	1000 —

Un demi-verre, une demi-heure après chaque repas, ou deux heures après le repas.

Dans les *dyspepsies et névroses gastriques :*

Employer l'extrait gras de *Cannabis*, à la dose de 5 centigrammes, divisés en trois doses par jour, sous forme de potion. Au delà de cette dose, il devient toxique, et cette toxicité se traduit par l'ébriété.

Le *Cannabis* est le véritable sédatif de l'estomac, sans les inconvénients des narcotiques comme l'opium et le chloral, des absorbants comme le bismuth, des sédatifs généraux comme le bromure de potassium, des paralgésiants comme l'antipyrine, qui ont tous des effets défavorables sur le tube digestif.

Son action réclame le concours des autres méthodes curatives qui remplissent, comme les alcalins à haute dose, comme certains purgatifs, et plus rarement les antiseptiques, des indications précises; elle exige surtout les règles du régime.

Les principes chimiques du cannabis, tels que le tannate de cannabine et le cannabinon n'ont pas donné d'effets précis ni favorables, sans doute parce que ce ne sont pas les véritables principes actifs.

Dujardin-Beaumetz.

Maltine.............	1 gr.	Magnésie calcinée..	2 gr.
Bicarbonate de soude pulvérisé.........	1 —	Sucre blanc pulvérisé..............	10 —

Mêler avec soin et diviser en 20 prises. Une prise après chaque repas.

Huchard.

Contre *la dyspepsie gastralgique* :

Chlorhyd. de cocaïne	50 c.	Élixir de Garus....	250 gr.
Acide chlorhydrique médicinal........	2gr,50	Eau distillée......	50 —

F. S. A. une solution; prendre un verre à liqueur de cet élixir, après chaque repas.

Dans la *dyspepsie flatulente*, un des meilleurs médicaments est le chloroforme. En raison de son action locale et irritante, ne pas l'employer à l'état de pureté ou en capsules; avoir recours à l'eau chloroformée saturée, d'après une des formules suivantes :

N° 1.	Eau chloroformée saturée..	150 grammes.
	Eau distillée...............	120 —
	Eau de menthe............	30 —
N° 2.	Eau chloroformée saturée..	140 grammes.
	Eau de fleurs d'oranger....	150 —
	Teinture de badiane........	10 —

Prendre, soit avant, soit pendant le repas, une cuillerée à café de la mixture.

Dans la préparation suivante, le chloroforme est associé aux excitants de la fibre gastrique.

Teinture de gentiane	} àà 4 grammes.
— de badiane	
— de noix vomique	
Chloroforme.................	20 à 40 gouttes.

Filtrer. Prendre 10 à 20 gouttes dans un peu d'eau, un quart d'heure au moins avant le repas.

Lorsque l'on veut employer les poudres dites absorbantes, prescrire la formule suivante :

Poudre de charbon de peuplier.......	8 gr.	Magnésie calcinée...	4 gr.
Bicarbonate de soude.	6 —	Poudre de Colombo.	2 —

Pour 40 cachets. Prendre un cachet, au moins une heure avant le repas.

Si on veut avoir en même temps une action antiseptique, prescrire :

Naphtol β	} àà 5 grammes.
Salicylate de bismuth.........	
Magnésie.....................	

Pour 30 cachets, que l'on administre de même.

Enfin, à titre d'eupeptique, recourir à la préparation suivante :

Pancréatine..................	} àà 54 grammes.
Bicarbonate de soude (ou benzoate de soude)............	
Magnésie....................	
Poudre de noix vomique......	40 centigr.

Pour 20 cachets. Un cachet, au commencement de chaque repas.

Edg. Hirtz.

Le salol ne s'absorbe pas et n'est dédoublé que dans un milieu alcalin. Néanmoins, il donne de bons résultats, chez les dyspeptiques atteints de dilatation de l'estomac.

De Beurmann.

Contre les *digestions pénibles* :

Eau chloroformée saturée......	150 grammes.
Eau de fleurs d'oranger........	50 —
Eau...........................	100 —

Une cuillerée à dessert.

DYSPNÉE CARDIAQUE.

G. Sée.

Iodure de potassium............	2 grammes.
Chloral hydraté................	4 —
Julep gommeux..................	120 —

Prendre cette potion, de deux heures en deux heures dans la journée.

ECZÉMA.

E. Besnier.

Contre l'*eczéma de la dentition*, qui est un eczéma réflexe du visage, parfois du dos de la main et du poignet avec sensibilité gingivale et salivation, trois indications : 1° *calmer le prurit gingival;* 2° *combattre l'insomnie;* 3° *guérir l'état local.*

1° *Calmer le prurit gingival :* toucher et frictionner fréquemment les gencives avec la pulpe du doigt trempé dans une solution ainsi formulée :

Hydrochlorate de cocaïne........	5 centigr.
Bromure de potassium..........	50 —
Eau distillée..................	ãã 10 grammes.
Glycérine.....................	

2° *Combattre l'insomnie :* lorsqu'elle est prolongée, faire ingérer par cuillerée à soupe, d'heure en heure, la potion suivante :

Bromure de sodium..........	30 à 50 centigr.
Sirop de fleurs d'oranger......	60 grammes.

3° *Guérir l'état local:* panser les plaques eczémateuses avec une pommade contenant :

Oxyde de zinc....................	10 grammes.
Vaseline	30 —

En outre, recouvrir les régions malades d'un masque en toile de caoutchouc ou en mousseline; suivant les parties atteintes, on peut le remplacer par une feuille de mackintosch.

Contre l'*eczéma infantile des narines et de la lèvre supérieure.*

I. Traitement interne. — Huile de foie de morue.

II. Traitement externe. — Badigeonner les narines avec l'huile de foie de morue.

Tamponner les narines avec des boulettes d'ouate hydrophile.

Recouvrir la lèvre supérieure d'une feuille de caoutchouc, maintenue de chaque côté par deux lacs, embrassant l'oreille.

Gombault.

Contre l'*eczéma*, le *psoriasis* et le *pityriasis :*

I. Traitement interne. — Associer les sudorifiques, les dépuratifs, les laxatifs et les alcalins. Prescrire un sirop composé, contenant :

Bicarbonate de soude..........	8 gr.
Acétate de soude.	8 —
Rhubarbe	1/6
Follicules de séné.	1/12
Jalap..............	1/12
Excipient renfermant de la salsepareille, de la squine, du sassafras, de la gentiane, de l'aristoloche.........	500 gr.

Administrer 50 à 100 grammes du médicament par jour, en 3 ou 4 fois.

II. Traitement externe. — Appliquer, deux fois par jour, sur les parties malades une pommade ainsi formulée:

Axonge	30 grammes.
Ergotine	3 —
Protochlorure de mercure	3 —

Quinquaud.

Contre l'*eczéma du cuir chevelu* et des *régions pilaires :* Prescrire les émollients, et l'occlusion avec une toile de caoutchouc pendant dix ou quinze jours ; cesser le caoutchouc, lorsque, après avoir atténué les phénomènes inflammatoires, l'œdème commencera à disparaître. Badigeonner alors avec une solution de nitrate d'argent au 1/15 et alterner ainsi le caoutchouc et la nitratation.

Contre l'*eczéma des muqueuses*, appliquer la poudre d'iodoforme ou d'iodol et cautériser au nitrate d'argent.

Contre l'*eczéma orbiculaire :* les irritants forment la base du traitement ; employer une solution de nitrate au 1/5 ou 1/10 et même le crayon ou l'emplâtre suivant :

Emplâtre simple	50 grammes.
Résorcine	2 gr. 50 c.

En faire des applications nuit et jour, protéger la partie malade du contact de l'air avec de la vaseline simple, jusqu'à guérison ; continuer le traitement pendant un mois après, soit en tout deux mois.

Contre l'*eczéma hyperhidrosique,* causé par la sécrétion exagérée de la sueur, donner les astringents ou :

Vaseline	20 grammes.
Litharge	1 gramme.

Contre l'*eczéma intertrigineux*, siégeant surtout au nez, au front, au cuir chevelu, prescrire l'une des pommades suivantes :

N° 1. Vaseline	20 grammes.
Oxyde de zinc	2 —

N° 2. Vaseline.................... 20 grammes.
Sous-nitrate de bismuth.... 3 —

De Saint-Germain et Valude.

Contre l'*eczéma des paupières :*

Oxyde de zinc.................... 1 centigr.
Vaseline......................... 30 —

Mêlez. — Faire des onctions sur le bord des paupières, dans l'eczéma des paupières et en général dans toutes les *blépharites non scrofuleuses des enfants.*

EMPHYSÈME PULMONAIRE.

Jaccoud.

Inhalations d'oxygène, bains d'air comprimé, avec expiration dans l'air raréfié. Traitement des maladies qui ont amené l'emphysème.

EMPYÈME.

Laveran.

Faire des injections antiseptiques au crésyl (ou créoline, qu'on extrait de la créosote de houille) à 4 p. 100. Cet antiseptique, très actif, est inoffensif.

Pour empêcher la transformation d'une *pleurésie séreuse* en *pleusésie purulente*, éviter la présence dans la bouche et l'arrière-gorge des microbes qui s'y trouvent normalement : d'où l'utilité des gargarismes antiseptiques et de l'éloignement des malades qui suppurent.

ENDOCARDITE.

Jaccoud.

Prescrire une potion contenant 48 centigr. de tartre stibié pour l'homme, et 36 centigr. pour la femme.

Faire prendre cette potion par cuillerées à bouche toutes les heures. Suivre le traitement pendant deux ou trois jours, suivant l'effet obtenu, en ayant soin de mettre un intervalle de vingt-quatre heures entre chaque jour de médication. Dès la deuxième ou la troisième potion, on constate souvent la diminution et même la disparition des phénomènes stéthoscopiques. Toutefois, ce traitement ne convient qu'aux sujets vigoureux.

E. Barié.

I. Traitement local. — Ventouses scarifiées au niveau de la région précordiale; applications de glace; larges vésicatoires sur la région douloureuse.

II. Traitement général. — Lorsque la fièvre est intense, le pouls fréquent, recourir aux modérateurs du cœur, à la digitale, soit sous forme de teinture, soit sous forme d'infusion de la feuille.

S'il se manifeste de l'intolérance, accompagnée de vertiges, de nausées et de vomissements, substituer à la digitale le bromure de sodium à la dose de 1 à 2 grammes par jour, ou encore la teinture de *Convallaria maialis*, à la dose de 2 grammes.

Lorsque les accidents du début sont calmés faire intervenir la médication tonique et, pour enrayer la formation des produits plastiques développés sur les valvules, prescrire les préparations iodurées.

III. Régime. — Repos absolu, régime alimentaire doux, composé de lait, de bouillon, de boissons fraîches légèrement acidulées.

ENDOMÉTRITE.

Dumontpallier-Polaillon.

Le chlorure de zinc donne les meilleurs résultats. Pour préparer la pâte, triturer, dans un mortier

8.

de porcelaine, 20 grammes de chlorure de zinc sec, que l'on réduit en poussière impalpable au moyen du pilon; ajouter goutte à goutte un peu d'eau, de façon à donner au mélange la consistance sirupeuse, puis, peu à peu, laisser tomber dans le mastic 40 gr. de farine de seigle et agiter sans cesse, de façon à obtenir une pâte homogène; cette pâte doit avoir la consistance du mastic de vitrier. Alors diviser le tout en petites masses du poids de 4 grammes.

Le point capital est la dimension à donner à la tige de chlorure de zinc, que Dumontpallier appelle *crayon* et Polaillon *flèche*. Sa longueur est facile à déterminer, c'est la longueur de la cavité utérine mesurée à l'hystéromètre; mais sa grosseur est d'une appréciation délicate. Si l'utérus est tuméfié et le col obstrué par un bouchon gélatineux, employer les tiges les plus grosses, mais dont le diamètre n'excède jamais 4 à 5 millimètres. Si l'utérus est petit, et l'orifice du col étroit, se servir des tiges les plus minces, de 2 à 2 millimètres et demi.

Les crayons sont soumis à l'étuve pour perdre leur mollesse et prendre une élasticité qui permette de les infléchir sans les briser. Ainsi préparés, assez souples pour suivre la courbure de la cavité cervico-utérine et assez résistantes pour ne pas s'incurver sur eux-mêmes pendant l'introduction, ils pénètrent facilement dans le canal quelle que soit sa direction.

Aussitôt le crayon introduit, l'utérus se contracte et étale le caustique sur toute l'étendue de la cavité.

L'action du chlorure de zinc est immédiate. Les écoulements sanguins, purulents, ou muco-purulents, sont arrêtés.

Le lendemain, enlever le tampon vaginal et faire une copieuse injection antiseptique. Il se forme, en effet, autour de l'eschare, une plaie qui suppure un peu et qu'il faut prémunir contre toute contamination septique.

L'eschare s'élimine entre le quatrième et le douzième jour, soit par fragments, soit en bloc; elle est formée par une partie périphérique homogène en forme de coque et par une cavité centrale; son diamètre est généralement quatre ou cinq fois plus étendu que celui du crayon; son épaisseur et sa consistances ont plus considérables au niveau du col qu'au niveau du fond de l'utérus. Cela signifie qu'avec un crayon d'un calibre uniforme, la cautérisation peut être trop énergique dans les points rétrécis du canal cervico-utérin et trop faible dans les points élargis. Pour obvier à cet inconvénient, employer une flèche très mince et très longue, trop longue pour le diamètre vertical de l'utérus. En la poussant, cette flèche vient buter contre le fond de la cavité utérine, puis se recourber en S dans cet espace. Grâce à cet artifice, on introduit une masse de caustique plus grande, précisément dans la région où la cautérisation pourrait être insuffisante.

Les suites de l'opération sont d'une grande bénignité : il n'y a pas de complication inflammatoire péri-utérine; la douleur consécutive est nulle ou très modérée ; il n'y a aucune réaction fébrile.

Pour éviter la périmétrite ou la pelvi-péritonite, confiner les opérées au lit pendant trois jours, puis sur la chaise longue pendant cinq ou six jours, jusqu'à ce que l'eschare soit tombée.

Pour éviter l'atrésie, recourir aux soins suivants, après la chute de l'eschare : tous les deux jours, pendant une dizaine de jours, cathétériser la malade avec les numéros 18 à 25 de la filière Charrière et faire suivre le cathétérisme d'une cautérisation avec solution de nitrate d'argent à 1/15, pour prévenir l'accolement des bourgeons charnus.

Le plus souvent au bout de trois semaines, la guérison est obtenue.

Lorsqu'on fait un examen vers le quinzième jour, on trouve en général l'utérus indolent, mobile, revenu à son volume normal. Si, au contraire, vers le quinzième jour, l'utérus reste douloureux, si les sécrétions sanguines ou muco-purulentes continuent, procéder à une nouvelle cautérisation avec le chlorure de zinc. Mieux vaut faire deux cautérisations successives qu'une seule cautérisation qui dépasserait le but.

La muqueuse utérine est reconstituée à bref délai, l'écoulement mensuel revient le plus souvent cinq à six semaines après l'opération et la grossesse a été constatée chez plusieurs opérées.

Aucun autre procédé de traitement ne donne de meilleurs résultats. Les injections antiseptiques ou légèrement caustiques échouent; elles agissent trop superficiellement. L'écouvillonage, plus utile, est encore trop faible, quand les lésions sont avancées. Le crayon de nitrate d'argent qu'on glisse dans la cavité, la galvano-caustique ont souvent échoué. Le curetage nécessite presque toujours la chloroformisation; il fait perdre beaucoup de sang à des malades déjà affaiblies; il échoue souvent, parce que la curette n'atteint pas toutes les parties de la muqueuse et la récidive est fréquente.

Il faut préférer le chlorure de zinc.

Indications : En général, toutes les *endométrites*, toutes les *hémorragies utérines*, à l'exception de celles consécutives aux accouchements ou aux gros myomes, sont justiciables du traitement. Les *métrites parenchymateuses* sont aussi avantageusement modifiées; il en sera de même du *gigantisme utérin*, au moins à son débnt, mais le traitement sera long. Quand les pertes de sang ou d'autres accidents conduisent à penser à des opérations graves, cautériser d'abord avec le crayon, de manière d'obtenir le retrait et l'oblitération de la cavité.

Employer largement les crayons après la ménopause, et en être très réservé chez les jeunes femmes. Cependant il ne faut pas accuser le traitement de produire la stérilité ; elle tient à la maladie. La cautérisation est indiquée dans la *métrite blennorragique* ou *infectieuse*.

La *métrite aiguë simple* est une contre-indication. Une *ovarite* ou une *ovaro-salpingite* sont des causes d'échec.

F. Terrier.

Dans le cas d'endométrite légère, alors que l'exploration directe de la cavité utérine et la dilatation ne sont point nécessaires, l'application de crayons médicamenteux amène rapidement la guérison.

Se servir dans ce but des crayons suivants :

Poudre d'iodoforme.	10 gr.	Glycérine.........	Q. S.
Gomme adragante...	50 c.	Eau distillée.......	

Pour 10 crayons. Le volume du crayon est habituellement celui d'un crayon au nitrate d'argent.

On peut se servir de résorcine ou de salol, à la place d'iodoforme, en les employant à la même dose.

Si l'on veut avoir recours au sublimé, employer :

Sublimé............	50 c.	Glycérine.........	Q. S.
Poudre de talc.....	25 gr.	Eau..............	
Gomme adragante..	1gr,50		

Pour cinquante crayons.

Laver le vagin et désinfecter la cavité de l'utérus au moyen de ouate imbibée d'une solution de sublimé à 1 p. 100. Placer les crayons et les maintenir, au moyen de tampons de ouate iodoformée ou salolée, qui remplissent le vagin.

Terrillon.

I. Traitement interne. — Ne pas y compter.

II. Traitement externe. — Ne chercher d'amélioration que par l'application *in situ* de substances médicamenteuses appropriées. Employer de préférence le perchlorure de fer, à cause de son maniement facile. Avant de faire la cautérisation avec le perchlorure, débarrasser la cavité utérine du sang et des caillots. De plus, ne pas laisser d'excès de liquide et protéger les parties voisines contre l'action du caustique.

ENDOPÉRICARDITE

Jules Simon.

Contre l'*endopéricardite aiguë* d'origine rhumatismale, chez les enfants :

I. Traitement local. — Quand l'enfant est vigoureux, ce qui est rare, pratiquer au début une légère émission sanguine à l'aide de 4-5 sangsues vers la région précordiale, et dans le cas contraire, application de ventouses sèches ou onctions avec le liniment suivant :

Huile de jusquiame.............	20 grammes.
Chloroforme.....................	10 —
Extrait de ciguë................	2 —

Recouvrir ensuite la région de ouate et de taffetas gommé. Pour ne pas provoquer la douleur locale, et ne pas gêner la respiration, s'abstenir de vésicatoire à cette période.

Plus tard, vers le deuxième jour, prescrire coup sur coup, tous les quatre ou cinq jours, les vésicatoires de petites dimensions, ne les laisser en place que quatre ou cinq heures, puis appliquer un cataplame de fécule, et ensuite un pansement avec la vaseline boriquée, pour éviter la suppuration.

II. Traitement général. — Atténuer d'abord l'irritabilité du plexus cardiaque et favoriser la diurèse, avec le mélange suivant :

Teinture de scille.........	āā 10 à 20 gouttes.
Teinture de muguet.......	

Si le *rhumatisme* est en pleine activité, faire prendre 1-2 grammes de salicylate de soude, chaque jour pendant cinq ou six jours.

S'il existe des *battements de cœur* douloureux, prescrire le bromure de potassium, pendant trois ou quatre jours.

III. Régime. — Le régime lacté a l'avantage de favoriser l'élimination des produits excrémentitiels par les reins. Il suffit de 1 à 2 litres de lait par jour. Interdire l'alcool, car il excite le cœur.

Si le régime lacté est mal supporté, le remplacer par des panades, des bouillies, puis, après cessation complète de la fièvre, donner du poisson, des œufs, des gelées de viande.

Continuer les soins pendant deux mois, pour assurer la convalescence.

ENGELURES.

E. Besnier.

Dès que le froid commence, prendre des bains de pieds et de mains dans de l'eau tiède, contenant une décoction de feuilles de noyer, ou avec de l'eau dans laquelle on a dissous du tannin. Après ce bain, frictions avec de l'alcool camphré ; puis saupoudrer avec la poudre suivante :

Amidon en poudre...............	90 grammes.
Salicylate de bismuth............	10 —

Le jour, porter des gants. Le soir, pour calmer les démangeaisons, après le bain de feuilles de noyer, au lieu d'alcool, se frictionner avec la préparation astringente suivante :

Glycérine..........................	50 grammes.
Eau de rose........................	50 —
Tannin..............................	10 centigr.

Après cette friction, couvrir de nouveau les mains avec la poudre d'amidon et bismuth.

Si les engelures sont ulcérées, les envelopper de feuilles de noyer ramollies par décoction dans l'eau.

Brocq.

I. Traitement général. — Prescrire les pilules suivantes :

Sulfate de quinine........ / Ergotine......	ãã 5 cent.	Poudre de feuilles de digitale.... / Extrait de belladone..........	ãã 1 mil.

Pour une pilule. Quatre pilules par jour, avant les repas.

II. Traitement local : — 1° lotions; 2° pommades; 3° collodions et emplâtres.

1° *Lotions*. — Quand les engelures ne sont point ulcérées, après avoir lavé les mains, ou sans les avoir lavées, frictionner légèrement les parties malades avec l'alcool camphré. Puis saupoudrer avec :

Amidon..............................	90 grammes.
Salicylate de bismuth............	10 —

Ou bien frictionner avec le mélange de Liebreich :

Alun.......................... / Borax..........................	ãã 5 grammes.

Faire dissoudre dans 300 gr. d'eau de roses.

Ou solution de nitrate d'argent au 1/150.

Ou mélange au quart d'eau de cannelle et d'eau distillée.

Ou enfin mélange excitant, composé de :

Alcool camphré..................	50 grammes.
Alcoolat de Fioravanti...........	25 —
Teinture de cantharides.......	2 à 5 —

Pour les engelures ulcérées, employer l'alcool camphré, le vin aromatique ou la liqueur de Van Swieten, ou une solution faible de chlorure de sodium et de chlorure de chaux.

2° *Pommades*. — Oindre les parties malades, une, deux ou trois fois par jour, avec :

N° 1.	Borax....................	5 grammes.
	Onguent simple	250 —

N° 2.	Alun calciné	2gr,50	Iod. de potassium..	1 gr.
	Axonge.....	15 gr.	Laudanum de Rousseau.............	1gr,50
	Pommade rosat.......	2 —		

N° 3.	Graisse de bœuf........	āā 25 grammes.
	Graisse de porc........	
	Oxyde noir de fer......	āā 3 grammes.
	Essence de térébenthine	
	Essence de bergamote..	20 centigr.
N° 4.	Térébenthine..........	āā 10 grammes.
	Cire jaune.............	
	Pétrole...............	
N° 5.	Acide phénique...........	1 gramme.
	Iode pur...............	āā 2 grammes.
	Tannin pur............	
	Cérat................	50 à 30 —

Pour la face, ne pas se servir de préparations au nitrate d'argent ou à l'iode. Prescrire alors une des deux premières formules ou de la pommade à l'oxyde de zinc, additionnée d'un peu d'acide phénique et de quelques gouttes d'essence de lavande.

On a recommandé l'onguent Canet, l'onguent styrax, le *liniment oléo-calcaire* (excellent surtout si l'on y ajoute 1/100 ou 1/200 d'acide phénique), enfin les deux pommades suivantes :

N° 1.	Axonge	15 grammes.
	Lycopode	ãã 50 centigr.
	Tannin	

N° 2. Acide borique	1 gr.	Oxyde de zinc pulvérisé	1 gr.
Chlorhydrate de morphine	10 c.	Vaseline pure	15 —

3° *Collodions et emplâtres.* — Contre les engelures *non ulcérées*, employer le collodion simple (Vidal), un collodion renfermant 1/40 d'iode métalloïdique, ou un collodion renfermant 1/20 d'iodoforme.

Pour les *engelures ulcérées*, se servir de l'emplâtre à l'oxyde de zinc d'Unna ou de l'emplâtre rouge de Vidal.

ENTÉRITE.

Hayem.

Contre l'*entérite aiguë :*

Purgatifs, diète, boissons mucilagineuses; opiacés; cataplasmes sur le ventre; traitement de la cause.

Chez les enfants, décoction blanche de Sydenham; dans la *diarrhée verte*, acide lactique.

Dans la *forme cholérique*, boissons glacées, toniques, alcooliques; opium à l'intérieur, ou injections sous-cutanées de morphine.

Potain.

Contre l'*entérite des phtisiques :*

I. Traitement prophylactique. — Faire l'éducation des malades pour les empêcher d'avaler leurs crachats. Ces derniers doivent être reçus dans un crachoir humide, qui est nettoyé par un lavage à l'eau bouillante. Il est très dangereux de laisser les produits de l'expectoration se dessécher à l'air libre.

Éviter de prendre des aliments où peuvent se trouver des bacilles. C'est le lait qui est surtout à redouter; on peut éloigner tout danger, en le faisant bouillir.

II. Traitement symptomatique. — Le traitement médical est difficile, pénible, surtout quand la diarrhée devient colliquative.

Au début, choisir les aliments en évitant de fatiguer l'estomac. Bien que la suralimentation donne quelquefois des succès, elle ne réussit que quand les substances alimentaires sont absorbées. Mesurer la capacité digestive de chaque malade et rechercher de même, pour chacun d'eux, les aliments qui conviennent le mieux. Une mastication suffisante est nécessaire. D'une manière générale, éviter les aliments qui contiennent une grande quantité de fibres et choisir surtout les purées et les féculents.

Quand cela ne suffit pas, chercher à arrêter la diarrhée par des moyens artificiels. La pancréatine peut être utile pour aider la digestion; de petites quantités suffisent, car il semble qu'il s'agisse d'une mise en train de l'acte digestif. Y joindre les amers.

En tête des agents médicamenteux proprement dits, se place le tannin. Son seul inconvénient est qu'il irrite l'estomac; de plus, il a quelquefois un goût détestable. Le goût spécial manque dans le tannin à l'alcool, que l'on doit employer en solution assez étendue, 2 p. 100. Une cuillerée à café de cette solution contient 0,10 de tannin. Atteindre par jour 50 centigrammes, 1 gramme et quelquefois plus. Donner ce médicament en plusieurs fois, dans de la tisane de fleurs d'oranger, qui masque le goût.

Mais les malades se fatiguent vite, quand le succès

n'est pas immédiat; aussi emploiera-t-on comme succédanés le cachou, le ratanhia, le kino, etc..

Quand l'acidité de l'estomac est exagérée, l'eau de chaux est utile, à la dose de 100, 150, 200 grammes par jour.

Un agent pour ainsi dire indispensable est l'opium. Il calme l'irritation, modère les flux et fait disparaître la douleur. Quand on le donne par le rectum, choisir le laudanum. Quand on le donne par l'estomac, recourir à la thériaque, au diascordium. On obtient de meilleurs effets de la thériaque que du laudanum.

Le diascordium est un peu plus astringent. On le donne souvent mélangé au sous-nitrate de bismuth qui agit par absorption.

Quand les phénomènes de phlegmasie dominent, révulsifs cutanés : badigeonnages de teinture d'iode, cataplasmes sinapisés et même vésicatoires.

ENTORSE DU PIED.

Reclus.

Trois facteurs : la *compression méthodique,* — l'*immersion dans l'eau chaude,* — le *massage :*

1° Dès qu'une entorse s'est produite, envelopper la région malade avec une bande élastique, en commençant l'application au niveau des orteils, en l'enroulant autour du pied, puis du cou-de-pied, jusqu'à mi-jambe environ : ne la serrer juste que ce qu'il faut pour qu'elle puisse tenir, en recommandant bien au blessé de l'enlever, si elle le gênait. Lorsque l'entorse n'est pas très grave, permettre les mouvements et la marche. Deux fois par jour, matin et soir, enlever cette bande élastique, pour essuyer et laver la région, afin d'éviter la production d'eczéma ou de furoncles.

2° Plonger la jointure blessée dans un bain à la température de 40 à 50 degrés. Sous l'influence de ce bain, la douleur cesse, si la bande élastique ne l'a pas déjà diminuée, et la circulation s'active. La durée du bain est de quinze à vingt minutes.

3° Afin d'activer la résorption, faire le massage. Oindre la jointure d'huile et de vaseline, entourer des deux mains le pied et le cou-de-pied et presser avec la face palmaire des pouces la région douloureuse et gonflée. C'est d'abord un frôlement doux, un glissement rapide, une pression légère et toujours dirigée des pieds vers les mollets. Ces frictions sont de rigueur et doivent toujours être faites dans le sens du courant veineux, c'est-à-dire de bas en haut. Cette manœuvre refoule les exsudats périarticulaires vers le mollet. La séance dure de dix à quinze minutes; après quoi, envelopper le membre pendant douze heures sous la bande en caoutchouc.

La guérison se fait en moins d'une quinzaine.

ENTORSE DES VERTÈBRES.

Lannelongue.

Repos et immobilisation. Réaliser cette immobilisation soit par le simple décubitus, soit à l'aide d'un appareil. Dans les cas où il existe une vive douleur, on a conseillé l'application de sangsues ou de ventouses; mais ces moyens ne paraissent pas avoir grande utilité, l'immobilisation rigoureuse de la région constituant la meilleure médication antiphlogistique.

ÉPILEPSIE.

Charcot.

Prescrire les bromures associés: ammonium, potassium et sodium; débuter par 4 grammes et arriver parfois à 7 grammes, de la manière suivante :

1re semaine	....	4 gr. par jour.
2e —	....	5 — —
3e —	....	6 — —

Rester deux semaines à prendre la dose maximum pour recommencer par la dose minimum, sans jamais cesser un seul jour.

Prendre du bromure une quinzaine de jours, et s'arrêter, c'est une pratique déplorable; alors les attaques se renouvellent, il semble que les crises refoulées débordent.

Prescrire au malade de marcher beaucoup et de se coucher de bonne heure.

Aug. Voisin.

Bromure de potassium....................	1
Eau....................................	10

Faire dissoudre, filtrer : une cuillerée à bouche matin et soir; augmenter d'une cuillerée tous les 5 jours jusqu'à 10 cuillerées. Doses : 20 à 60 grammes par jour dans de l'eau sucrée, soit 2 à 6 grammes de bromure; on est allé jusqu'à 100 grammes de solution à 1/10 par jour, mais cela est dangereux. Continuer longtemps ce traitement.

Bourneville.

Le *bromure d'or* a une action favorable, bien que cette action soit inférieure à celle du bromure de potassium. Il ne produit aucun trouble physiologique à la dose de 3 centigrammes par jour. Il s'élimine par l'urine : le brome se retrouve très peu de temps après l'ingestion et disparaît lentement; l'or s'emmagasine dans l'organisme; il se retrouve dans le foie; il n'apparaît dans l'urine que longtemps après le début du traitement.

Le *bromure de camphre* a une action favorable sur les *vertiges*, qu'il diminue ou même fait disparaître; il s'élimine par l'urine : le brome, à l'état de bromure de sodium et le camphre, sous la forme de produits dérivés qui résultent de transformations subies dans l'organisme.

La *picrotoxine*, à la dose de 1 à 3 centigrammes, produit un effet favorable sur les *accès d'épilepsie*; elle se retrouve dans le foie.

Féré.

Si le bromure de potassium à hautes doses produit des accidents, soit sous forme de troubles psychiques ou paralytiques, soit sous forme d'accidents cutanés, pratiquer l'antisepsie intestinale et prescrire quotidiennement :

Naphtol β........................	4 grammes.
Salicylate de bismuth............	2 —

Les éruptions disparaissent ou au moins diminuent et les doses élevées de bromure peuvent être non seulement maintenues, mais souvent accrues.

Ne pas négliger les autres moyens usités pour conjurer le bromisme : bains, diurétiques, purgatifs, arsénicaux.

Appliquer des pointes de feu sur le cuir chevelu.

ÉPITHÉLIOMA.

Quinquaud.

L'aristol (dithymol biiodé) jouit de propriétés cicatrisantes, même contre l'épithélioma. On le prépare de la façon suivante :

Iode sublimé....................	60 grammes.
Iodure de potassium.............	80 —
Eau distillée (p. 300 cent. cubes..	Q. S.

Mélanger cette solution, à volumes égaux et à une température de 15 à 20 degrés, avec la suivante :

Thymol..........................	15 grammes.
Hydrate de soude................	15 —
Eau distillée (p. 300 cent. cubes).	Q. S.

Il se fait un précipité volumineux, de couleur rouge brun foncé; il n'y a qu'à laver et à recueillir.

L'aristol n'est pas toxique; on l'administre à la dose de 1 à 2gr,50 par kilogr. d'animal, sans accident.

Guéniot.

Contre l'*épithélioma de la face*, faire des applications locales d'acide acétique au moyen d'une baguette de verre ou de bois, ou d'un pinceau, si l'ulcération est plus étendue; une mince couche de liquide est ainsi déposée à la surface de l'ulcération ou des croûtes qui la recouvrent; répéter ces applications tous les deux jours, tous les jours ou même plusieurs fois par jour : employer l'acide acétique cristallisable, dilué à la moitié ou au tiers pour les premières applications, puis pur.

Ce traitement détermine une cuisson assez vive, mais de courte durée. Les croûtes qui se forment sont d'abord très adhérentes, puis se détachent par leurs bords, lorsqu'elles reposent sur les tissus sains; alors, suspendre les applications d'acide; les croûtes en tombant laissent une ulcération rose, de bon aspect, granuleuse; appliquer de nouveau l'acide acétique; à la suite de ces applications, l'ulcération est réduite dans ses dimensions, et on obtient une cicatrice blanche, lisse, souple.

Ce traitement peut être fait par le malade lui-même et ne l'oblige pas à porter sur la partie malade une compresse ou un pansement gênant.

Brocq.

Contre l'*épithélioma de la face*, prescrire l'aristol. L'effet est très rapide et très satisfaisant; quarante-huit heures après le raclage, des pertes de substance de 5 à 6 millimètres de large sont déjà comblées. Au bout de vingt jours, la surface entière de l'épithélioma est presque complètement cicatrisée.

L'aristol n'exerce pas une action sélective sur le tissu épithéliomateux ; la poudre d'aristol est douée simplement de propriétés de cicatrisation remarquables, qui s'exercent avec leur maximum d'intensité sur les plaies consécutives au raclage méthodique.

Périer.

Contre l'*épithélioma des cordes vocales*, faire une première incision transversale au niveau du cartilage cricoïde, d'un sternomastoïdien à l'autre. Mener ensuite une seconde incision parallèle à la première, à égale distance de l'os hyoïde et du cartilage thyroïde. Réunir par une incision longitudinale médiane les deux premières, pour disséquer et rabattre latéralement, comme deux volets, toutes les parties molles qui recouvrent le larynx en avant. Suturer la trachée à la partie inférieure, avec le bord inférieur de la plaie. Réserver un espace pour l'installation ultérieure d'un larynx artificiel.

ÉRYSIPÈLE.

Marc Sée.

Employer comme pansement le sous-nitrate de bismuth, qui est un préservatif, et qui de plus combat efficacement l'érysipèle déjà développé; mettre le topique en poudre sur la solution de continuité, qui est le point de départ de la maladie.

Hallopeau.

I. Traitement externe. — Prescrire la solution de salicylate de soude à 1 pour 20. En imbiber un masque de toile en plusieurs doubles; étendre ce masque au delà des parties envahies, et le recouvrir d'un autre en taffetas gommé, pour limiter l'évaporation.

Au bout de peu de temps, le gonflement et la tension de la peau s'affaissent; il ne reste qu'une rougeur indiquant la présence de l'érysipèle; les paupières reprennent leur épaisseur normale et le malade ouvre les yeux dans l'espace de quelques heures.

La maladie se limite à la face et même quand l'éruption avait gagné le front, elle s'éteint et la rougeur s'arrête en décroissant, à la bordure du cuir chevelu.

Si elle envahit ce dernier, on ne constate point la douleur intolérable si redoutée autrefois. En tout cas, le fait est rare, et s'il se produit, le malade s'en ressent peu. Il n'y a pas de délire et la fièvre est insignifiante.

II. Traitement interne. — Débuter par un purgatif au calomel; puis employer alternativement le sulfate de quinine et le salicylate de soude, à un jour d'intervalle l'un de l'autre.

Talamon.

Pulvériser avec un appareil de Richardson, pendant une miuute, sur la zone la plus externe de l'érysipèle, en dedans et au dehors du bourrelet erysipélateux, la solution suivante :

Sublimé corrosif....	1 gr.	Alcool à 90°.......	5 c. c.
Acide citr. ou tartr..	1 —	Éther sulfurique...	Q. S.

Pour faire 100 centimètres cubes.

Cette solution étant caustique, ne doit pas être projetée sur les yeux ni au voisinage des narines.

Répéter les pulvérisations deux ou trois fois par jour. Ce traitement est le meilleur. S'il est employé dès le début, l'inflammation cutanée cède dès le premier jour et la maladie est terminée le quatrième jour.

ÉRYTHÈME NOUEUX DES ENFANTS.

Comby.

Sulfate de quinine à la dose de 25 centigrammes par jour pendant la periode fébrile, liniment calmant (baume tranquille) et ouate autour des parties malades: repos au lit, purgatif à deux ou trois reprises.

Pendant la convalescence, huile de foie de morue, sirop d'iodure de fer, sirop iodotannique.

EXOSTOSE SOUS-UNGUÉALE.

Tillaux.

Faire l'ablation de la tumeur, et poursuivre avec la gouge la racine de la tumeur qui s'enfonce dans l'os sous la forme d'une sorte de clou.

FAVUS.

E. Besnier.

Épiler, prescrire les savonnages fréquents et enduire la tête d'un corps gras.

Brocq.

I. Traitement général. — Si le sujet est scrofuleux et débilité, amers, huile de foie de morue, sirop d'iodure de fer, etc.

II. Traitement local. — *Favus de la tête.* — Nettoyer la tête, couper les cheveux ras, aux ciseaux, puis ramollir les croûtes avec la glycérine, de l'huile d'amandes douces, d'olive, de ricin, de foie de morue pure ou additionnée d'acide phénique ou d'acide salicylique, etc.

Si les croûtes sont très épaisses, appliquer les corps

gras et mettre la calotte de caoutchouc, pendant toute la nuit. Le lendemain matin, savonner avec de la décoction de bois de Panama et du savon noir, afin d'enlever les débris qui encombrent la tête.

On peut aussi faire des frictions avec :

Huile de cade....................	5 grammes.
Glycérolé........................	30 —
Savon noir.......................	2 à 3 —

Appliquer ensuite des cataplasmes mous et enfin savonner au savon noir.

Lorsqu'on a bien nettoyé la tête, épiler.

Si le favus est limité, se contenter d'une épilation portant sur les régions malades. Dépasser de 2 centimètres la zone des cheveux, même suspects.

Dans la majorité des cas, épiler tout le cuir chevelu, en faire plusieurs séances.

Faire des applications parasiticides avec le sublimé (300e ou 500e), la pommade au turbith au 30e ou la pommade de Hardy :

Camphre..........................	1 gramme.
Soufre...........................	2 ou 3 grammes.
Axonge...........................	30 —

Si les frictions parasiticides donnent lieu à trop d'inflammation, les remplacer par des cataplasmes de fécule et des lotions émollientes, ou par des applications de cold cream, etc.

Au bout de quatre à six semaines, pratiquer une seconde épilation et recommencer aussi souvent que les cheveux sont encore malades.

D'ordinaire, les épilations sont de moins en moins tendues, parce que l'affection se limite. La rougeur du cuir chevelu et la desquamation diminuent ; les poils ne présentent plus de parasites.

La durée du traitement varie de dix mois à deux

ou trois ans. Pour certifier la guérison d'un favique, le soumettre à une surveillance de trois ou quatre mois, même après la disparition du parasite.

Favus du corps. — Ramollir les godets par des applications savonneuses :

N° 1. Axonge	....	ãã
Savon noir	....	

N° 2. Axonge	....	
Huile de cade	....	ãã
Savon noir	....	

Ensuite savonner énergiquement les godets et les badigeonner avec de la teinture d'iode.

Favus des ongles. — Enlever l'ongle malade et envelopper les parties atteintes avec des compresses trempées dans la solution de sublimé.

On a employé des moyens plus doux : enlever toutes les parties jaunâtres par le grattage et appliquer ensuite des parasiticides.

FIBROMES UTÉRINS.

Lucas-Championnière.

I. Traitement chirurgical. — En principe, l'opération est la seule intervention qui mérite le nom de *radicale*. Toutes les fois que, chez une jeune femme, le corps fibreux est très gros, et donne lieu à des accidents sérieux, douleurs, hémorrhagies, etc..., c'est à l'*hystérectomie* ou à l'*ablation des ovaires* qu'il faut s'adresser, suivant les circonstances.

La destruction des tumeurs par des cautères, les serre-nœuds, est une pratique mauvaise, à cause des hémorrhagies.

La section multiple, le morcellement du fibrome est préférable : couper ces tumeurs avec des ciseaux, et les enlever par morceaux. On triomphe facilement de l'hémorrhagie par le tamponnement antiseptique. On évite l'infection de la plaie, quand on a affaire à une tumeur ulcérée et en putréfaction, avec un tamponnement renouvelé au bout de huit jours, s'il y a lieu.

II. Traitement électrique. — L'électricité est indiquée, chez les femmes dont l'âge est voisin de celui de la ménopause, chez celles qui offrent des accidents de médiocre intensité, sans augmentation notable du volume des tumeurs, chez celles enfin qui sont inopérables.

Comme excitateur utérin, se servir d'olives ou d'index en platine, portés sur une tige isolée et malléable, pour pouvoir lui donner la courbure nécessaire.

Comme électrode, préférer l'électrode en étain recouverte d'amadou et de peau de chamois ou un gâteau de terre glaise.

Au lieu de pénétrer dans la matrice, appliquer l'électrode dans la cavité du col, ou même la mettre simplement en contact avec cet organe. Ne pas dépasser 70 milli-ampères, — généralement 50 à 60.

Les séances ont une durée de cinq à douze minutes. Une pratique importante, c'est le renversement des pôles, dont les effets sont immédiats. Le grand mérite de cette méthode est d'atténuer les symptômes. Le résultat n'est, du reste, obtenu que progressivement ; aussi, est-il nécessaire de prolonger le traitement qui est fastidieux et exige beaucour de patience de part et d'autre; il ne doit être interrompu que momentanément, sous peine de voir la tumeur reparaître avec ses accidents.

Avec des intensités électriques modérées, qui ne sont nullement dangereuses, on peut obtenir des guérisons symptomatiques satisfaisantes et peut-être des guérisons définitives dans certaines conditions favorables; en cas d'échec, il est toujours temps de discuter l'intervention chirurgicale.

III. TRAITEMENT MÉDICAL. — Faire prendre le matin, à jeun, 50 centigrammes de poudre de sabine, en une seule fois, et cela pendant plusieurs années, en suspendant l'usage du remède pendant trois semaines, tous les deux mois. Séjour au lit, pendant toute durée des règles.

Cure de six semaines à deux mois, aux eaux thermales chlorurées (Salins et Salies-de-Béarn).

Les douleurs cessent; le corps fibreux diminue; les besoins d'uriner s'éloignent; la constipation disparaît et les menstrues s'établissent régulièrement.

Terrillon.

Si les fibromes sont encore recouverts par la muqueuse, couper celle-ci pour les décortiquer et les broyer; si ils proéminent sans pédicule dans la cavité utérine, les attaquer directement, sans décortication de la muqueuse qui n'existe pour ainsi dire plus. Ce traitement peut rendre service dans les cas d'hémorrhagies ou de douleurs expulsives très vives.

Quant au danger de perforer l'utérus en morcelant la tumeur, il est conjuré par la présence du doigt indicateur, qui guide l'instrument et donne la notion exacte de l'endroit où le chirurgien opère.

Le morcellement est le seul moyen d'attaquer ces tumeurs, qui ne peuvent être enlevées par l'hystérectomie abdominale, à cause de l'impossibilité de pédiculiser une aussi vaste surface.

Terrier.

Après la laparotomie, inciser l'utérus jusqu'au fibrome qu'on énucléé, qu'on enlève; rejoindre les lèvres de la plaie par des sutures profondes et superficielles : s'il y a du pus, suturer la poche utérine à la plaie utérine abdominale et traiter cette cavité.

Routier.

On a cité des guérisons de fibromes qui, en réalité, n'étaient pas des fibromes. Il faut distinguer :

1° Les *fibromes ultra-ombilicaux*, accompagnés d'hémorrhagies. Le fibrome très gros remonte au-dessus de l'ombilic, pousse des prolongements dans le petit bassin et produit des phénomènes de compression. L'*hystérectomie* est l'opération qui convient.

Supprimer les broches à demeure, saisir le tout dans une anse élastique, ou lier les annexes à part, cautériser la muqueuse, puis faire la suture en surjet, bourrer de gaze iodoformée le sillon qui entoure le pédicule : ce pédicule devient dur, sonore. L'enlever avec des ciseaux, vers la troisième semaine.

Si le fibrome volumineux a la forme de l'utérus, si l'on n'a pas la main forcée par les accidents, faire la *castration*.

Quelquefois la tumeur diminue, fond en deux ou trois semaines.

2° Les *fibromes hémorrhagiques :* le symptôme prédominant est la métrorrhagie. La *castration* est l'opération de choix. Sectionner le pédicule et lier avec de la soie.

3° Les *fibromes non douloureux et non hémorrhagiques*. Les toniques, le fer, les bains salés, l'ergotine au moment des règles suffisent. Certaines femmes même sont si peu gênées par leurs fibromes qu'il leur suffit de ne pas se fatiguer au moment des règles.

Aucune méthode n'est universelle et aux divers cas correspondent des indications différentes.

Appliquer avec réserve le traitement électrique.

G. Richelot.

L'*électricité* est le meilleur des palliatifs. Elle peut suffire au traitement dans quelques cas. Mais il faut renoncer à tout empirisme et lui chercher des indications précises.

La *castration ovarienne* réussit plus souvent, et réussit définitivement. Mais elle peut avoir des échecs; bien des cas lui échappent, il est possible de les distinguer; ne pas l'adopter systématiquement, à la seule condition qu'elle soit possible.

Elle est peu dangereuse. Et d'abord il faut s'arrêter en présence d'annexes trop difficiles; on peut faire moins ou plus, s'en tenir à une exploration ou faire l'*hystérectomie*. Et puis, songez à ce que deviennent les femmes non traitées. Quand la question d'intervenir se pose, c'est que la tumeur donne signe de vie, c'est qu'elle est en évolution plus ou moins active. Supputez les chances que donnent alors les opérations trop graves et celles que nous aurait données plus tôt une opération presque bénigne. La mortalité infime des laparotomies simples disparaît devant les services que nous rendons au plus grand nombre.

L'*hystérectomie abdominale* devient elle-même très dangereuse. La pratique s'améliore. Il faut donc ne plus arguer des périls de l'hystérectomie pour se détourner d'elle et chercher autre chose à tout prix; nombre de cas lui appartiennent.

Quénu.

L'électricité est un bon traitement palliatif.

Mais il est difficile de dire quand l'électricité est indiquée. Le siège du fibrome ne suffit pas: l'absence ou la présence de lésions des annexes n'est pas toujours facile à reconnaître.

Appliquer l'électricité, dans les cas où l'opération n'est pas possible à cause des symptômes présentés par la tumeur, des accidents qu'elle provoque et du mauvais état général de la malade.

FIÈVRE CONTINUE.

Edg. Hirtz.

Prescrire le salol associé au salicylate de bismuth, à la dose de 4 grammes par jour.

FIÈVRES ÉRUPTIVES.

Rendu.

Le meilleur traitement, dans les *fièvres éruptives avec hyperthermie*, est l'eau froide. Cinq à six bains dans les vingt-quatre heures. La température tombe ordinairement au bout de quarante-huit heures.

FIÈVRE INTERMITTENTE.

Jaccoud.

A quel moment faut-il administrer la quinine?

Si la fièvre est *quotidienne*, il est nécessaire que cette administration soit achevée huit heures avant l'accès, c'est-à-dire qu'elle ait lieu presque immédiatement après l'accès précédent.

Dans la *fièvre tierce*, il faut qu'elle soit terminée douze heures avant l'accès.

Dans la *fièvre quarte*, elle devra être finie quinze à dix-huit heures avant que celui-ci éclate.

L'insuccès momentané de la quinine tient parfois aussi à une autre cause : tout en l'administrant en temps voulu, on peut en fractionner la dose suivant un mode défectueux ; or, la rapidité de son élimination est telle que la première fraction de la dose peut être déjà sortie de l'organisme quand la seconde y arrive; il est donc nécessaire de faire prendre la quinine dans le plus court espace de temps possible, il faut rapprocher les fractions de la dose ; si une dose d'un gramme, par exemple, est jugée nécessaire, elle doit être prise intégralement en trois quarts d'heure, en trois ou quatre prises.

En résumé, on n'obtiendra tous les effets de la quinine que si on prend pour point de départ ces deux faits : rapidité d'élimination du médicament; intervalle de temps constant, mais variable d'un type à l'autre entre le début apparent de l'accès et son début réel.

FIÈVRE TYPHOIDE.

Bouchard.

I. Antisepsie générale. — Elle est obtenue par les préparations hydrargyriques. Au début de la fièvre seulement, pendant quatre jours, faire prendre vingt pilules de 2 centigrammes de calomel par jour.

II. Balnéothérapie. — Diriger la balnéothérapie de la façon suivante :

Aussitôt que la température rectale dépasse 40°, commencer les bains froids qui seront de 2° inférieurs à cette température. Toutes les dix minutes, abaisser la température du bain jusqu'à ce qu'elle arrive à 30°. Le nombre de bains est de huit en vingt-quatre heures. Ces bains doivent maintenir le corps à une température de 37° à 37°,5.

Si ces bains n'abaissent pas suffisamment la température, employer le sulfate de quinine. La dose au début doit aller jusqu'à 2 grammes en vingt-quatre heures. Aller en diminuant cette dose, jusqu'à ce qu'on ait obtenu 37° le matin et 38° le soir.

III. Antisepsie intestinale. — Administrer avant tout le naphtol A, dont le pouvoir antiseptique s'exerce spécialement sur les diastases ou leucomaïnes, produits d'excrétions microbiennes, et dont la toxicité est nulle, même à 6 grammes par jour.

Naphtol.................... } āā 5 grammes.
Salicylate de bismuth........ }

Diviser en dix paquets, à prendre toutes les heures.

Ce traitement mixte répond à toutes les indications; il a pour effet : la désinfection des garde-robes, la diminution du ballonnement, et l'atténuation notable des douleurs spontanées ou provoquées.

Jaccoud.

Acide salicylique.

Hayem.

Bains frais, contre l'hyperthermie.

Debove.

Traiter les symptômes et veiller surtout à ce que le malade boive en abondance, de 6 à 7 litres de liquides par jour, afin d'opérer un véritable lavage de l'organisme et de charrier au dehors les produits toxiques : il ne suffit pas de le *laisser* boire, il faut le *faire boire;* stimuler le zèle des surveillants pour augmenter cette absorption. La fièvre typhoïde est un poison qu'il faut éliminer, et la diurèse est un sûr moyen d'y parvenir. Peut-être même, si les bains froids ont quelque effet heureux, le doivent-ils simplement à la diurèse qu'ils provoquent.

Millard.

Donner les bains de quinze minutes, avec affusions froides simultanées.

Hallopeau.

Quinine et salicylate de soude.

Chauffard.

Dans les cas graves, donner un bain toutes les deux heures et demie, soit dix bains en vingt-quatre heures et faire durer chaque bain vingt minutes.

Gérin-Roze.

Trois indications : *antiseptiser l'intestin*, *combattre la fièvre* et *soutenir les forces*.

I. *Antiseptie intestinale.* — Administrer de 6 à 8 grammes de salicylate de bismuth et de naphtol en parties égales, ou l'eau sulfo-carbonée ajoutée à la tisane, et des lavements à l'hyposulfite de soude.

II. *Combattre la fièvre.* — Administrer 1gr,50 à 2 grammes de bromhydrate de quinine et des bains de vingt minutes à 30°, une à quatre fois par jour, toutes les fois que la température rectale dépasse 39°.

Faire boire le plus possible les malades.

III. *Soutenir les forces.* — Prescrire des grogs, des potages gras et de l'extrait de quinquina.

Legroux.

1° Prescrire, chez les enfants, dès que la maladie est confirmée, une dose purgative de calomel, 30 à 60 centigrammes, et la faire ingérer en deux prises;

2° Deux jours après, administrer le naphtol seul ou associé au salicylate de bismuth ou bien au salicylate de magnésie.

S'il existe une *diarrhée* de *moyenne intensité*, prescrire toutes les heures un des paquets suivants :

Naphtol β.......................... 2 grammes.

F. S. A. et diviser en 10 paquets.

Si la *diarrhée* est *abondante*, faire ingérer d'heure en heure un des paquets ainsi formulés :

Naphtol β.....................	ãã 2 grammes.
Salicylate de bismuth.........	

Pour dix paquets;

3° S'il y a de la *constipation*, remplacer le salicylate de bismuth par le salicylate de magnésie.

Naphtol β....................	āā 2 grammes.
Salicylate de magnésie........	

Pour dix paquets. Administrer de même.

Huchard.

La caféine, par la méthode endermique, donne d'excellents résultats, dans les fièvres typhoïdes graves; c'est un tonique général dans tous les états adynamiques. Voici deux formules de solution :

N° 1. *S. faible.*	Benzoate de soude..	3 grammes.
	Caféine.............	2 —
	Eau distillée........	6 —

Faire la solution à chaud.

N° 2. *S. forte.*	Salicylate de soude.	3gr,10
	Caféine.............	4 grammes.
	Eau distillée........	6 —

Faire la solution à chaud.

Chaque seringue de Pravaz contient 40 centimètres cubes de caféine; injecter 4 à 8 seringues entières par jour. Faire pénétrer le liquide profondément.

Juhel-Rénoy.

Le bain froid n'est pas seulement indiqué quand il y a hyperthermie, mais aussi lorsqu'il y a adynamie et phénomènes nerveux.

Edg. Hirtz.

Prescrire le salol associé avec le salicylate de bismuth, à la dose de 4 grammes par jour. Il paraît agir comme le naphtol : les selles perdent leur odeur fétide, la langue se nettoie rapidement. Il est précieux à deux points de vue : d'abord il réalise une antisepsie intestinale, ensuite une antisepsie urinaire, en se décomposant dans l'organisme en acide salicylique et acide phénique qui sont éliminés, par les urines.

Josias.

Donner toutes les trois heures un bain à 18 degrés, et pendant quinze minutes, toutes les fois que la température dépasse 39 degrés.

Ne suspendre les bains froids que dans le cas d'*hémorrhagie intestinale*. La menstruation, les manifestations broncho-pulmonaires (bronchite, congestion, pneumonie, emphysème), ou rénales (albuminurie), ne sont pas des contre-indications à l'emploi des bains.

Le nombre des bains varie pour chaque malade de 1 à 168, en moyenne 61 bains.

Grâce aux bains froids, la fièvre typhoïde n'a plus de typhoïde que le nom : les malades ainsi traités ne sont plus prostrés, ne présentent pas de stupeur, mais restent éveillés et lucides ; leur langue se montre humide, leur soif est intense, ce qui permet de leur administrer quatre à cinq litres environ de liquides, alimentaires ou non. On observe une diarrhée et une polyurie excessives ; cette diarrhée, mais surtout cette polyurie, sont telles que le malade peut être considéré comme se lessivant quotidiennement les intestins et les reins. Or, dans une maladie infectieuse comme la fièvre typhoïde, un semblable lavage, entraînant tous les déchets de l'organisme, ne saurait être envisagé sans un réel profit.

Si ce lavage s'effectue à l'aide de liquides alimentaires, bouillon ou lait, les malades, ainsi soumis à une alimentation vraiment exagérée, maigrissent peu, s'affaiblissent modérément, perdent en moyenne 1 kilogramme à 2 kilogrammes en huit jours, et peuvent, sans grands efforts, descendre de leur lit, enjamber leur baignoire et réciproquement.

Cette épargne de forces n'est pas sans excercer une heureuse influence sur la durée, sinon de la maladie elle-même, du moins de la convalescence.

La médication réfrigérante, plus que toute autre méthode, combat avec succès la fièvre et l'adynamie, et place les typhiques dans de meilleures conditions de résistance pour supporter leur maladie.

FISTULE A L'ANUS.

Félix Guyon.

Ne pas opérer les fistules qui peuvent être tolérées.

I. Traitement non opératoire. — Entretenir la liberté du ventre, rendre les garde-robes molles et régulières, rendre les soins d'extrême propreté obligatoires.

Appliquer les topiques après chaque défécation. Voici une formule de suppositoire :

Iodoforme..................	10 centigrammes.
Extrait de belladone.... ...	2 —
Beurre de cacao............	Q. S.

Pour un suppositoire, qui sera introduit dans l'anus, après chaque garde-robe, et le soir en se couchant.

II. Traitement général. — Traitement reconstituant, qui consistera surtout dans l'emploi du bromure associé au fer, comme dans la formule suivante :

Bromure de potassium..........	10 grammes.
Citrate de fer ammoniacal.......	50 centigr.
Sirop d'écorce d'orange amère..	100 grammes.

Une cuillerée à soupe matin et soir.

FISTULE VÉSICO-VAGINALE.

Félizet.

Faire l'incision prérectale de Nélaton, dédoubler le périnée, passer une sonde cannelée de l'orifice périnéal à l'orifice rectal et opérer cette fistule à l'anus; laisser la fistule vaginale; la malade guérit en un mois.

Quénu.

Suturer l'orifice rectal, l'orifice vaginal, puis drainer. Ce procédé ménage le périnée et paraît très rationnel.

Paul Segond.

Distinguer les fistules haut situées et les fistules bas situées. Dans les premières, éviter la section du périnée, que l'on doit, au contraire, chercher à conserver. Dans les deuxièmes, ordinairement le périnée est effondré; guérir la fistule et faire la colpopérinéorraphie. Dans quelques cas où, avec une fistule bas située, le périnée est très beau, employer le procédé Félizet ou le procédé Guérin-Quénu; mais ces faits sont rares.

FOIE (MALADIES DU).

Bouchard.

Le type de l'urine hépatique est une urine rare, fortement colorée, renfermant fréquemment du pigment biliaire en quantité variable, laissant déposer un abondant sédiment, souvent très coloré, contenant peu d'urée et beaucoup d'acide urique. Souvent, la quantité d'urine devient très minime, insuffisante pour entraîner au dehors les déchets de la désassimilation, en général peu solubles.

Il suit de là que l'emploi des diurétiques est indiqué dans un grand nombre des maladies du foie.

En tête de cet ordre de médicaments, placer le calomel à la dose de 2 centigrammes par jour.

Millard.

Prescrire les diurétiques; employer à la fois le nitrate de potasse, l'acétate de potasse, l'oxymel scillitique, le sirop des cinq racines.

Huchard.

Administrer tous les quinze jours quatre paquets de 0,20 de calomel, en un jour. On évite ainsi la stomatite mercurielle.

FRACTURE DES VERTÈBRES.

Lannelongue.

Dans la *fracture des apophyses épineuses* : Le repos. Ne pas tenter de réduire le déplacement, lorsqu'il existe, car la réduction ne se maintient pas; et les efforts de réduction pourraient amener une compression médullaire au cas où d'autres parties vertébrales seraient fracturées; en outre la réduction se fait parfois sans intervention.

FURONCLE, ANTHRAX, PHLEGMON.

Verneuil.

L'anthrax est une maladie parasitaire, due à l'introduction, sous la peau, d'un microbe, le *staphylococcus aureus*, qui pénètre généralement le long des poils. De là, la fréquence de l'affection dans les régions qui en sont recouvertes, à la nuque, à la région dorsale. Ce microbe détruit les tissus, les muscles, produit, de proche en proche, des décollements étendus. Ainsi s'expliquent certaines perforations de l'abdomen, des parois thoraciques, etc.

De la connaissance de ces données étiologiques, découle un traitement nouveau et approprié.

I. Traitement antiseptique. — Contre les anthrax, petits, moyens ou grands, diabétiques, douloureux ou indolents, à plus forte raison contre les furoncles, pulvérisations phéniquées, avec des solutions à

2 p. 100 d'acide phénique; diriger la vapeur antiseptique, sur la partie, au moyen d'un pulvérisateur à alcool.

Ce traitement local parasiticide donne des résultats merveilleux.

Par contre, les légendaires cataplasmes sont un moyen de lamentable invention.

La collection une fois formée, la pulvérisation se réduit, forcément, à un rôle secondaire.

II. Traitement chirurgical. — N'ouvrir le furoncle par le bistouri que tardivement et quand les douleurs sont intolérables. Si la tumeur est très volumineuse, ponctions rapprochées avec le thermocautère.

Léon le Fort.

I. Traitement externe. — Les *scarifications multiples*, pratiquées avec une lancette plusieurs fois en vingt-quatre heures, diminuent la congestion, font cesser la stase sanguine, favorisent l'hématose locale, luttent contre l'hypergenèse des globules blancs et font disparaître la suppuration.

II. Traitement interne. — Aider cette méthode par le traitement des symptômes divers qui accompagnent les accidents locaux.

Bouchard.

I. Antisepsie du milieu intérieur. — Prescrire le naphtol.

Naphtol β........................	13 grammes.
Salicylate de bismuth............	7gr,50

M. S. A., et diviser en 30 cachets. Dose : 2 à 3 cachets par jour, chez l'adulte.

L'antisepsie par le naphtol est assurée quand les selles prennent la coloration verte.

II. Antisepsie locale. — a. *Lotions générales* avec

l'eau boriquée, la solution faible de sublimé ou de vinaigre antiseptique, les bains sulfureux ou au sublimé.

b. *Pansement du furoncle* avec un tampon d'ouate hydrophyle, imbibé d'eau phéniquée ou boriquée, ou bien d'alcool camphré.

III. Traitement prophylactique. — A l'intérieur, prescrire les eupeptiques, le fer et les arsenicaux.

IV. Régime. — Régime lacté, herbacé, peu de viandes; proscription absolue de l'alcool comme boisson aux repas, préférer la bière et le vin blanc, coupé d'eau de Vals, de Bussang, d'Orezza, etc.

Hardy.

Prescrire à l'intérieur avec persistance l'eau de goudron.

Reclus.

L'antique cataplasme à la graine de lin doit être banni de la pratique. C'est un foyer à microbes. Comme il n'agit que par la chaleur et l'humidité, lui substituer un *applicatum*, non moins efficace et dénué de ses inconvénients.

Dans les *cas simples*, appliquer le *cataplasme antiseptique*, constitué par la simple tarlatane, repliée en plusieurs doubles et imbibée d'une solution de liqueur de Van Swieten, pure ou étendue d'acide borique, d'acide phénique, de créoline, etc., dont on élève la température à 40 ou 45°. Par-dessus, étendre une pièce de taffetas gommé, ou une feuille d'ouate. Le soulagement est immédiat.

Dans les *cas graves*, les cataplasmes antiseptiques, de même que les vaporisations phéniquées, deviennent insuffisants, il faut donner issue à la collection purulente. Mais comment procéder au débridement, à ces larges incisions ?

On sait les dangers auxquels expose l'emploi du

bistouri, plongé au sein de tissus richement vascularisés, avec toutes les mauvaises chances d'érysipèle, de résorption purulente, etc.

Heureusement, notre arsenal chirurgical moderne s'est enrichi d'un précieux instrument qui met à l'abri de ces formidables complications, le *thermocautère*.

Effectuer de larges débridements au moyen du thermo, chauffé au rouge brun.

Si ces incisions multiples ne suffisent pas, détruire toutes les parties envahies jusqu'à extermination du dernier *staphylococcus aureus*. Effectuer cette opération, très douloureuse, durant le sommeil anesthésique. Or, le thermocautère se refroidissant vite, les parties étant d'une destruction difficile, une telle opération peut se prolonger durant deux heures.

Polaillon.

L'anthrax est dû au développement d'un microbe. Le meilleur moyen de le faire avorter consiste à détruire le centre morbigène.

Chez les sujets bien portants, lorsque l'anthrax est à son début et qu'il n'y a pas de suppuration, employer les émollients, compresses ou cataplasmes, imbibés d'une solution phéniquée ou de sublimé au millième: l'eau qui servira pour les cataplasmes sera la solution médicamenteuse ; cependant se défier de l'anthrax au début, qui peut prendre une marche inquiétante.

Etant donné la présence du microbe, l'incision au bistouri est dangereuse, parce qu'elle ouvre la voie aux inoculations; l'incision au thermo-cautère qui détruit les germes est préférable; mais rien n'égale les caustiques, tel que la pâte de Canquoin, introduite sous forme de flèches. Pour procéder d'après cette méthode, introduire par les voies de suppuration des flèches de pâte de Canquoin, qui ont 1 centimètre de longueur et 3 millimètres d'épaisseur, les enfoncer dans le bourbillon. En quelques heures, le bourbillon forme une masse solide, séparée des tissus sains par du tissu cautérisé, et en quelques jours, l'eschare s'élimine laissant une surface bourgeonnante qui se cicatrise rapidement. Si le bourbillon n'apparaît que légèrement à la surface de la peau, introduire les flèches en ponctionnant la tumeur avec le bistouri ou le thermo-cautère.

Ce traitement est douloureux pendant une, deux ou trois heures, mais il fait cesser avec rapidité la fièvre et les autres phénomènes inquiétants.

Le traitement consécutif réside dans des lavages avec une solution de sublimé très étendu, afin d'éviter toute possibilité d'érysipèle.

Gingeot.

I. Traitement externe. — L'affection étant de nature parasitaire, le traitement consiste à détruire le parasite. Employer de préférence, comme parasiticide, l'alcool camphré ou la teinture d'iode.

Dès que le furoncle apparaît, appliquer par-dessus un petit gâteau de coton imbibé d'alcool camphré, ou faire des badigeonnages répétés avec de la teinture d'iode concentrée, comme moyen abortif.

Au bout de peu d'heures, le bouton se dessèche.

Ces badigeonnages réussissent encore, même quand le développement du clou est assez avancé.

Les lotions générales d'eau boriquée, les bains sulfureux ou au sublimé donnent de bons résultats.

II. Traitement interne. — Pour obtenir des effets durables, adjoindre aux bains et aux lotions le traitement interne et chercher à modifier la peau de dedans en dehors par voie d'élimination. Employer soit l'hyposulfite de soude, soit les préparations sulfureuses. Comme il est nécessaire de prendre les sulfures à haute dose, afin d'obtenir une saturation rapide du patient, préférer les préparations pharmaceutiques aux eaux sulfureuses naturelles.

Administrer le sulfure de sodium en solution dans l'eau ou dans le lait, par petites doses, fréquemment répétées ; le formuler ainsi :

Sulfure de sodium....	
Bicarbonate de soude.........	
Sulfate de potasse...........	āā 5 grammes.
Acide tartrique..............	
Gomme arabique............	

M. S. A., et diviser en 50 paquets semblables.

Prendre, toutes les trois heures, un de ces paquets, dissous dans la moitié ou le quart d'un verre d'eau ou de lait, suivant le goût du patient ; au besoin, doubler la dose.

Lucas-Championnière.

Recouvrir le pansement d'une feuille de gutta-percha laminée ou d'une plaque de makintosch.

GALE.

Alfred Fournier.

Il est possible de guérir la gale en une heure et demie, en appliquant le traitement connu sous le nom vulgaire de « frotte ».

La frotte se fait en trois stades. Dans la première demi-heure, le malade est frotté sur tout le corps avec du savon noir. Pendant la deuxième demi-heure, le galeux entre dans le bain et continue à se frictionner avec du savon noir. En sortant du bain, il se frotte avec une pommade sulfo-alcaline, qu'il garde jusqu'au lendemain. Grâce à ces différentes frictions, on guérit rapidement des milliers de galeux.

Mais la frotte est mauvaise.

1° Pour les adultes, toutes les fois qu'il y a une

grande inflammation de la peau avec eczéma, lymphangites, furoncules;

2° Pour les enfants, surtout pour les enfants à la mamelle. La frotte détermine chez eux les dermites eczémateuses profuses.

La pommade d'Helmerich, dont on fait usage dans la frotte, a le même inconvénient que le savon noir sur la peau.

Il est donc bon d'agir moins brutalement sur des clients à peau délicate.

Se servir de savon ordinaire ou même de poudre de savon, qui irrite moins la peau que le savon noir.

Ou bien se servir de la solution suivante :

Glycérine......................	200 grammes.
Gomme adragante..............	1 gramme.
Fleur de soufre.................	100 —
Sous-carbonate de potasse.....	35 —
Huile de lavande..............	ãã 1 gr. 50 c.
— de menthe..............	
— de caryophyllée.........	
— de cinnamome...........	

Il n'est pas nécessaire de laisser la pommade sur la peau jusqu'au lendemain. Après la friction d'une demi-heure avec la solution précédente, faire rentrer le malade dans son bain. Quand il en sort, couvrir la peau de poudre d'amidon. Débarrasser des acares les vêtements, les draps, etc.; le séjour des vêtements dans une étuve à 100 degrés, tue les parasites.

Chez l'adulte qui a des éruptions très développées, combattre l'inflammation de la peau, à l'aide de bains émollients, de cataplasmes de fécule, de l'enveloppement au caoutchouc, de pansements au liniment oléo-calcaire. Après quelques jours, recourir à la frotte.

Pour l'enfant, donner d'abord des bains et employer les mêmes moyens que ci-dessus pour combattre les phénomènes inflammatoires, puis faire quelques frictions savonneuses, suivies de bains; enfin, après trois ou quatre jours, faire deux onctions par jour avec la pommade suivante :

Styrax..........................	2 parties.
Huile d'olive......................	1 partie.

D'une façon générale, soigner le galeux après la frotte. Donner des bains prolongés et prescrire l'usage de la poudre d'amidon. Chaque jour, faire des onctions sur tout le corps avec du glycérolé d'amidon.

E. Besnier.

Faire d'abord sur le corps une onction avec une huile quelconque, de préférence l'huile salolée à 5 p. 100 qui ne rancit pas et de plus paraît jouir d'un pouvoir antiseptique réel. Appliquer ensuite sur la peau huilée, de la fleur de soufre et opérer une friction légère sur toute la surface du corps. Faire cette friction le soir, avant de se mettre au lit, et la renouveler ainsi plusieurs jours de suite.

Ce procédé, qui trouve un emploi avantageux, lorsque les lésions de la peau sont assez étendues pour qu'on ait lieu de craindre l'irritation produite par la friction brutale, n'a pas la rapidité ni la sûreté d'action de l'antique friction sulfo-alcaline.

Constantin Paul.

Savon de pétrole.

Pétrole............	30 gr.	Alcool	50 gr.
Cire..............	40 —	Savon de Marseille.	100 —

Chauffer les trois premières substances au bain-marie dans un matras, et, lorsque la fusion est complète, ajouter le savon par portions. Lorsqu'il est dissous, retirer le matras, agiter pendant le refroidissement, et couler dans des moules la masse arrivée à consistance simple. Cette préparation renferme le quart de son poids en pétrole, elle se mêle aisément à l'eau et celle-ci l'enlève facilement à son tour.

Faire sur tout le corps trois ou quatre frictions par jour, répétées pendant deux jours.

Ce savon n'est pas irritant, et, chez les sujets à peau fine, il procure la guérison d'une façon moins brutale que le procédé *de la frotte*.

GANGRÈNE PULMONAIRE.

Jaccoud.

Quatre indications :

1° *Désinfecter l'atmosphère.* — Faire respirer au malade de l'air mélangé à des vapeurs antiseptiques. Plusieurs fois par jour et pendant plusieurs heures, faire marcher un pulvérisateur chargé avec une solution faible d'acide phénique. On évite ainsi l'odeur infecte qui existe autour des individus atteints de gangrène pulmonaire et qui incommode si désagréablement leurs voisins ;

2° *Soutenir les forces du malade.* — Administrer de l'alcool ;

3° *Faire l'antisepsie interne.* — Donner chaque jour 50 centigrammes d'acide salicylique ;

4° *Combattre la fétidité de l'haleine.* — Faire prendre dans un julep 4 grammes de liqueur de Labarraque.

GERÇURES DU SEIN.

Pinard.

Acide borique....................	6 grammes.
Eau distillée....................	200 —

Faire dissoudre. On peut même, dans certains cas, employer sans inconvénient la solution saturée à 4 p. 100. Imbiber une compresse pliée en quatre de cette solution et l'appliquer sur le mamelon. Par dessus la compresse, étaler un morceau de taffetas gommé et une couche de ouate, et maintenir le tout à l'aide d'un bandage de corps.

GINGIVITE DES FEMMES ENCEINTES.

Pinard.

Hydrate de chloral................	5 grammes.
Alcoolat de cochléaria............	5 —

Faire dissoudre. Enlever le tartre des dents, puis appliquer cette solution, tous les jours, sur le bord libre des gencives enflammées, à l'aide d'un instrument dont l'extrémité, enveloppée d'un bourrelet de ouate, sert de petite éponge. La cautérisation qui se produit est peu profonde, car l'eschare blanche et très superficielle qui en résulte disparaît trente-six heures après l'application. La durée moyenne du traitement ne dépasse pas douze jours.

GLAUCOME.

Panas.

Les myotiques, sous forme de collyre, considérés jusqu'ici comme de simples palliatifs, peuvent devenir des agents curatifs véritables, dans certaines formes de glaucome.

Les formes qui semblent en bénéficier le plus sont celles où les opérations seules (iridectomie ou sclérotomie) se montrent souvent impuissantes.

Pour obtenir des myotiques tout ce qu'ils peuvent donner, en prolonger l'usage.

A tout prendre, ceux-ci constituent un moyen adjuvant des plus efficaces, toutes les fois que les opérations se sont montrées impuissantes à enrayer la marche croissante du processus glaucomateux.

GOITRE.

Duguet.

Injections interstitielles de teinture d'iode.

Terrillon.

Injecter dans la tumeur de la teinture d'iode ou quelque autre liquide irritant.

1° Avoir une seringue à injection excessivement propre, afin d'éviter d'introduire des germes infectieux dans la plaie. Se servir de la seringue de Pravaz avec aiguille fine et courte. S'assurer de sa propreté, de son bon fonctionnement; pour détruire les microbes qui pourraient exister, la laisser un certain temps dans l'eau bouillante.

2° Enfoncer l'aiguille dans le corps thyroïde, à la profondeur de deux à trois centimètres, retirer la seringue, pour s'assurer qu'il ne coule pas de sang par la canule et qu'on pénètre sûrement dans le corps même de la tumeur, avant de pousser l'injection, puis, après avoir rajusté la seringue, injecter dans la tumeur la moitié du contenu de la seringue de teinture d'iode fraîche et pure. Ne pas retirer immédiatement la canule; mais attendre quelques secondes, afin que la teinture ne puisse s'écouler dans le tissu cellulaire sous-cutané. Si la première injection n'a provoqué qu'une légère douleur, avec un peu de gonflement, injecter une seringue entière.

3° Éviter de traverser les veines qui rampent dans le tissu cellulaire au devant du cou. Souvent, par le fait même de l'augmentation du corps thyroïde, la circulation veineuse est gênée dans la partie inférieure du cou, et les veines jugulaires sont plus gonflées et plus saillantes que d'habitude. On les voit alors facilement par transparence sous la peau, et il n'est pas difficile de les éviter dans ces conditions.

Mais souvent, surtout chez les femmes grasses, les veines ne sont pas apparentes, et il faut, avant de piquer l'aiguille, s'assurer de l'endroit où on pourra faire l'injection sans risquer de les traverser. Pour cela, la malade fera un effort pendant lequel les veines jugulaires gonflées deviennent assez apparentes pour que le chirurgien s'assure de leur situation au devant de la tumeur.

4° Espacer les opérations de quatre ou cinq jours, afin d'éviter les accidents d'iodisme ; de plus, ne pas pousser les injections dans les mêmes points.

On a vu des goitres guérir par l'injection d'une seule seringue de teinture d'iode; mais il en faut quelquefois une vingtaine pour ramener le corps thyroïde à son volume normal.

Au lieu de teinture d'iode, on peut injecter également de l'éther iodoformé au dixième.

GOITRE EXOPHTALMIQUE.

Jaccoud.

I. Traitement externe. — Deux ordres de moyens priment tous les autres : l'*hydrothérapie* et l'*électricité*.

Douches tièdes, chaudes d'abord et de peu de durée, puis plus froides et plus longues.

Electrisation bilatérale du cou par des courants continus ascendants, de faible intensité.

Le tout, tous les jours.

II. Traitement interne. — Au début, prescrire simultanément l'acide arsénieux, le bromure de potassium. Donner 4 milligrammes d'arsenic en deux fois, le matin et l'après-midi, entre les repas.

III. Régime. — Le régime lacté est partiel dans les formes graves ; le régime intégral est un puissant moyen de soulagement.

Continuer ce traitement avec patience pendant des

semaines et des mois. Il soulage le plus souvent, mais les guérisons définitives sont rares.

Germain Sée.

Administrer la teinture de veratrum viride (10 à 20 gouttes par jour données en trois fois).

GOUTTE.

Jaccoud.

Pendant *l'accès de la goutte*, repos, enveloppement de la jointure dans de la ouate, liniment narcotique quelconque, diète absolue ou mitigée, suivant que l'attaque est fébrile ou apyrétique. Le meilleur aliment est alors le lait. Entretenir la liberté du ventre, sans purger.

Pendant l'attaque de goutte ordinaire, expectation. Lorsque les douleurs sont exceptionnelles ou la durée de l'accès anormale, salicylate de soude (3 gram. par jour), ou vin de colchique à la dose de 4 à 6 gram. dans les vingt-quatre heures.

Dans *l'intervalle des accès*, régime mixte, plutôt végétal qu'animal; eau pure pour boisson, ou bien vin blanc ou rouge très léger, coupé d'eau.

Si le traitement hygiénique ne suffit pas, prendre, dix jours par mois, 3 à 4 verres chaque jour, d'un mélange à parties égales de lait et d'eau de Vichy (Célestins). En cas d'insuffisance de cette médication, lui associer le benzoate de lithine, à la dose de $0^{gr},60$ jusqu'à 1 gram. par jour.

Vichy et Carlsbad conviennent aux goutteux robustes, sans lésion cardiaque; Ems et Royat, à ceux qui sont dans de moins bonnes conditions; Kissingen et Hambourg s'adressent surtout aux désordres articulaires que les attaques laissent après elles.

Dans le cas de gravelle, envoyer les goutteux à Contrexéville et à Évian.

H. Rendu.

Contre la *diathèse goutteuse :*

Prescrire les alcalins, habituellement le citrate et le carbonate de lithine.

Administrer l'acide benzoïque, qui s'élimine à l'état d'acide hippurique, à la dose quotidienne de 0gr,25 à 0gr,50 ou 1 gramme au plus.

Dans le cas d'*accidents franchement aigus*, développés chez des malades vigoureux, les eaux de Vichy, maniées avec précaution, peuvent produire un soulagement rapide, complet et durable.

Si les *accidents* sont *subaigus*, à tendance congestive, recommander Châtel-Guyon ou Carlsbad, à cause de leurs propriétés laxatives.

Aux *goutteux chroniques*, qui sont parfois en même temps graveleux et diabétiques, prescrire de préférence Contrexéville, Évian et Plombières.

Enfin, dans le cas de *raideurs articulaires*, provoquées par des dépôts tophacés, recourir aux sources à thermalité considérable, telles que Bourbonne-les-bains, Bourbon-l'Archambault et Louèche.

Huchard.

1° *Pilules d'iodure de lithium.*

Iodure de lithium...........	25 centigrammes.
Extrait de gentiane	ãã Q. S.
Poudre de gentiane	

Pour une pilule. Trois à quatre par jour.

2° *Potion à l'iodure de lithium.*

Iodure de lithium................	6 grammes.
Sirop d'écorces d'oranges amères.	200 —

Chaque cuillerée à bouche contient 50 centigrammes de substance active. Dose : deux à trois grandes cuillerées par jour.

3° *Cachets de benzoate de lithine.* — Formuler à raison de 20 centigrammes de substance active par cachet et à la dose quotidienne de 4 à 8 cachets.

4° *Pilules au benzoate de soude et à la lithine.* — Contre la goutte avec tendance à la néphrite chronique :

Extrait de stigmates de maïs......	6 grammes.
Benzoate de soude................	3 —
Carbonate de lithine.............	3 —
Huile essentielle d'anis...........	3 gouttes.

F. S. A. pour 60 pillules.

Prendre quotidiennement deux pilules au commencement de chaque repas, durant vingt jours chaque mois. Continuer le traitement pendant trois années.

GRANULATIONS CONJONCTIVALES.

A. Trousseau.

I. Traitement local. — Changer fréquemment les applications topiques. Voici quelques formules :

N° 1.	Glycérine neutre..................	10 gr.
	Tannin..........................	1 gr.
N° 2.	Eau............................	10 gr.
	Sous-acétate de plomb liquide....	1 gr.
N° 3.	Eau............................	10 gr.
	Sublimé.........................	5 c.
	Alcool..........................	Q. S.

Le sous-acétate de plomb ne serait pas utilisé sans inconvénient, si l'épithélium de la cornée était éraillé, à cause de la possibilité des incrustations métalliques.

Entre les cautérisations, appliquer les antiseptiques en compresses et en lavages froids.

Lorsque le malade ne peut être vu tous les jours ou tous les deux jours, le cautériser le plus souvent possible et, dans l'intervalle, prescrire, outre les lavages antiseptiques, la pommade suivante, à introduire entre les paupières une fois par jour :

Vaseline........................	10 grammes.
Iodoforme........................	1 gramme.

On peut remplacer l'iodoforme par 1 gr. d'huile de cade, ou 1 gr. d'oxyde jaune de mercure, ou 1 gr. d'acide phénique ou mieux encore 5, 10 ou 15 centigrammes de sulfate de cuivre.

Proscrire l'usage du bandeau, qui augmente le blépharospasme ; permettre les lunettes fumées.

Contre l'élément douleur, prescrire les frictions faites autour de l'orbite avec la pommade suivante :

Onguent mercuriel..............	10 grammes.
Extrait de belladone............	3 —

A renouveler matin et soir.

II. Traitement général. — Donner l'huile de foie de morue, mais ne jamais donner à l'intérieur, en même temps que la pommade à l'oxyde jaune, de l'iode ou un iodure, qui formerait dans le cul-de-sac conjonctival une combinaison (bi-iodure) néfaste pour l'œil.

S'il y a tendance à l'ulcération ou à l'abcès, suspendre la pommade et la remplacer par le collyre suivant :

Eau............................	10 grammes.
Nitrate de pilocarpine...........	5 à 15 cent.

Et insister sur les fomentations chaudes. Repousser comme inutiles, voire nuisibles, les vésicatoires et le collyre à l'atropine.

GRENOUILLETTE.

Tillaux.

Contre la *grenouillette aiguë :*

Ouvrir la tumeur. Évacuer le contenu.

Contre la *grenouillette chronique :*

Introduire un ténaculum dans la partie saillante et enlever la portion embrochée d'un coup de ciseaux courbes. Laver la bouche. Cautériser l'intérieur de la poche au nitrate d'argent. Quand les eschares sont détachées, renouveler la cautérisation deux ou trois fois.

GRIPPE CHEZ LES ENFANTS.

Comby.

Donner l'antipyrine et la quinine, associées ou isolées.

Associer le sulfate de quinine à l'antipyrine, en petits cachets contenant 10 centigrammes de chaque médicament, en donner trois ou quatre par jour.

Éviter les fortes doses d'antipyrine, pour échapper à l'intoxication thérapeutique.

Prescrire des évacuants dans tous les cas : aux enfants qui vomissent et qui toussent, administrer la potion d'ipécacuanha, à la dose de 1/2 ou 1 gramme — suivant l'âge — dans un demi-verre d'eau sucrée.

A ceux qui présentent surtout l'état saburral et la constipation, donner des purgatifs, le calomel ou la scammonée, à la dose de 50 centigrammes, l'huile de ricin, à la dose de 15 grammes.

Quand les symptômes d'embarras gastrique se prolongent, revenir à la médication évacuante et ajouter trois ou quatre cachets contenant chacun 20 centigrammes de naphtol et 20 centigrammes de salicylate de bismuth.

A tous, faire garder le lit ou la chambre, et suivre une diète mitigée : lait, bouillon, tisanes.

Nécessité d'un régime réparateur pendant la convalescence et d'une thérapeutique stimulante et tonique : œufs, laitages, purées de viande et de légumes ; sirop d'iodure de fer, huile de morue, bains salés, séjour à la campagne, etc.

HÉMOGLOBINURIE.

Albert Robin.

Faire mettre immédiatement le malade au lit, le réchauffer, administrer des boissons chaudes, faire des frictions cutanées.

Il ne suffit pas de guérir l'accès, il faut encore guérir la maladie, et prévenir ainsi le retour de phénomènes semblables. Donner les préparations antisyphilitiques, le sulfate de quinine, etc., suivant la cause connue ou supposée : traiter les syphilitiques par le mercure et l'iodure ; les paludéens par le sulfate de quinine et le quinquina : les anémiques, par les toniques et les ferrugineux ; les uricémiques, par le régime, les benzoates et l'acide arsénieux, etc.

D'autre part éviter la fatigue et le refroidissement. En outre supprimer les boissons alcooliques et engager le malade à s'abstenir pendant un certain temps de tout acte vénérien, surveiller l'alimentation et interdire les aliments oxaliques (oseille, tomates, etc.), ceux qui renferment beaucoup de matières extractives (viandes marinées, charcuterie, etc.), ceux qui exercent une action spéciale sur le rein (asperges, épices, thé, café, bière, etc.).

L'hydrothérapie pourra avoir de bons résultats : mais, sous peine d'insuccès, l'employer avec prudence, les douches d'abord chaudes, ne deviendront froides que graduellement et lentement. En outre il serait bon de commencer le traitement en été.

HÉMOPTYSIE.

Peter.

Administrer le kermès à la dose de 2 à 3 grammes, dans une potion à boire par cuillerées, d'heure en heure.

Grancher, Hutinel.

Appliquer sur le thorax, des sinapismes, des ventouses sèches et parfois des ventouses scarifiées; en même temps chercher à produire une dérivation avec les pédiluves et manuluves irritants, et même à l'aide de la ligature des membres.

Repos au lit, sans parler, dans une chambre à température modérée.

Administrer de la glace, de l'eau de Rabel et surtout de l'ergot de seigle ou de l'ergotine, de préférence au tannin, au ratanhia et au perchlorure de fer.

Si l'hémoptysie est menaçante en raison de son abondance, faire prendre d'un coup 2 à 3 grammes de poudre d'ipéca, qui provoquent la nausée, et déterminent un spasme des vaisseaux.

HÉMORRHAGIES.

Huchard.

A certaines hémorrhagies (métrorrhagie, *épistaxis*, *hémoptysies*), conviennent les médicaments vasoconstricteurs (ergotine, sulfate de quinine, etc.).

Pilules hémostatiques.

Ergotine........	ãã 2 gr.	Digitale pulvérisée.	ãã 20 c.
Sulfate de quinine.		Extrait de jusquiame	

F. S. A. 20 pilules. De 5 à 8 et 10 par jour.

A d'autres hémorrhagies au contraire, sont applicables des médicaments vaso-dilatateurs (opium et morphine). Prescrire des injections de morphine à la dose de 4 à 5 par jour; chaque injection représente 5 à 6 milligrammes de principe actif.

HÉMORRHAGIES DE LA DÉLIVRANCE.

Auvrard.

La conduite de l'accoucheur variera suivant le degré d'intensité de l'hémorrhagie.

Dans les *hémorrhagies de moyenne intensité :*

S'assurer s'il y a inertie utérine ou non et, dans ce dernier cas, se renseigner sur les plaies ou déchirures pouvant donner naissance à l'hémorrhagie.

En cas d'inertie, exercer avec la main placée sur le fond de l'utérus mou, une compression énergique pour vider la cavité de son contenu, puis continuer la pression sous forme de massage, immédiatement après, pratiquer une injection vaginale ou même intra-utérine chaude à 50° avec une solution antiseptique, administrer 1 gramme de poudre de seigle ergoté par précaution, ou mieux faire une injection sous-cutanée d'ergotine.

Si ces moyens sont insuffisants, recourir au tamponnement intra-utérin, qu'on pratiquera de la façon suivante. Après une injection vaginale préalable, placer la femme en travers du lit, saisir la lèvre antérieure du col, à l'aide de pinces à griffes, puis de même la postérieure et amener ainsi le col à la vulve, en même temps qu'un aide appuie sur le fond de l'utérus pour favoriser l'abaissement. Dès que, par l'injection, on a acquis la certitude que le col n'est pas la source de l'hémorrhagie, laver abondamment la cavité utérine avec les doigts. Une fois la cavité utérine libre, introduire dans l'intérieur, soit avec une pince, soit plus simplement à l'aide des doigts, l'extrémité d'une bande de gaze iodoformée ou simple, trempée préalablement dans l'eau bouillante pendant quelques instants ou dans une solution de sublimé à 10 p. 100, puis exprimée, jusqu'à ce que la cavité cervicale soit elle-même comblée. Après avoir enlevé ensuite la pince à griffe, terminer par le tamponnement du vagin. Laisser le tampon en place pendant douze heures.

En l'absence d'inertie utérine, rechercher successivement par la vue et le toucher, si l'hémorrhagie provient d'une plaie au niveau de la vulve, ou d'une déchirure, soit du vagin, soit du col de l'utérus.

Si la plaie existe au niveau de la vulve, la traiter par la ligature, la suture ou la compression, suivant l'indication.

Si le vagin est déchiré, recourir à la suture, à moins que la profondeur de la plaie ne s'y oppose ; dans ce cas, pratiquer le tamponnement utéro-vaginal.

S'il y a déchirure du col, procéder de même.

Dans *l'hémorrhagie grave et foudroyante*, l'examen préalable du sujet devient inutile, puisque cette hémorrhagie, remarquable par son abondance, ne peut être due qu'à l'inertie utérine.

Mettre en œuvre les trois moyens suivants :

1° Maintenir le fond de l'utérus avec une main, le comprimer et le masser;

2° Vider la cavité utérine avec l'autre main et l'exciter;

3° Pratiquer le tamponnement vaginal et administrer 1 à 2 grammes de seigle ergoté.

Sans retirer la main préalablement introduite dans l'utérus, placer la femme dans la position obstétricale, puis, avec la main devenue libre et remplacée par celle d'un aide, glisser soit avec une pince, soit avec les doigts, l'extrémité de la bande de gaze dans l'utérus débarrassé de tous caillots sanguins. La main qui s'y trouve saisit la bande qu'elle porte jusqu'au fond, de manière à combler par une série de mouvements successifs tout l'espace libre, terminer ensuite comme précédemment.

On a prétendu que le tamponnement intra-utérin mal pratiqué était dangereux. Mais n'en est-il pas de même de l'opium imprudemment administré, ou du bistouri manié par une main inhabile ? Bien fait, le tamponnement constitue un hémostatique puissant.

HÉMORRHOIDES.

Potain.

Avant tout, prévenir la fluxion. De tous les moyens préconisées, le régime est le plus essentiel, c'est-à-dire avoir une vie active et éviter la constipation, non pas par des drastiques qui iraient à l'encontre du but poursuivi, en augmentant l'état fluxionnaire de l'intestin et des vaisseaux hémorrhoïdaires, mais par des laxatifs, dont les meilleurs sont : l'huile de ricin, la fleur de soufre seule ou associée à la crème de tartre, la magnésie à petites doses (0gr,50) chaque matin, de façon à amener une selle régulière.

Mais si la congestion s'est produite, et surtout si elle est intense, il faut la combattre, et combattre aussi les hémorrhagies auxquelles elle peut donner lieu : prescrire le repos dans la position horizontale, et, à l'intérieur, les astringents. On a préconisé beaucoup, et avec raison, les irrigations, les douches ascendantes froides administrées sans violence.

A côté du froid, on peut aussi employer le système opposé, c'est-à-dire la chaleur, aussi élevée qu'il est possible de la supporter, soit des lavements à 40 degrés répétés plusieurs fois par jour ; ils amènent, en général, un soulagement notable et durable.

Enfin, si ces moyens échouent, recourir à la dilatation du sphincter, soit avec les doigts, soit avec le spéculum; elle combat avec succès toute tendance du sphincter à la contracture.

Dujardin-Beaumetz.

Prescrire l'alcoolature d'*hamamelis*, qui s'emploie de la façon suivant : à l'intérieur, et dans les cas aigus, 24 gouttes par jour en trois fois, diluées dans un peu d'eau. Même dès les premiers jours, le flux sanguin est supprimé, la douleur disparaît et les bourrelets hémorrhoïdaux s'affaissent et se flétrissent.

Lorsque la résolution est obtenue, administrer encore pendant un mois 10 gouttes, matin et soir.

Audhoui.

Onguent populeum.	30 gr.	Extrait de belladone...........	ãã 1 gr.
Cérat saturné......	10 —	Extrait thébaïque.	ãã 1 gr.
Antipyrine.........	3 —		

Mêlez exactement.

Faire des onctions sur les tumeurs hémorrhoïdales douloureuses et non fluentes, ou après avoir fait cesser l'hémorrhagie si elle était trop abondante. Lavements quotidiens, pour éviter la constipation.

Reclus.

Contre les *hémorrhoïdes externes* :

Faire coucher le malade sur le côté, la jambe qui ne repose pas sur la table fortement repliée sur l'abdomen de manière à bien découvrir la région anale.

Commencer par insensibiliser la muqueuse, car elle est excessivement irritable : pour cela, enfoncer dans le rectum, un tampon de ouate hydrophile imbibé de la solution de cocaïne et enroulé autour d'une pince à forcipressure en même temps maintenir appliqué sur l'anus même un autre bourdonnet de ouate imbibé aussi de cocaïne. Enfonçant alors un doigt dans le rectum, faire de l'autre main tenant la seringue de Pravaz, avec une solution à 2 p. 100, six piqûres d'une demi-seringue chacune, tout autour de l'anus; faire pénétrer l'aiguille de la seringue entre la muqueuse et le tissu cellulaire qui entoure le rectum, et pousser le piston en même temps qu'elle chemine dans les tissus. Cette mesure évite l'injection possible dans les veines, qui à cet endroit sont nombreuses, d'une trop grande quantité de cocaïne, ce qui pourrait produire des accidents.

L'anesthésie est suffisante et parfois complète. Lorsqu'on la juge arrivée au degré voulu, introduire dans le rectum un spéculum bivalve à longues branches, et faire la dilatation graduelle.

HÉPATITE ALCOOLIQUE.

Millard.

Trois *périodes* dans les accidents inflammatoires :

1° Congestion avec tuméfaction de la glande. C'est l'hypertrophie simple, provenant de l'infiltration embryonnaire;

2° Hypertrophie entravant la circulation veineuse du foie et amenant l'ascite. Elle est encore susceptible de régression, malgré que les lésions soient plus avancées. Jusque-là, on fait mieux d'appeler l'affection *hépatite chronique* que *cirrhose*;

3° Atrophie ultime de l'organe et fatalement mortelle.

A la première période, par un bon traitement, la prolifération est susceptible d'arrêt et peut subir un processus résolutif, au lieu d'évoluer vers l'organisation conjonctive. Il reste toujours des traces de ce développement anormal, mais il est compatible avec la santé. Au surplus, les individus qui en sont atteints sont exposés aux récidives, s'ils retombent dans les abus alcooliques.

Au début, s'en tenir au lait pur. Graduellement, y ajouter du thé, du café, du chocolat, des féculents. Permettre du fromage frais, des œufs frais, des poissons, surtout *des poissons à chair crémeuse*, des viandes blanches... Peu à peu, le malade reviendra à son régime ordinaire.

Toutefois, s'abstenir du vin et des spiritueux : à plus forte raison, proscrire les vins médicamenteux, car pour le sujet dont le foie a tendance à la dégénérescence cirrhotique, l'alcool reste toujours un poison.

Les diurétiques et les purgatifs sont indiqués comme remèdes. Parmi les premiers, faire choix de l'infusion journalière de baies de genévrier.

Quand il y a trop de liquide ascitique, l'évacuer par ponction. Hebdomadairement, les malades se purgeront avec l'eau-de-vie allemande ou de la résine de scammonée. Si l'on remarquait du sang dans les selles, faire choix de l'huile de ricin.

Dans la convalescence, les iodures alcalins s'opposeront à l'organisation des éléments jeunes du tissu conjonctif du foie.

Pour les malades qui restent pâles, adjoindre l'arsenic, les ferrugineux, les bains fortifiants, etc.

La strychnine, donnée concurremment à une dose quotidienne de 3 ou 4 grammes d'iodure alcalin, peut produire des effets remarquables, à la dose de 6 à 10 milligrammes, quotidiennement.

Sous l'action de cette médication, la diurèse devient abondante, l'œdème et l'ascite disparaissent, l'appétit se réveille et les forces renaissent.

HERNIES.

Terrillon.

La cure radicale peut être faite, dans deux conditions : soit qu'on la dirige contre une hernie simple, non accompagnée d'accidents, soit, au contraire, qu'on profite de la nécessité où l'étranglement met le chirurgien de porter le bistouri sur le sac, pour lutter contre les accidents immédiats et prévenir ceux qui pourraient se manifester plus tard.

Lorsqu'il s'agit d'une hernie non étranglée, l'opération comprend plusieurs temps qui sont :

1° L'incision des téguments et du sac ;

2° La réduction des intestins ;

3° Les manœuvres portant sur le sac (corps et collet) ;

4° L'obturation de l'orifice fibreux ;

5° Le traitement de la plaie.

Ne jamais se départir des règles imposées par la méthode antiseptique ; toute faute à cet égard peut coûter la vie à un homme, pour lequel sa hernie n'était qu'une infirmité supportable.

1er *Temps.* — Raser la peau, la laver au savon, la déterger à l'éther ou à l'alcool ; nettoyer les parties génitales, quand il s'agit d'une hernie inguinale ou crurale ; sectionner la peau et les téguments couche par couche, lentement, jusqu'à ce qu'on rencontre le sac ; le volume de la hernie commande l'étendue de l'incision ; peu importe qu'elle soit grande ou petite.

2e *Temps.* — Ouvrir le péritoine avec précaution : l'intestin est à nu ; il faut le réduire. Dans les cas simples, cette réduction est facile, mais cela n'est pas l'ordinaire, en effet ce sont le plus souvent les vieilles hernies volumineuses et irréductibles qui commandent l'intervention. Si donc l'intestin et l'épiploon qui l'accompagne rentrent facilement, les repousser avec les doigts dans la cavité abdominale; s'ils résistent, étudier les causes qui mettent obstacle à leur passage à travers le collet. Celles-ci varient suivant les cas; tantôt on coupe entre ligatures des brides épiploïques, on dissèque avec les doigts ou un instrument mousse les adhérences péritonéales, on sépare les néo-membranes, dont les lambeaux peuvent, du reste, sans inconvénient, rester adhérents à la paroi de l'intestin; puis enfin le paquet herniaire cède et est refoulé dans le péritoine.

3e *Temps.* — Il ne reste qu'à s'occuper du sac, de son collet et de son corps. Fermer la porte à l'anse herniée et à la masse épiploïque qui l'accompagnait; or, cette porte, c'est le collet du sac. Il y a plusieurs manières de l'oblitérer : on a le choix entre l'anse de catgut simple, l'anse double, triple, quadruple, la suture en faufilet de Czerny; l'anse simple, bien serrée, pratiquée à l'aide d'un catgut très fort ou d'une soie antiseptique assez résistante, est ce qu'il y a de plus sûr et de plus facile à appliquer. Mais, quelque procédé qu'on choisisse, placer cette ligature le plus haut possible, jusque dans le péritoine. Il faut donc disséquer un peu le collet du sac, le libérer ainsi de ses attaches sous-séreuses, et tirer sur le péritoine. Celui-ci descend alors dans la plaie; l'anse doit l'étreindre dans la partie culminante de l'incision.

La cavité abdominale est ainsi fermée, de façon que l'intestin soit maintenu d'une manière constante. Mais au-dessous de la partie étranglée par la ligature, il reste le sac; que doit-on en faire? On peut pratiquer un vrai capitonnage isolé des deux feuillets de la bourse péritonéale; mais le capitonnage ne vaut pas l'extirpation du sac; celle-ci doit être faite toutes les fois qu'on le peut. Elle n'est pas, en effet, toujours facile; elle nécessite la dissection du sac, et il est des cas dans lesquels la séreuse adhère aux éléments du cordon, dont elle est difficile à séparer. Cette dissection se fait avec les doigts; elle doit être longue, patiente, sans brusquerie. Quand tout le sac est ainsi séparé, on le résèque. Si, malgré tous les efforts du chirurgien, les adhérences sont telles qu'il ne puisse enlever que des lambeaux du péritoine, il n'a qu'à s'arrêter; il résèque ce qu'il peut et il laisse le reste. L'inconvénient n'est pas grand.

Dans toute cure radicale de hernie inguinale, lorsque le testicule est placé dans une position vicieuse, en ectopie, l'extirpation du testicule est un moyen extrême. Elle s'impose quelquefois, surtout quand le testicule est en ectopie assez élevée; mais toute glande séminale située dans la tunique vaginale, n'eût-elle atteint qu'un degré imparfait de développement, doit être laissée, sauf impossibilité.

4e *Temps.* — Pour rendre plus difficile encore à l'intestin de franchir la barrière nouvelle que lui constitue l'opération, on a pensé qu'il serait bon d'obturer l'orifice fibreux de la hernie. Le procédé le plus rationnel consiste à suturer les piliers de l'anneau herniaire aponévrotique. Or le tissu fibreux qui entoure l'anneau n'a aucune vitalité; il est réfractaire à la réunion immédiate. Cependant cette pratique n'est pas toujours mauvaise; pendant quelque temps, la suture maintient la cavité abdominale mieux fermée; cela permet aux adhérences qui se font après la ligature du collet de s'établir solidement. Si les fils sont résorbables (catgut) ou parfaitement antiseptiques (soie phéniquée), ils ne retardent en rien la guérison.

5e *Temps.* — Après un lavage soigné, une hémostase parfaite, suturer les lèvres de l'incision en prenant, dans l'anse du fil, toutes les couches tégumentaires. Drainer, s'il existe une surface cruentée assez étendue, et si la dissection du sac a été pénible;

fermer l'incision sans drainage sur toute l'étendue, si l'opération a été simple et bénigne.

Recouvrir le champ opératoire par un pansement, à l'iodoforme ou au salol, large, bien fermé, qui protège au loin la plaie contre les germes extérieurs.

Si l'opération a été bien faite, la guérison est nécessaire, et la réunion immédiate certaine.

P. Berger.

Contre la *hernie inguinale congénitale :*

Jusqu'à cinq ans, ne pas faire l'opération de la cure radicale. Obtenir la guérison par les bandages.

De cinq à quinze ans, appliquer d'abord le traitement par les bandages. Ne tenter l'opération que :

1° Si la hernie est compliquée d'ectopie testiculaire. N'opérer que tard dans l'adolescence les hernies avec cryptorchidie. Si le testicule est ectopié dans le trajet inguinal ou vers la racine des bourses, et s'il y a danger pour la vie, opérer de suite. S'il n'y a pas d'accidents, si l'application d'un bandage est possible, attendre. S'il est impossible, opérer. Si, au cours de l'opération de cure radicale, le testicule ne peut être ramené et fixé à sa place normale, faire la castration.

2° Si les hernies traitées par les bandages augmentent graduellement de volume.

3° Vers la vingtième année.

4° Si la hernie a été le siège d'accidents d'étranglement.

HERPÈS.

Du Castel.

Mettre l'érosion herpétique à l'abri des causes d'irritation ; elle disparaît en quelques jours.

Le retour des poussées d'herpès récidivant est difficile à prévenir ; prescrire l'emploi de l'arsenic, et surtout une saison aux eaux d'Uriage.

E. Besnier.

Contre l'*herpès génital :*

1° Si l'*herpès est sec*, onctions quotidiennes avec la vaseline ou l'onguent diachylon lanoliné :

Emplâtre plombagine simple.	} ãã	25 grammes.
Lanoline....................		
Axonge........................	5	—

Ce topique a l'avantage de rester plus longtemps sur la peau et de maintenir son élasticité.

Prescrire aussi le cérat lanoliné de Stern :

Lanoline....................	} ãã	20 grammes.
Cérat jaune.................		
Huile d'olive...................	10	—

2° Si l'*herpès est humide*, lotions avec une solution phéniquée ou boriquée très étendue et pansement avec des poudres astringentes ; voici la meilleure :

Amidon finement pulvérisé......	100 grammes.
Nitrate de bismuth..............	1 gramme.
Tannin.........................	5 —

Traiter les *ulcérations*, même consécutives à l'herpès, par des pansements astringents, mais jamais par les cautérisations.

Brocq.

Contre l'*herpès génital discret*, prescrire les pansements bi-quotidiens suivants :

1° Lotion avec l'eau blanche coupée d'eau, l'eau de Labarraque, le vin aromatique très étendu; une décoction astringente de roses ou de ratanhia; ou bien : une solution boriquée préparée avec l'eau pure ou la décoction de feuille de noyer.

2° Immédiatement après, appliquer :

Oxyde de zinc.................	ãã 1 gramme.
Calomel.......................	
Sous-nitrate de bismuth..........	3 grammes.

Ou bien : la poudre d'oxyde de zinc, de carbonate de bismuth, le talc boriqué.

S'il y a de l'irritation, faire précéder l'application de la poudre par une onction avec la vaseline, la pommade à l'oxyde de zinc ou le cérat lanoliné.

Contre l'*herpès génital confluent*. — 1° Au début, topiques émollients, cataplasme de fécule à l'eau boriquée, lotions de décoction de têtes de pavot boriquée, bains de siège;

2° Onctions avec la vaseline, l'axonge fraîche, le cold-cream ou bien application d'une poudre inerte, suivant la tolérance des malades;

3° Quand celle-ci est établie : onction avec l'onguent diachylon lanoliné, la pommade à l'oxyde de zinc et au sous-nitrate de bismuth boriquée ou non.

Contre l'*herpès génital récidivant*. — 1° Cautérisation avec les solutions de nitrate d'argent titrées à 30, 20 ou 10 p. 100, ou avec le crayon de nitrate d'argent;

2° Lotions astringentes avec les solutions de sulfate de cuivre, de zinc ou de sublimé;

3° Applications de poudres sèches et de ouate;

4° Traitement général : eaux de Saint-Gervais et de Luchon.

HYDARTHROSE.

Duplay.

Moyens peu compliqués, qui se résument dans : immobilité, révulsion, compression.

Immobilité absolue, c'est-à-dire, ne pas se contenter d'immobiliser le membre en le fixant au-dessus et au-dessous de la jointure malade. Placer le membre dans une gouttière en plâtre et l'immobiliser de telle façon que tout mouvement, volontaire ou spontané, soit impossible.

La révulsion, moins nécessaire que l'immobilité, sera obtenue au moyen d'un ou deux larges vésicatoires; s'ils ne produisent pas des résultats rapides, ne pas insister, ils ne donneront rien.

La compression est un moyen excellent. Pour la pratiquer, entourer la jointure de feuilles d'ouate, ou mieux encore de rondelles d'amadou superposées, puis serrer le tout au moyen d'une bande ordinaire et refaire cette compression aussi souvent qu'il sera nécessaire pour la maintenir constante.

Dans beaucoup de cas, ces moyens suffisent.

Dans les cas chroniques d'emblée, quand l'épanchement n'offre aucune tendance à se résorber, recourir à un traitement plus énergique. Faire la ponction de l'articulation, ponction inoffensive avec les procédés chirurgicaux actuels, puis appliquer la compression sur l'articulation ponctionnée; si la ponction ne suffit pas, avoir recours à l'arthrotomie.

Reclus.

Contre l'*hydarthrose du genou* :

Injecter dans l'intérieur de l'articulation trois seringues de Pravaz d'une solution de cocaïne à 4 p. 100; puis au point où l'on va enfoncer les trocarts, faire deux autres piqûres, de la même solution. Enfoncer les trocarts, l'un à droite l'autre à gauche du genou. Il est plus facile de commencer par mettre en place le trocart inférieur, que l'on enfonce entre le bord externe de la rotule et l'extrémité inférieure du fémur. Le second trocart est placé plus haut, du côté opposé, dans le cul-de-sac inférieur de la synoviale. Prendre le trocart inférieur plus petit que le supérieur, afin de déterminer dans l'articulation une certaine pression, puis avec une fontaine élevée faire passer un courant d'acide phénique au dixième, en mettant le trocart supérieur en communication avec la fontaine. Celle-ci peut être plus ou moins élevée, suivant le degré de pression que l'on désire atteindre. En général, un mètre au-dessus du niveau du genou suffit.

Le liquide synovial est d'abord chassé par le courant d'eau ; continuer l'irrigation, jusqu'à ce que le liquide qui sort par le trocart inférieur soit de l'eau pure et ne se coagule plus par la chaleur.

Ce lavage se fait sans aucune douleur.

Comme traitement consécutif, appliquer un bandage élastique, et, par-dessus une couche d'ouate. Élévation du membre et repos au lit.

Pendant les deux jours qui suivent le lavage, l'articulation est le siège de vives douleurs. Mais après cette période, les douleurs diminuent et cessent complètement. L'épanchement ne se reforme plus, l'articulation devient mobile et le malade peut fléchir et étendre la jambe le quatrième jour. La sensibilité à la pression a disparu. Le huitième ou le dixième jour, le malade marche bien. Cependant, ne pas se hâter de rendre la liberté au patient, le maintenir au repos complet pendant quelque temps.

HYDROCÈLE.

Richet.

Bichlorure de mercure.......... 12 grammes.
Eau distillée.................. 50 centilitres.

Faire dissoudre. — Ponctionner la cavité vaginale, la vider, y injecter quantité suffisante de la solution mercurielle, suivant l'étendue de la poche; malaxer un peu celle-ci, de manière à mettre tous ces points en contact avec le sublimé; laisser ensuite ressortir environ moitié de la solution, et en conserver dans la poche à peu près moitié.

Sous l'influence du sublimé, une inflammation adhésive se produit, et, quelques heures après l'opération, le scrotum devient lisse, rouge, tendu, comme érysipélateux. Il forme une tumeur dure, élastique, rénitente, due à la reproduction du liquide, qui, plus tard, diminue de volume et disparaît. — Pas de symptômes généraux ni de stomatite mercurielle.

HYDROPÉRICARDE.

Jaccoud.

Diurétiques, purgatifs, sudorifiques, lait, vésicatoires volants. Paracentèse du péricarde, seulement si la cause hydropigène n'est pas immédiatement mortelle.

HYDROPISIES.

Germain Sée.

Prescrire la lactose, qui fait partie de la composition normale du lait, où elle se trouve dans la proportion de 5 p. 100 et qui est le seul parmi les principes constituants de ce liquide auquel on doive attribuer l'action diurétique qui lui est propre ; l'emploi isolé de la lactose a été appliqué au traitement des différentes variétés d'hydropisies et particulièrement à celui des épanchements cellulaires ou séreux liés à l'évolution des maladies du cœur dans la période d'asystolie.

Le résultat est immédiat et remarquable.

Quel est le mécanisme de cette propriété de la lactose? La lactose n'est ni un endosmotique, ni un modificateur vasculaire, mais elle agit directement sur le rein. Elle épargne au malade les pertes d'urée et l'inanition qui suivent la cure lactée prolongée et permet l'alimentation carnée, seule capable de restaurer les forces d'un organisme épuisé.

HYPERCHLORHYDRIE GASTRIQUE.

Germain Sée.

Au début, le régime lacté, quand les douleurs sont vives ou qu'il y a des symptômes d'ulcère ; ne pas le continuer exclusivement trop longtemps.

Régler l'alimentation de la manière suivante : le matin, un verre de lait comme premier déjeuner; deux repas, à midi et à 7 heures, mais le repas du soir très léger pour tâcher de prévenir la crise nocturne douloureuse. Combattre cette dernière par une légère collation; en donnant un verre de lait, au moment des crises nocturnes, on obtient d'excellents effets.

Le lait et les œufs neutralisent l'acide chlorhydrique, en le faisant entrer en combinaison avec l'albumine.

Debove.

Substituer au bicarbonate de soude un sel moins soluble et moins rapidement attaqué par l'acide chlorhydrique, le carbonate de chaux, par exemple. On évitera ainsi le dégagement trop brusque de l'acide carbonique dans l'estomac, en même temps que le sel calcaire déposé formera un bon pansement de la muqueuse. Prescrire alors :

Bicarbonate de soude........ } ãã 25 grammes.
Craie préparée.............. }

En 50 paquets. Un paquet toutes les demi-heures pendant les quatre heures qui suivent chaque repas.

Pour remédier à la *constipation*, une à deux cuillerées à soupe de magnésie calcinée, chaque jour.

Huchard.

Se garder d'administrer la quinine qui ne produirait aucun effet et serait même nuisible, ou d'ordonner des calmants (opium, injections de morphine, antipyrine, vésicatoires morphinés, etc.). Voilà ce qu'il ne faut pas faire.

Comme les douleurs sont dues à l'hyperacidité gastrique (forme de dyspepsie acide), chercher, par les alcalins à haute dose, à neutraliser cette hyperacidité : voilà ce qu'il faut faire.

Pour remplir ces diverses indications, instituer un traitement *hygiénique*, un traitement *local* et un traitement *général*.

I. Traitement hygiénique. — 1° Éviter les émotions, les préoccupations, le surmenage intellectuel; se garder aussi bien des fatigues cérébrales dues au travail que de celles tenant à la vie mondaine. Ne pas travailler après le repas, mais, après un repos d'une demi-heure, faire un exercice modéré. Défendre le tabac, car il a une action nocive sur la motilité.

2° Supprimer dans l'alimentation : l'alcool, le thé, le café, les condiments, les mets épicés; les salades, les cornichons, enfin les acides, qui exagèrent la sécrétion gastrique; le gibier, la charcuterie, les salaisons, les fromages faits, pour la même raison. Les féculents, les légumes verts riches en cellulose (choux) sont nuisibles parce qu'ils sont très mal digérés dans un estomac qui contient trop d'acide chlorhydrique; ils s'y accumulent et le dilatent. Aussi la dilatation est-elle très fréquente, dans l'hyperchlorhydrie. Supprimer les pâtisseries, les corps gras, le pain frais et les remplacer par du pain grillé.

Dans certains cas, permettre le vin, mais n'en donner que fort peu, et de préférence du vieux vin rouge, riche en tannin. Comme bières, choisir les bières à fermentation haute, l'extrait de malt. Dans l'hyperchlorhydrie avec dilatation, recommander le régime sec et l'emploi des lavements aqueux pour calmer la soif.

3° Supprimer les eaux de table, qui, en raison de l'acide carbonique dont la plupart sont chargées, peuvent provoquer et entretenir la dilatation gastrique. Préférer les eaux indifférentes : Evian ou Alet.

4° Prescrire le laitage, à petites doses, un verre par exemple, pour calmer les douleurs nocturnes (additionner le lait d'eau de Vichy ou d'eau de chaux); les viandes hachées, les œufs.

5° Les malades doivent mâcher soigneusement leurs aliments, faire un repas très léger et peu copieux le soir, afin d'éviter la crise nocturne; faire pendant la nuit une petite collation. Les repas seront donc au nombre de quatre ou cinq, et réglés de la manière suivante : le matin, un verre de lait; à 11 heures, déjeuner avec des œufs et de la viande hachée; dans la journée, vers 3 heures, une tasse de lait; le soir, à 7 heures, un léger repas composé de laitage, d'œufs et d'un peu de viande; enfin, pendant la nuit, une ou deux tasses de lait.

II. Traitement local. — 1° L'indication locale consistant à neutraliser l'hyperacidité gastrique, prescrire les alcalins à haute dose (10 à 20 grammes par jour), surtout à distance des repas, quand les douleurs deviennent intenses. Employer de préférence le bicarbonate de soude dilué dans des boissons chaudes et théiformes; cependant, le bicarbonate de soude pourrait être remplacé avec avantage par la magnésie décarbonatée.

Mais le bicarbonate de soude est soluble; la craie ou carbonate de chaux ne l'est pas; celle-ci joint donc à ses propriétés alcalines l'avantage de former un enduit protecteur à la surface de la muqueuse, comme le fait le sous-nitrate de bismuth. On peut donc recommander aussi la formule suivante :

Bicarbonate de soude............	50 grammes.
Craie préparée....................	50 —

Pour 50 paquets. Un paquet toutes les heures, pendant quatre heures, en commençant immédiatement après chaque repas.

2° Pour combattre l'*atonie intestinale* et la *constipation*, prescrire des pilules de podophylline (3 cengrammes), de la magnésie anglaise (une cuillerée à bouche, de temps en temps le matin), de la poudre de réglisse composée (une à deux cuillerées à café par jour). Mais, parmi tous ces laxatifs, choisir de préférence la magnésie, dont l'effet s'ajoute au bi-carbonate de soude pour alcaliniser davantage encore le suc gastrique.

Comme il y a souvent *acholie*, au moins relative, voici encore une bonne formule pour combattre la constipation et l'atonie gastro-intestinale :

Benzoate de soude...............	4 grammes.
Poudre de rhubarbe.............	3 —
— de noix vomique.........	25 centigr.

Pour 10 cachets. Prendre deux ou trois cachets par jour. Le benzoate de soude agit à titre de substance alcaline et cholagogue.

Contre les *vertiges*, prescrire l'opium à petites doses, 2 à 3 gouttes de laudanum ou quelques centigrammes de poudre de Dower.

Contre les *intermittences cardiaques*, administrer le bromure de potassium.

Contre l'*anémie* et les symptômes nerveux, prescrire le tartrate ferrico-potassique.

Tartrate ferrico-potassique..	5	centigrammes.
Poudre de rhubarbe........	5	—
Extrait de quinquina........	20	—

Pour une pilule; une avant chaque repas.

Ce n'est souvent qu'après la guérison de l'état hyperchlorhydrique que l'on pourra recourir à l'administration des préparations martiales.

Chez les nerveux, employer l'hydrothérapie, en se servant des douches chaudes, et le massage. Le massage de l'estomac est contre-indiqué.

3° Faire quelques lavages avec des liquides alcalins, lorsqu'il y a dilatation.

4° Parmi les eaux minérales pouvant convenir, placer en première ligne Vichy et Carlsbad, les premières étant supérieures aux secondes; puis Vals, Pougues, Alet, Saint-Nectaire, Châteauneuf, etc.

III. TRAITEMENT GÉNÉRAL. — 1° Défendre le surmenage, ordonner le repos, et prescrire contre l'état nerveux, les eaux de Néris et l'hydrothérapie.

2° Prescrire des eaux ferrugineuses (Bussang, Orezza, etc.) ou même les pilules toni-ferrugineuses, d'après cette formule :

Extrait de quinquina.	5 gr.	Extrait de noix vomique............	50 c.
— de gentiane..	5 —	Huile es. d'anis....	5 gtt
— de rhubarbe..	5 —	Glycérine..........	Q. S.
Tartrate ferrico-pot..	5 —		

Pour 100 pilules. Prendre deux pilules au commencement de chaque repas.

Comme stations hydro-minérales, choisir Luxeuil, Bagnoles (de l'Orne), Luchon, etc.

Albert Robin.

Comme eaux minérales, prescrire surtout celles de Vichy, en choisissant les sources qui contiennent le moins d'acide carbonique, celle de l'Hôpital, par exemple. Donner, pour commencer, environ 120 grammes, 2 fois par jour, en laissant échapper un peu de gaz avant de boire. Dans les eaux de Vals, prescrire celles des sources Précieuse et Désirée. La source de Saint-Louis d'Olette (Pyrénées-Orientales) ou la source Mahourat de Cauterets seraient très utiles.

Dans certains cas, faire d'abord une saison à Aix (douches et massage) et aller ensuite à Vichy.

Les cures de raisin, 500 à 800 grammes par jour, sont parfois suivies de bons résultats.

HYPERTROPHIE DU CŒUR CHEZ LES ENFANTS.

A. Ollivier.

S'il y a une *fausse hypertrophie du cœur* et s'il existe en même temps de la *chloro-anémie*, du *nervosisme* ou de la *dyspepsie*, instituer un traitement approprié. Puis, sans tarder, recourir à la gymnastique, non pas à des tours de force capables d'aggraver les accidents morbides, mais à une gymnastique modérée, méthodique, portant spécialement sur les bras. Grâce à ce moyen, on fera contracter énergiquement les muscles inspirateurs et par là on accroîtra les dimensions de la poitrine, l'énergie de l'hématose, et on rendra la nutrition plus active.

Au contraire, si le cœur a déjà subi une véritable *hypertrophie*, conseiller la vie calme, mais ne pas renoncer complètement à la gymnastique des bras, faite avec prudence ; dilater le thorax rétréci et donner au cœur plus d'espace pour se mouvoir.

HYSTÉRIE HÉMIANESTHÉSIQUE.

Gilbert Ballet.

Supposons que l'hystérique est une hémianesthésique gauche. Plaçons un aimant en regard de l'un des membres anesthésiés, le membre supérieur, par exemple, et voyons ce qui va se passer. Après un temps qui est d'ordinaire toujours le même, à peu de chose près, pour le même sujet, mais varie, avec les divers malades, de quelques secondes à quelques minutes ou même plusieurs heures, la sensibilité d'abord éteinte reparaît. Si le retour se fait rapidement, tous les points du côté hémianesthésié deviennent sensibles au même instant. Lorsqu'au contraire ce retour est lent à se produire, l'anesthésie disparaît sur certaines parties, tandis que les voisines sont encore insensibles. Habituellement, c'est au niveau même du point d'application de l'aimant que la sensibilité se montre en premier lieu ; toutefois, chez plusieurs malades et dans plusieurs expériences faites sur chacun d'eux, la partie qui recouvrait la première le sentiment était la peau du thorax, l'aimant était placé en regard de l'avant-bras.

En même temps que le côté hémianesthésié, le gauche, récupère ses fonctions, que le tact, la douleur, le chaud et le froid y redeviennent perceptibles, que l'ouïe, la vue, le goût, l'odorat, obtus ou abolis jusque-là, recouvrent leur jeu régulier, le côté droit cesse de percevoir les impressions. L'anesthésie s'est, de toutes pièces, tansportée d'une moitié du corps dans l'autre, il y a eu *transfert*, comme on dit. Le phénomène du transfert, découvert lors des premières vérifications de l'action des métaux, est un fait constant chez les hystériques. Il est particulièrement facile de le suivre au moment où il se produit, en examinant ce qui se passe du côté de l'oreille ou du côté de l'œil. En ce qui concerne le premier de ces sens, l'acuité auditive diminue progressivement du côté droit à mesure qu'elle augmente à gauche; il en est de même pour la vue; en outre, si, ce qui est la règle, la malade observée est achromatopsique, les couleurs disparaissent à droite les unes après les autres, tandis qu'au contraire elles reparaissent individuellement à gauche : l'ordre de cette réapparition est toujours le même : le rouge, quelquefois le bleu, suivant les sujets, est perçu en premier lieu, puis le jaune, le vert et enfin le violet.

ICTÈRE.

A. Chauffard.

Faire prendre un grand lavement d'eau simple : 1 litre pour les enfants, 1 à 2 litres pour les adultes; l'eau étant à la température de 12° Réaumur le premier jour, 15 à 16° le second et 18° à partir du troisième jour.

Pour provoquer et obtenir le retour de la bile dans l'intestin, 2 lavements suffisent parfois; il en faut généralement quatre, et il n'a jamais été nécessaire d'en donner plus de six. Quoique la quantité de liquide qui constitue ces lavements soit considérable, ils sont bien supportés pendant cinq ou dix minutes.

Quant à la guérison proprement dite, caractérisée par la recoloration brune des fèces et la disparition de la biliverdine urinaire, on l'obtient dans un délai variant de deux à huit jours.

Le mode d'action de cette méthode s'explique par l'augmentation de tension dans les voies biliaires obstruées. La muqueuse intestinale devient le point de départ d'un réflexe qui retentit sur la vésicule et les voies biliaires extra-hépatiques, provoque la contraction de la paroi musculeuse de ces canaux, et peut-être, en même temps, détermine une hypersécrétion biliaire. C'est pour accroître l'intensité de ces réflexes qu'il faut que les lavements soient abondants, de 2 litres autant que possible, et que l'eau soit très froide. Ce mode d'action exclut l'emploi de la méthode, quand on suppose l'existence de *lithiase biliaire* ou d'*angiocholite calculeuse*.

ICHTYOSE.

Lailler.

Hydrolat de laurier-cerise......	4	grammes.
Glycéré d'amidon...............	100	—

Mêlez. Faire d'abord deux onctions par jour avec ce glycéré. Plus tard, n'en faire qu'une et lorsque la peau a repris son apparence normale, et qu'il ne s'agit que de lui conserver sa souplesse, se contenter d'une onction par semaine.

Avant de recourir à l'emploi du glycérolé, débarrasser la peau de ses squames, à l'aide de bains simples seuls, ou alternant avec des bains alcalins, que l'on répète chaque jour, ou tout au moins deux fois par semaine. Faire suivre les bains de frictions avec un linge sec, et d'un léger massage.

La peau est débarrassée de la presque totalité des squames dans l'espace de deux à trois semaines.

IMPÉTIGO.

Hardy.

I. Traitement général. — Il peut être indiqué par l'état constitutionnel du sujet.

II. Traitement local. — N'employer les cataplasmes

qu'au début du traitement, et dans le but de faire tomber les croûtes : employer exclusivement les cataplasmes à la poudre de farine de lin déshuilée, ou mieux les cataplasmes de fécule de pomme de terre, préparée avec de l'eau boriquée (une cuillerée à café de poudre d'acide borique pour un verre d'eau).

Sur le cuir chevelu, après avoir coupé les cheveux courts, faire tomber les croûtes par l'emploi du bonnet de caoutchouc, sous lequel il sera bon de placer des compresses ou de la tartalane imbibée d'une solution boriquée à 4 p. 100.

Une fois les croûtes tombées, et pour empêcher leur reproduction, appliquer matin et soir une pommade antiseptique :

Vaseline blanche.................	50 grammes.
Acide borique....................	5 —

ou une pommade absorbante :

Cold-cream.......................	40 grammes.
Oxyde de zinc....................	2 —

E. Vidal.

Pratiquer des scarifications, suivies de l'application de pommade boriquée :

Emplâtre de diachylon...........	20 grammes.
Minium...........................	2gr,50.
Cinabre..........................	1 gramme.

ou bien appliquer cet emplâtre en petits morceaux, renouveller ces derniers tous les jours, en faisant précéder chaque pansement d'une lotion avec une solution d'alcool camphré.

E. Besnier.

Vaseline.........................	30 grammes.
Onguent de Vigo..................	5 —
Acide borique....................	1 gramme.

Étendre cette pommade, sur un linge fin, et l'appliquer, en forme d'emplâtre, sur la surface malade et après la résolution de toute inflammation.

Gaucher.

Faire des onctions avec la pommade suivante :

Acide borique....................	2 grammes.
Glycérolé d'amidon..............	20 —

La dose toxique d'acide borique pour un homme est de 75 grammes par jour, pendant 12 jours.

Descroizilles.

Contre *l'impétigo discret* : Lorsqu'on se trouve en présence de quelques points isolés, appliquer des topiques émollients : cataplasmes d'amidon, de fécule ou bains locaux et généraux soit d'amidon, soit de son, qui faciliteront la chute des croûtes. Éviter l'emploi des cataplasmes de farine de lin et des poudres médicamenteuses, qui, appliqués sur des surfaces humides, forment des croûtes irritantes.

Administrer à l'intérieur un peu de bicarbonate de soude et quelques laxatifs légers.

Contre *l'impétigo diffus* : Sans attacher une crainte exagérée à la répercussion sur l'organisme en général et les méninges en particulier, garder une certaine réserve dans l'application du traitement.

I. Traitement local. — Essayer d'abord les émollients indiqués pour la forme discrète.

Si l'on échoue, recourir au traitement par les toiles imperméables, tissus caoutchoutés et vulcanisés, caoutchouc plus ou moins épais, ou même taffetas gommé. Le choix parmi ces substances varie avec la saison, la susceptibilité de l'individu, l'ancienneté de l'éruption, la cohésion et l'épaisseur des croûtes, etc. Les peaux sèches demandent une enveloppe caoutchoutée plus épaisse.

Ne pas faire une application *hermétique*. Placer sur la tête une calotte flottante : ne pas emprisonner la main dans un gant, mais dans un sac appliqué et maintenu sur l'avant-bras. Application *permanente* jour et nuit, pendant sept ou huit jours au moins.

Au moins deux fois par jour, pratiquer des *lavages*, ayant pour but d'entretenir propre la surface en contact avec la partie malade. Les croûtes disparaissent. Il se fait au-dessous d'elles une exsudation abondante qui les détache et les fait tomber. Au bout de peu de temps, les parties malades sont nettoyées et la guérison devient complète.

Si le traitement par les tissus imperméables échoue, si les croûtes se reforment sans cesse, recourir à l'emploi de pommades à la glycérine, la vaseline ou l'axonge, additionnées de bismuth, de résorcine, de fleur de soufre, et surtout d'oxyde de zinc.

Dans les cas rebelles, pommades au calomel ou au précipité rouge à 1 p. 10 ou à 1 p. 5.

Traiter les impétigos de nature microbienne par les antiseptiques (huile de cade, teinture d'iode, sublimé, etc.).

Certains autres impétigos sont des effets de la phthiriase : prescrire l'onguent gris.

II. Traitement général. — Il varie suivant les cas. Des laxatifs, dans le cas de constipation ; des alcalins, des sulfureux et surtout des toniques. L'arsenic est plutôt nuisible qu'utile.

Les stations thermales peuvent aussi rendre de grands services : Royat, Vichy, Enghien, Barèges, Bagnères-de-Luchon, Amélie-les-Bains.

Aux malades lymphatiques ou anémiques, prescrire les eaux ferrugineuses ou salées : Salins, Salins-de-Moustiers, Salies-de-Béarn, Uriage, etc.

III. PROPHYLAXIE. — L'isolement n'est pas nécessaire, puisque les parties atteintes sont recouvertes d'un tissu protecteur, imperméable, suffisant pour empêcher toute chance de contact direct.

INCONTINENCE NOCTURNE D'URINE.

Bouchut.

Multiplier les douches et les bains froids.

User modérément des ferrugineux ; donner le bromure de potassium, de 3 à 4 grammes par jour.

Un peu de café noir produira un effet salutaire.

A. Ollivier.

Essayer l'électrisation du sphincter uréthral, telle qu'elle est pratiquée par le professeur Félix Guyon. Introduire dans l'urèthre une petite sonde à boule métallique, dont la portion uréthrale est isolée par une enveloppe de gomme.

Faire pénétrer la sonde dans la vessie, puis la retirer au point convenable, et la mettre en communication avec l'un des pôles de la pile, tandis que l'autre est appliqué sur le pubis ou sur le périnée. Faire passer un courant faible au début, sauf à en augmenter plus tard l'intensité. Douze à quinze séances en moyenne sont nécessaires pour arriver à un résultat favorable. — En cas d'échec, tenter d'administrer la belladone et la strychnine.

Descroizilles.

Sulfate de strychnine	6 centigr.
Sirop de sucre........................	60 —
Eau	2 grammes.

à donner par cuillerées à café, de 1 à 10 par jour.

Strychnine	6 centigr.
Conserves de roses rouges........	1 gramme.

Diviser en 20 pilules. En prendre de 1 à 4 par jour.

Seigle ergoté.................... 1 gramme.

diviser en 10 prises, de 1 à 3 par jour dans du pain azyme.

Ergotine........................ 1 gramme.
Poudre de réglisse.............. } āā q. s.
Sirop de sucre.................. }

diviser en 20 pilules, de 2 à 5 par jour.

Écorce en feuilles de rhus aromaticus toxicodendron........... 2 grammes.
Alcool à 80°..................... 8 —

Préparer par déplacement et obtenir une teinture, dont on prendra de 10 à 60 gouttes par jour.

INFLAMMATIONS DU PETIT BASSIN.

Reclus.

Les injections vaginales d'eau chaude remplissent difficilement le but qu'elles prétendent atteindre. En effet, l'eau chaude, venant en contact exclusivement avec le col, ne produit aucune action sur l'utérus et les tissus qui l'entourent.

Cependant l'eau chaude, appliquée convenablement, est un moyen précieux de combattre les inflammations au début.

Substituer aux injections les lavements. La méthode est plus rationnelle. L'utérus se trouve en contact avec l'intestin distendu, de plus le rectum traversant le petit bassin lui communique la température qui lui est donnée. Les tissus sont ainsi baignés dans une atmosphère chaude et bienfaisante. L'eau à injecter doit être à la température de 55° à 60° centigrades. Ne pas dépasser ce degré, parce que au delà les albumines se coagulent. La quantité peut aller jusqu'à un litre ; en injecter le plus possible. Prendre les lavements tous les matins, une demi-heure avant le lever.

La femme, couchée sur le dos, s'introduit dans le rectum la canule de l'irrigateur, puis ouvrant très peu et progressivement la valve, laisse l'eau chaude être chassée dans l'intestin. Habituellement, dès qu'il y a une certaine quantité d'eau injectée, la malade éprouve des coliques ; elle interrompt alors le courant, jusqu'à ce que les coliques soient passées, puis le rétablit.

Le lavement une fois pris, la malade a soin de ne pas s'agiter dans son lit, elle demeure dans le décubitus dorsal, jusqu'au moment de se lever ; elle rend alors son lavement.

Commencer par ces lavements d'eau chaude, chez les femmes qui ont des symptômes de troubles utérins légers et ne procéder à l'examen *per vaginam* que lorsque les troubles se sont amendés. En agissant ainsi, on évite à la femme la nécessité de l'examen, et on fait disparaître les symptômes.

INFLUENZA.

Dujardin-Beaumetz.

1° *Forme douloureuse.* — L'antipyrine et l'exalgine combattent efficacement la *céphalalgie* et la *rachialgie*, si pénibles du début.

Administrer l'antipyrine dans un grog ou dans du thé au rhum, à la dose de 2 à 3 grammes par jour.

Si on se sert de l'exalgine, faire prendre, matin et soir, une cuillerée à soupe de la potion suivante :

Exalgine..........	2gr,50	Eau de tilleul.....	120 gr.
Alcoolat de menthe	10 gr.	Sir. de fl. d'orang.	30

On a aussi tiré bon parti de la phénacétine, en l'administrant en cachets médicamenteux de 1 gramme, renouvelés deux fois par jour.

Lorsque ces médicaments ont échoué, recourir aux injections de morphine.

2° *Forme gastro-intestinale.* — Caractérisée par l'intolérance de l'estomac, qui rejette les aliments, et par des douleurs extrêmement vives, ayant pour siège la muqueuse. Dans ce cas, l'immobilité et l'administration de quelques préparations d'opium, telles que l'élixir parégorique (30 gouttes par jour en trois fractions de dix gouttes dans un peu de lait ou de thé chaud), donnent le meilleur résultat.

Surveiller les fonctions du tube digestif et combattre, ou la *constipation* ou la *diarrhée*, car l'une et l'autre peuvent se produire.

3° *Forme catarrhale.* — La fièvre prend un caractère intermittent des plus nets.

Conseiller surtout le chlorhydrate de quinine, à la dose de 25 centigrammes, matin et soir, et, lorsque cette forme intermittente est accompagnée de phénomènes douloureux, associer la quinine à l'antipyrine et formuler les cachets suivants, dont on fera prendre deux par jour, un le matin, un le soir :

Chlorhydrate de quinine...........	25 centigr.
Antipyrine.........................	1 gramme.

Pour un cachet médicamenteux.

L'aconit rend aussi des services. Dans une tasse de lait chaud ou d'infusion de capillaires, verser les trois substances suivantes :

Sirop de Tolu..................	250	grammes.
Eau de laurier-cerise...........	120	—
Alcoolature de racines d'aconit.	10	—

A prendre trois fois par jour, le matin, dans l'après-midi et le soir.

Quelles que soient les formes de l'influenza, une autre indication s'impose: c'est de relever les forces du malade. Cette maladie entraîne avec elle une dépression morale et physique considérable, de l'*anorexie* et des *nausées*, en un mot une forte adynamie. Aussi, faut-il employer les boissons stimulantes et, parmi ces boissons, le thé au rhum, qui est bien supporté.

L'alimentation est plus difficile à fixer, c'est que les malades n'ont pas d'appétit ou digèrent mal. Cependant les laits de poule, les jaunes d'œuf dans le bouillon, les crèmes cuites, quelquefois même des sorbets à la viande, sont bien acceptés.

Condamner le malade au repos; il n'a aucun intérêt à quitter la chambre; car le plus grand nombre, si ce n'est toutes les complications graves, sont occasionnées par des imprudences des malades qui veulent sortir trop tôt,surtout les *broncho-pneumonies*, auxquelles on a attribué le nom d'*infectieuses;* et qui sont plutôt des broncho-pneumonies chez des gens infectés.

Des tentatives ont été faites pour guérir ces broncho-pneumonies par des injections directes dans le poumon, à l'aide de solutions antiseptiques.

C'est là une pratique mauvaise, car c'est contre l'infection primitive qu'il faudrait lutter.

Aussi la seule médication à opposer à ces complications , c'est la médication tonique cardiaque, car c'est presque toujours par le cœur que succombent les malades; potions alcooliques, grogs, vins généreux, etc., et injections sous-cutanées de caféine ou bien de strophantus et digitale.

Voici la formule des injections de caféine :

Caféine........................	} ãã 2 grammes.	
Benzoate de soude............		
Eau bouillie......................	6	—

Injecter une seringue entière de ce mélange, deux ou trois fois par jour.

Dans certains cas, lorsque la face devient violacée et l'asphyxie imminente, employer la saignée.

Enfin, la convalescence est extrêmement longue et les malades reprennent avec peine leur équilibre. Le déplacement à la campagne est un des meilleurs moyens de l'abréger.

INSOMNIE.

Huchard.

Potion calmante pour les enfants.

Uréthane........................	20 centigr.
Eau distillée..................	ãã 20 grammes.
Eau de fleurs d'orangers ou sirop simple..............	

M. S. A. A prendre en deux jours.

L'uréthane, très soluble dans l'eau, produit, à la dose de 3 grammes à 3gr,50 chez un adulte, un sommeil paisible, sans cauchemars, pendant 6 à 8 heures.

Jules Simon.

Le premier des hypnotiques est l'opium ;

Il ne faut pas donner l'opium à un enfant qui est constipé, qui a de l'anurie ou qui a des démangeaisons ; voilà les principales contre-indications.

Prescrire le laudanum à raison d'une demi-goutte au-dessous d'un an, et ensuite d'une goutte par année, dans une potion.

Le sirop de codéine est un bon hypnotique, bien supporté par les petits enfants. A un an, une cuillerée à café dans une potion ; au-dessous d'un an, une demi-cuillerée à café.

Les bromures sont souvent utiles ; donner 30 centigrammes à six mois, 50 à un an, un gramme ensuite par jour, dans le potage du soir, en ayant soin d'interrompre la médication, après cinq ou six jours, pour la reprendre ensuite.

Le chloral est un hypnotique excellent, sans danger ; le donner aux mêmes doses que le bromure ; la meilleure manière de l'administrer est un lavement. Donner un lavement simple pour nettoyer l'intestin, puis le chloral associé au camphre ou au musc dans un jaune d'œuf délayé dans une petite quantité d'eau.

Le chloral convient surtout quand l'enfant est menacé de *convulsions*, qu'il a le hoquet ou des soubresauts; l'insomnie n'est souvent en effet que le prélude des convulsions.

Dans quelques cas, l'antipyrine, en lavement et aux mêmes doses que le chloral ou le bromure, est un bon médicament.

Il est enfin d'autres hypnotiques que l'on ne doit pas négliger, tels que l'eau de laurier-cerise, le musc, l'éther, la valériane.

Constantin Paul.

Potion avec l'hypnone.

Hypnone........................	6 gouttes.
Glycérine........................	2 grammes.
Looch blanc......................	50 —

F. s. a. une potion, à prendre en une fois, au moment de se coucher, pour provoquer le sommeil. — Dans quelques cas seulement, le réveil s'accompagne d'une très légère pesanteur de tête.

Raymond.

Administrer le somnal à la dose de 2 grammes, avec l'aide d'une solution de suc de réglisse ou de sirop de framboise :

Somnal	10 grammes.
Sirop de framboises	30 —
Eau distillée	45 —

Mêler. — Prendre une cuillerée à soupe le soir. (chaque cuillerée à soupe contient 2 grammes de principe actif).

A cette dose de 2 grammes, le somnal agit déjà une demi-heure après l'ingestion, en procurant un sommeil calme de six heures, sans suites désagréables. Il n'exerce aucune action sur la digestion, le pouls, la respiration et la température. Il possède les propriétés du chloral et de l'uréthane, sans en présenter les inconvénients.

INSUFFISANCE URINAIRE OU RÉNALE.

Germain Sée.

Prescrire l'infusion de fleurs de genêt, comme diurétique, à la dose de 10 à 25 grammes par jour. C'est un breuvage agréable, qui rappelle un peu le thé. Presque toujours la quantité des urines a été doublée en vingt-quatre heures, chez des cardiaques.

Quelquefois il occasionne des douleurs gastriques et des vomissements. Ces inconvénients se produisent quand l'infusion est faite avec des sommités fleuries cueillies trop mûres, c'est-à-dire lorsque les fleurs inférieures de la grappe sont déjà transformées en gousse. Il faut donc choisir les sommités dont les fleurs inférieures sont épanouies, tandis que les supérieures sont à l'état de boutons.

Dujardin-Beaumetz.

Deux indications s'imposent :

1° Empêcher les toxines de se produire dans le tube digestif et ce but est atteint par l'antisepsie, soit par la voie stomacale, soit par la voie rectale;

2° Réduire au minimum les toxines qui peuvent exister dans les aliments, et pour cela n'autoriser que des aliments irréprochables : interdire les viandes avancées, le gibier faisandé, les poissons suspects, la morue qui sent l'ammoniaque — indice de putréfaction —, les crustacés, les mollusques, la moule qui donne si souvent lieu à des accidents, etc.

Défendre les fromages forts, odorants.

N'ordonner que des viandes très cuites, comme le bœuf à la mode, le poulet au riz, le veau à la gelée. La cuisson prolongée supprime les dangers de la putréfaction. C'est ainsi que s'explique la tolérance du porc rôti, qui reste longtemps au feu.

La salaison des jambons contribue relativement à leur innocuité, en retardant ou en empêchant la fermentation.

Le régime végétarien convient particulièrement. Nourrir les malades presque exclusivement d'œufs, de farineux, de légumes verts et de fruits.

(*a*) Pour les œufs, il est nécessaire que l'albumine soit saisie par la chaleur, par conséquent, œufs cuits, omelettes, crèmes, etc.

(*b*) Féculents, en purée de préférence : haricots, pommes de terre, lentilles, mélanges artificiels, comme la farine lactée, chocolats. Bouillies faites des gruaux différents, de blé, riz, orge, maïs, avoine. Riz sous toutes les formes, pâtes alimentaires, panades, nouilles, macaroni, fromentine et légumine.

(*c*) Légumes frais : épinards, artichauts, qui sont sensés avoir quelques propriétés contre l'albumine, salades cuites, etc.

(*d*) Fruits cuits et de la saison.

Arroser le tout avec du lait frais ou bouilli, ou bien avec une bière légère, plus exceptionnellement avec un vin blanc léger, étendu d'eau. Pas d'alcool.

En ayant recours à quelques laxatifs, qui faciliteront l'élimination des produits nuisibles, en excitant les fonctions de la peau, on pourra avec beaucoup de patience et une température favorable — lorsque le rein n'est pas totalement atteint — faire vivre et guérir même les malades considérés comme perdus.

. . . . . .

Huchard.

Pour suppléer au défaut d'émonction par le rein, deux indications thérapeutiques :

1° Prévenir l'encombrement de l'organisme par les ptomaïnes, diminuer, par un régime alimentaire approprié, la quantité des substances toxiques introduites et combattre cette toxicité.

2° Chercher à favoriser l'élimination des substances toxiques, par le rein d'abord, par les voies de suppléance ensuite (intestin et peau).

I. Régime. — Supprimer les substances toxiques qui peuvent être introduites dans l'organisme par l'alimentation. Supprimer les viandes, le poisson, qui renferme des ptomaïnes en quantité considérable, les bouillons et les potages gras qui ne sont « que des solutions de poisons » ; prescrire le laitage, les œufs et le régime végétal.

II. Traitement médicamenteux. — Il a pour objet d'augmenter la sécrétion rénale, l'élimination par l'intestin et le fonctionnement de la peau.

1° Pour *accroître la sécrétion rénale*, prescrire les préparations de scille et de caféine à l'intérieur ou bien cette dernière par la voie hypodermique.

2° Pour *augmenter les sécrétions intestinales*, administrer, le soir, dans une verrée d'eau, une cuillerée à dessert de la poudre purgative suivante :

N° 1.	Follicules de séné lavé à l'alcool et pulvérisé...	} ãã 6 grammes.
	Soufre sublimé..........	

Fenouil pulvérisé........ } Anis étoilé pulvérisé..... }	ãã 2	—
Crème de tartre pulvérisée.	2	—
Réglisse pulvérisée	2	—
Sucre pulvérisé..........	25	—
N° 2. Magnésie calcinée........ } Fleur de soufre.......... }	ãã 18 grammes.	

M. s. a. et diviser en vingt cachets semblables.

Prendre chaque jour un de ces cachets.

3° Pour *stimuler la peau*, les frictions cutanées, sèches ou alcooliques et les bains de vapeur ; le jaborandi en infusion ou la pilocarpine.

INTOXICATIONS.

P. Brouardel.

Intoxication par le chloral de potasse.

Des doses élevées de chlorate de potasse (25 à 40 grammes pour un adulte, huit ou dix fois moins pour un enfant de 2 à 3 ans) peuvent déterminer la mort.

Le temps pendant lequel on fait ingérer les doses successives de ce sel a une influence très grande sur le développement et la gravité des accidents toxiques.

Si les doses sont très espacées, la rapidité de l'élimination diminue le danger; si les doses sont données coup sur coup, le danger est beaucoup plus grave.

Intoxication par l'acide salycilique.

Pour les personnes bien portantes, l'usage journalier d'une dose même minime d'acide salycilique est suspect; son innocuité n'est pas démontrée.

Pour les personnes dont le rein ou le foie a subi

une altération, soit par les progrès de l'âge, soit par une dégénérescence quelconque, l'ingestion journalière d'une dose d'acide salicylique, quelque faible qu'elle soit, est certainement dangereuse.

Il faut prohiber l'emploi de l'acide salycilique et de ses composés dans les substances alimentaires.

Intoxication par la saccharine.

La saccharine n'est pas un aliment et ne peut pas remplacer le sucre.

L'emploi, dans l'alimentation, de la saccharine ou des préparations saccharinées, suspend ou retarde les transformations des substances amylacées ou albumineuses, ingérées dans le tube digestif.

Ces préparations ont donc pour effet de troubler profondément les fonctions digestives. Elles sont de nature à multiplier le nombre des affections désignées sous le nom de *dyspepsie*.

L'emploi de la saccharine est encore trop récent pour que les conséquences d'une alimentation dans laquelle entrerait journellement de la saccharine puissent être toutes bien déterminées; mais dès maintenant il est établi que son usage a sur la digestion une influence nuisible.

La saccharine et ses diverses préparations doivent être proscrites de l'alimentation.

Intoxication par produits journellement absorbés à petite dose.

L'action des substances toxiques prises à doses élevées ne concorde pas avec l'absorption des doses minimes, mais journellement répétées.

Prenez pour exemple le mercure; vous donnez 1 gramme de calomel à un adulte, vous avez un effet purgatif; vous divisez ce gramme en cent parties, vous en donnez dix deux jours de suite au même individu, vous n'avez pas d'effet purgatif, mais bien souvent une stomatite mercurielle. Cette altération que vous obtenez par le calomel ou par d'autres analogues, celles qui suivent parfois les médications spécifiques par les mercuriaux, ne ressemblent en rien à l'intoxication provoquée par l'absorption journalière des poussières et des vapeurs mercurielles, chez les chapeliers ou chez les ouvriers employés aux mines de mercure. Ces deux dernières intoxications ne sont même pas identiques.

Le sels de plomb prêtent aux mêmes considérations. En thérapeutique, on donne parfois, dans les diarrhées rebelles, des préparations d'azotate de plomb à la dose de 10, 20, 50 centigrammes (Potion de Laidlon : 0gr,80 par jour), on obtient un effet astringent, sans accident toxique. Mais que l'on divise cette dose, que l'on donne pendant un ou deux mois une quantité d'azotate de plomb, dont la totalité pourra ne pas atteindre la quantité impunément ingérée en un jour, et l'on aura créé une intoxication saturnine.

L'arsenic a, suivant les doses et le mode d'administration employés, des diversités d'action analogues. Des malades peuvent ingérer impunément 1 ou 2 centigrammes d'arséniate de soude pendant quelques semaines, d'autres ont de l'arsénicisme avec des doses beaucoup moindres ; d'autres, comme les arsénicophages du Tyrol, en ingèrent une bien plus grande quantité sans inconvénient apparent.

On pourrait en dire autant de l'opium et du morphinisme, de l'alcool pris un jour à haute dose et de l'alcool pris tous les jours à doses beaucoup moindres, etc.

On ne saurait donc conclure du mode d'action d'une substance ingérée dans certaines conditions à son mode d'action probable dans des conditions différentes.

IRITIS.

Arm. Trousseau.

A. *Forme simple.* — Éviter les synéchies, à l'aide des mydriatiques, et spécialement de l'atropine.

Au début, prescrire 4 à 6 instillations par jour du collyre suivant :

Eau........	4 grammes.
Sulfate neutre d'atropine..........	6 à 12 cent.

2 à 3 gouttes chaque fois.

Dilater la pupille et la maintenir dilatée.

A mesure que l'injection périkératique diminuera, se départir de la rigueur première, mais ne cesser les instillations de collyre que lorsque l'œil sera blanc depuis au moins 15 jours ou 3 semaines. Ne jamais les cesser brusquement.

En même temps qu'on usera du collyre, mettre 3 ou 4 fois par jour sur l'œil des compresses chaudes trempées dans la solution suivante :

Eau............................	300 grammes.
Acide borique..................	12 —

La nuit, remplacer les compresses par l'application, sur l'œil, d'un tampon de coton hydrophile; ce même tampon abritera l'organe malade au cas où le patient serait obligé de sortir; le froid est un grand ennemi de l'iris.

Contre la douleur de l'iritis, une sangsue à la tempe et des frictions autour de l'orbite avec la pommade :

Onguent mercuriel................	15 grammes.
Extrait de belladone.............	5 —

ou bien des compresses faites avec une infusion chaude de belladone ou de jusquiame. — Pratiquer, le soir, des injections de morphine, ou administrer le chloral à l'intérieur.

Si les exsudats sont abondants, lors même qu'il n'y aurait point d'antécédents syphilitiques, outre les frictions mercurielles, prescrire de 0gr,50 à 2 gram. d'iodure de potassium par jour.

Contre l'insomnie, donner le bromure de potassium, les pilules d'extrait thébaïque et surtout le chloral.

B. *Forme séreuse.* — Surveiller de près l'emploi de l'atropine et au moindre signe d'excès de pression remplacer l'atropine par le collyre :

Eau	4 grammes.
Chlorhydrate d'homatropine.......	6 centigr.

au besoin encore par le collyre à l'ésérine, ou à la pilocarpine (6 centigr. pour 3 grammes).

Les purgatifs salins, les boissons théiques chaudes ou sudorifiques, les diurétiques sont indiqués.

C. *Forme parenchymateuse.* — Insister sur l'emploi de l'atropine dont les instillations seront aussi fréquentes que possible; prescrire les préparations hydrargyriques, même s'il n'y a pas de syphilis.

D. *Forme suppurative.* — Recommander l'emploi du sulfate de quinine à l'intérieur. Localement abuser de la chaleur humide et instiller 3 fois par jour 2 ou 3 gouttes chaque fois du collyre :

Eau	4 grammes.
Sulfate neutre d'ésérine...........	6 centigr.

E. *Forme chronique.* — Pour rompre les synéchies, instiller alternativement l'atropine et l'ésérine et au besoin pratiquer l'iridectomie, s'il y a des poussées fréquentes, si l'œil tend à s'atrophier, et surtout dans une période de calme oculaire.

Soutenir le traitement local par un traitement

général approprié à la cause : syphilis, goutte, rhumatisme, etc.

KÉRATITE PHLYCTÉNULAIRE.

Arm. Trousseau.

Introduire dans l'œil, une fois par jour, avec un pinceau, gros comme un grain de blé de la pommade suivante :

Vaseline...........................	5 grammes.
Oxyde jaune de mercure.........	25 centigr.

Mettre trois fois par jour sur l'œil pendant un quart d'heure des compresses chaudes trempées dans la solution :

Acide borique....................	12 grammes.
Eau...............................	300 —

Proscrire l'usage du bandeau qui augmente le blépharospasme; permettre les lunettes fumées.

Contre l'élément douleur, faire autour de l'orbite des frictions avec la pommade suivante :

Onguent mercuriel...............	10 grammes.
Extrait de belladone..............	3 —

A renouveler matin et soir.

Donner encore le traitement général antistrumeux, spécialement l'huile de foie de morue. Mais ne jamais donner à l'intérieur, en même temps que la pommade à l'oxyde jaune, de l'iode ou un iodure qui formerait dans le cul-de-sac conjonctival une combinaison (biiodure) néfaste pour l'œil.

S'il y avait tendance à l'ulcération ou à l'abcès, suspendre la pommade et la remplacer par le collyre suivant :

Eau................................	10 grammes.
Nitrate de pilocarpine............	5 à 15 cent.

Insister sur les fomentations chaudes. Repousser les vésicatoires et le collyre à l'atropine, dont on a tant abusé, comme inutiles, voire même nuisibles.

KYSTES HYDATIQUES DU FOIE.

Dieulafoy.

L'iodure de potassium, les mercuriaux, sont insuffisants. La ponction avec un gros trocart, après ou sans établissement d'adhérences, à l'aide de caustiques, et suivie de lavages avec la solution de chlorure de zinc, peut être dangereuse (péritonite, suppuration) : la ponction aspiratrice est le meilleur moyen ; elle donne seulement lieu à un urticaire inoffensif.

Debove.

Ponction faite antiseptiquement et suivie d'injection de liquide parasiticide.

Ne faire la laparotomie que lorsqu'on a épuisé tous les autres moyens.

Ed. Labbé.

Ponction et lavage avec la solution de sublimé.

La ponction simple peut amener la guérison, mais on observe souvent des récidives et de graves accidents, alors que l'on se figurait l'avoir obtenue.

A. Chauffard.

Ponction, suivie d'une injection d'eau naphtolée, légèrement saturée. On évite les accidents, que l'on observe quelquefois avec la liqueur de van Swieten.

Juhel-Renoy.

Chercher à détruire le parasite, dont la présence favorise le développement et l'extension de la poche, et, d'autre part, quand cette poche vient à suppurer, par l'effet d'une irritation accidentelle, chercher à modifier les parois de l'abcès, de manière à obtenir leur rapprochement et leur cicatrisation, après évacuation du contenu purulent.

Dans les deux cas, l'emploi des antiseptiques s'impose. Mais quel est l'antiseptique auquel on doit donner la préférence?

L'eau naphtolée est préférable aux injections de sublimé. La quantité de naphtol employée n'a pas d'importance puisque, n'étant pas soluble, il ne peut pas être absorbé. Le naphtol, doué de propriétés microbicides énergiques, et à peu près inerte vis-à-vis de l'organisme, n'a qu'une faible toxicité.

Netter.

On a exagéré les dangers du sublimé.

Faire d'abord le lavage de la cavité avec une quantité de sublimé égale à la quantité de liquide qu'on vient de retirer. Ne pas laisser séjourner le sublimé dans la cavité plus de quelques minutes, puis faire un second lavage avec de l'eau bouillie, qui entraîne au dehors le sublimé qui aurait pu rester dans la cavité.

Balzer.

Remplacer le sublimé par un autre sel de mercure moins toxique, le benzoate de mercure par exemple.

KYSTES DE L'OVAIRE.

Tillaux.

L'*ovariotomie* est le seul mode de traitement des kystes ovariens et parovariens.

Contre indications : volume excessif de la tumeur, état général très mauvais, affections organiques graves.

Ne faire la *ponction* que, si l'ovariotomie ne pouvant être faite, il faut soulager la malade ou lui rendre la respiration plus facile.

LARYNGITE TUBERCULEUSE.

A. Gouguenheim.

Le traitement chirurgical des *végétations* dans la laryngite tuberculeuse comprend :

1° Antisepsie préalable de la cavité laryngienne, pendant plusieurs jours avant l'intervention ;

2° Intervention chirurgicale, manuel opératoire ;

3° Suites de l'opération.

Pendant huit à dix jours avant la première intervention, pratiquer tous les deux jours, le matin à jeun, un pansement laryngé avec la seringue à bec courbe, contenant une solution de menthol et de créosote dans l'huile :

Menthol........................	20 grammes.
Huile d'amandes douces........	100 —
Huile créosotée.................	20 parties.

Limiter chaque fois, autant que possible, la projection du liquide médicamenteux à la région sus-glottique. Faire le pansement avec douceur et rapidité.

La première fois, le pansement n'est fait qu'avec moitié du contenu de la seringue et ensuite seulement avec la seringue pleine, qui est d'une contenance de 2 centimètres cubes.

Pratiquer la première opération, huit jours environ après le premier pansement à l'huile de menthol créosotée, c'est-à-dire que les malades subissent sept à huit fois les pansements préalables.

Pratiquer l'opération à jeun. Faire un dernier pansement à l'huile de menthol créosotée, dix minutes environ avant celle-ci. Puis procéder à l'anesthésie locale, avec une solution forte de chlorhydrate de cocaïne au 1/5, dont on badigeonne le pharynx buccal, à l'aide du pinceau de charpie. Toucher le larynx et autant que possible la région aryténoïdienne avec le porte-éponge laryngien, imbibé de la même solution. Placer ensuite le sujet devant la lampe de Drumond à éclairage oxhydrique.

Se servir d'un emporte-pièce laryngien, constitué par deux petites cupules fenêtrées ovalaires, montées par une de leurs extrémités sur une petite tige plate d'acier. Les deux tiges, fléchies chacune en sens contraire, sont enfermées comme deux ressorts dans une autre tige creuse cylindrique. Les cupules fenêtrées seules se trouvent découvertes. Elles se correspondent face à face par leur bord tranchant, s'écartant l'une de l'autre, quand les tiges pleines qui les supportent sont poussées au dehors de la tige creuse, et se rapprochent pour s'accoler l'une à l'autre dans le cas contraire.

Après l'intervention, panser la région opérée, facilement visible, à la poudre d'iodoforme, au moyen de l'insufflateur.

Le soir du même jour, même pansement. Silence absolu. Glace à sucer, boissons glacées.

Le lendemain et pendant trois jours, chaque matin, un pansement à la seringue avec l'huile de menthol créosotée, puis laisser le malade en observation.

Si une seule séance opératoire n'est pas suffisante, reprendre l'extirpation une seconde fois et ainsi trois et quatre fois, si cela est nécessaire.

Si après une intervention il se produit du gonflement de la région opérée ou des régions voisines, repos absolu, avec des inhalations émollientes.

Si la récidive tend à se produire, remplacer les pansements ordinaires par l'*acide lactique*.

LEUCOPLASIE VAGINALE.

E. Besnier.

Injections fréquentes, lotions alcalines après chaque miction et application de pommades, telles que la suivante, destinées à protéger les parties intactes contre le contact des liquides irritants :

Amidon	ãã 25 grammes.
Oxyde de zinc	
Vaseline	40 —

Dès que la dégénérescence épithéliomateuse se produit, intervenir chirurgicalement : ablation de la plaque avec les ciseaux ou destruction avec le thermocautère.

LEUCORRHÉE.

Ed. Schwartz

Faire une irrigation vaginale avec de l'eau aussi chaude que possible, introduire le spéculum et sécher avec des éponges et du coton hydrophile. Introduire une quantité suffisante d'acide borique en poudre pour remplir la partie supérieure du vagin et recouvrir la partie intra-vaginale du col. Tasser la poudre, au moyen d'un tampon de coton absorbant.

Laisser le pansement en place pendant trois ou quatre jours, et le renouveler s'il est nécessaire. Les deux premiers jours, il y a encore un léger écoulement aqueux à travers la poudre et le coton, mais il disparaît promptement.

LICHEN.

E. Vidal.

Purgations fréquentes, soit avec du séné, soit avec

des eaux minérales naturelles, boissons amères, telles que houblon, patience et gentiane.

Si le malade est goutteux, prescrire les alcalins.

Si l'éruption est sèche, et qu'il persiste de l'épaississement et de la rudesse de la peau, conseiller, en même temps que les amers, l'huile de foie de morue et le phosphate de chaux.

Dans le cas de démangeaisons intenses avec insomnie, opium en potion, et morphine en injections sous-cutanées. Le bromure de potassium et le chloral donnent également de bons résultats; mais ils occasionnent parfois aussi des poussées éruptives.

Lorsque le prurit est intense, recourir à une potion renfermant 4 grammes de teinture de musc.

Dans les formes chroniques et rebelles, tenter l'emploi de la solution suivante :

Arséniate de soude	10 centigr.
Eau distillée....................	100 grammes.

Une cuillerée à café de cette solution (soit 5 milligrammes d'arséniate) le matin, en commençant le premier repas. Au bout de sept à huit jours, deux cuillerées à café.

On peut aussi prescrire, chaque jour, de 3 à 10 granules de 1 milligramme d'arséniate de soude.

Exclure du régime le café, le thé, le vin pur, les liqueurs, les salaisons, le porc, le gibier, les crustacés, les coquillages, les poissons de mer, les fromages salés. Éviter les veilles, les fatigues musculaires excessives, les émotions violentes.

Contre le *lichen simplex chronique* :

Glycérolé d'amidon à la glycérine neutre de Price................	20 grammes.
Acide tartrique pulvérisé........	1 gramme.

Mêlez. — Si cette préparation détermine une cuisson plus ou moins vive, pendant un quart d'heure, elle procure un soulagement notable.

Dans le cas de lichen très invétéré, bains prolongés, puis compresses imbibées de décoction de racines d'aunée et de camomille, que l'on recouvre de feuilles de caoutchouc ou de gutta-percha.

Contre le lichen chronique des parties génitales et du podex, prescrire un glycérolé renfermant :

Huile de cade....................	5 grammes.
Glycérolé d'amidon...............	30 —

Élever progressivement la dose d'huile de cade, selon la tolérance, jusqu'à ce qu'il y ait parties égales d'huile de cade et de glycérolé d'amidon.

S'il survient de l'inflammation des surfaces malades, la calmer au moyen de cataplasmes d'amidon, puis revenir au glycérolé, à l'huile de cade ; souvent ce n'est qu'à la suite d'une succession de poussées aiguës artificielles que l'on obtient une amélioration sérieuse ou même une guérison complète.

LIENTÉRIE.

V. Audhoui.

Débarrasser l'estomac, même au moyen de la sonde; vider l'intestin chaque jour, à l'aide de lavements tièdes, et administrer trois fois par jour, le matin, à midi et le soir, deux des pilules suivantes :

Poudre de Colombo.........	80 centigrammes.
Diascordium................	8 gr, 50.
Extrait de noix vomique....	48 centigrammes.

Pour 20 pilules. En même temps, faire prendre par tasses, de demi-heure en demi-heure, du lait de vache coupé par tiers avec de l'eau de fleurs d'oranger, ou avec de l'eau de laurier-cerise.

Lorsque la diarrhée a cessé, remplacer le lait par du bouillon de poulet, dans lequel on fait infuser, sur les cendres chaudes, de la racine de grande consoude et des feuilles d'hamamelis virginica :

Bouillon de poulet...............	Q. S.
Racine de grande consoude incisée	4gr,50
Feuilles d'hamamelis virginica....	50 grammes.

Enfin, après un long usage de ces remèdes, et lorsque l'irritation des organes digestifs a disparu, revenir progressivement à l'alimentation ordinaire.

Pendant la durée du traitement, bains excitants, aromatiques, frictions le long de l'épine dorsale et sur l'abdomen avec de l'alcoolat vulnéraire.

J. Simon.

Contre la *lientérie des enfants* :

Teint. de quinquina..	5 gr.	Teint. de colombo..	2 gr.
— de rhubarbe...	2 —	— de noix vomiq.	50 c.

Mêler. — De 5 à 10 gouttes, avant les deux principaux repas, dans de l'eau froide, ou dans de l'eau chargée de vin de quinquina.

Régime spécial, composé d'aliments réduits en pulpe, tels que pulpe de viande, pulpe de légumes cuits, œufs, et de temps en temps purée de pommes de terre ou de lentilles.

LIGAMENT ROTULIEN (RUPTURE DU).

Tillaux.

Placer le membre dans l'extension. L'immobiliser dans une gouttière pendant soixante jours, jusqu'à ce que le blessé puisse soulever son talon au-dessus du lit.

LITHIASE BILIAIRE.

Potain.

Provoquer l'évacuation des calculs par des lavages (boissons et lavements) et éviter les spasmes qui les arrêtent. C'est ainsi qu'agit le remède de Durande, dont voici la formule :

Éther	300 grammes.
Essence de térébenthine.........	200 —

Mais la térébenthine provoque des troubles digestifs.

Préférer l'éther pur, qui ne fait aucun mal, et administrer de dix à vingt gouttes de ce médicament, qui produit la diminution des crises. Le boldo agit dans le sens de l'éther, en combattant les spasmes. Le prescrire en infusion, comme véhicule de la dose quotidienne d'éther ordonnée.

Mais cette infusion éthérée ne suffit pas. Y joindre des boissons appropriées, prises en assez grandes quantités pour expulser les calculs.

Proscrire les eaux alcalines, très nuisibles aux malades dont les vaisseaux sont altérés par l'ictère; elles favoriseraient la tendance aux hémorrhagies.

Recourir aux eaux légèrement calcaires, de préférence à l'eau de Contrexéville dont on peut faire prendre de une à deux bouteilles par jour.

Jaccoud.

A. *Traitement des accès.* — Pour calmer les douleurs résultant du passage des calculs à travers les voies biliaires, on a deux moyens : les injections sous-cutanées de chlorhydrate de morphine (1 centigr.) ou l'antipyrine (4 gr. du matin au soir), administrés par ingestion ou injection hypodermique.

Lorsque l'accès douloureux est accompagné de vomissements, ce qui est le cas habituel, il n'y a, quel que soit le médicament choisi, qu'un mode d'emploi rationnel : la méthode hypodermique.

Proscrire les inhalations de chloroforme, comme dangereuses.

B. *Traitement suivi pendant toute la durée de la maladie.* — Il s'agit de détruire les calculs existants et d'empêcher la formation de nouveaux calculs. Pour atteindre ce but, prescrire concurremment la médication et le régime suivants :

1° *Médication lithonthriptique.* — Prescrire le remède de Durande, 2 ou 3 grammes, jusqu'à concurrence de 500 grammes, ce qui représente un traitement de longue durée (6 ou 8 mois).

On peut employer comme succédanés l'éther seul, aux doses ordinaires (10 à 40 gouttes) ou l'essence de térébenthine seule (4 à 6 perles de 10 centig.).

Conseiller une cure à Carlsbad, Vichy, Marienbad, Ems, Royat, Vittel ou Contrexéville.

2° *Régime.* — Alimentation simple; exclure les graisses, les féculents, les épices.

Exercice quotidien et modéré.

Dujardin-Beaumetz.

Supprimer de l'alimentation toute les substances grasses et les hydrates de carbone, féculents et sucres, qui peuvent fournir de la cholestérine. Parmi les féculents, interdire principalement les pois, qui renferment un corps gras, très analogue à la cholestérine; mais admettre les pommes de terre. Conseiller les œufs avec réserve.

Régime mixte composé de viande et de légumes verts. Permettre toutes les viandes, mais rejeter les parties grasses. Éviter l'usage exclusif des viandes. Autoriser tous les légumes verts, manger très peu de pain. Recommander les fruits, à l'exception de ceux qui sont trop sucrés. Interdire la pâtisserie. Rapprocher les repas, de manière à vider souvent la vésicule biliaire. — Pour les boissons, couper le vin avec de l'eau de Vals ou de Vichy. — Tenir le ventre libre, faire un exercice suffisant.

A. Chauffard.

Prendre, en deux fois, à une demi-heure d'intervalle, 400 grammes d'huile d'olive pure, se coucher trois heures sur le côté droit. Si pénible que puisse sembler cette méthode, elle a toujours été bien tolérée : peu de nausées, à peine quelques vomiturítions, un effet purgatif en général modéré, tels ont été les résultats observés.

LOUPES SÉBACÉES, KYSTES SYNOVIAUX, TUMEURS BÉNIGNES DE LA PEAU.

H. Barth.

L'arsenic ayant pour propriété de provoquer l'atrophie de la partie où on l'applique : se servir des injections interstitielles d'arsenic, dans les cas où l'on croira qu'elles ne conduisent pas à la suppuration. Se servir de la liqueur de Fowler, à la dose d'une à deux gouttes, l'additionner d'une solution à 1 ou 2 p. 100 de chlorhydrate de cocaïne, afin de rendre l'injection peu douloureuse.

Une injection suffit généralement à procurer la disparition de la tumeur. On peut, sans inconvénient, y recourir de nouveau, s'il est besoin.

LUPUS.

E. Besnier.

Pour le pansement des *lupus ulcérés*, des *érysipèles* et des *poussées pseudo-érysipélateuses*, employer le liquide suivant, qui est un excellent antiseptique.

Salicylate de soude.........	20 à 40 grammes.
Bicarbonate de soude.......	10 à 20 —
Eau........................	1000 grammes.

Brocq.

Contre le *lupus érythémateux des paupières et de la face*, appliquer une pommade ainsi composée :

Acide salicylique...	50 c.	Oxyde de zinc......	2gr.
Acide lactique......	50 —	Vaseline pure......	17 —
Résorcine..........	75 —		

Contre les diverses formes de lupus érythémateux, appliquer comme topique très efficace l'acide pyrogallique, sous forme de pommade :

Acide salicylique................	1 gramme.
Acide pyrogallique..............	2 grammes.
Vaseline pure....................	20 —

Appliquer cette pommade pour la nuit; le jour, appliquer la pommade à la résorcine.

LYMPHADÉNOMES DU COU.

Reclus.

Prescrire la liqueur de Fowler à l'intérieur et en injections interstitielles.

Commencer par cinq gouttes matin et soir, et augmenter de deux gouttes par jour; interrompre dès que se manifestent les premiers symptômes d'intoxication; arriver à 70 gouttes. Faire en même temps des injections interstitielles de liqueur de Fowler dédoublée, tous les deux jours, en commençant par huit gouttes et en s'arrêtant à vingt.

Ordonner le phosphure de zinc, concurremment avec l'arsenic.

MAL DE MER.

Ch. Richet.

Administrer le chloral, qui, à dose modérée, diminue énormément l'excitabilité nerveuse, et qui, à dose forte, la fait entièrement disparaître.

Ne pas prendre le chloral, alors qu'on est déjà malade. Il faut que l'ingestion précède l'état nauséeux. Sinon, il est inefficace, et même par son odeur et son goût désagréables, il suffit à provoquer le vomissement, quand on a déjà le *cœur barbouillé.*

Prendre le chloral *avant* de s'embarquer. Alors, avec une dose de 3 grammes de chloral, on est dans un état de demi-ébriété. Surtout qu'on n'essaye pas de résister au sommeil. Il faut se rendre dans sa cabine, se coucher aussitôt et se laisser aller au sommeil. On s'endort tout de suite, et, si l'on a soin d'avoir près de soi la potion chloralisée, on en prend quelques gorgées chaque fois qu'on se réveille. Le temps passe ainsi avec une rapidité délicieuse, et on arrive sans encombre au terme de son voyage.

Faire prendre 1 gramme de sulfate de quinine en cachet, deux heures au moins et quatre heures au plus avant de s'embarquer. Ne négliger aucune des autres précautions habituelles, comme la position couchée, par exemple, qui est toujours si efficace.

MAL DE POTT.

Kirmisson.

I. Traitement chirurgical. — Immobiliser les parties malades ; s'il y a de la douleur ou des abcès par contagion, maintenir le malade au lit dans une gouttière de Bonnet.

S'il y a paraplégie, révulsifs sur la colonne vertébrale.

Dès que la réparation osseuse commence à se faire, appareils permettant la marche et la station (appareil de Sayre). Ne pas chercher à rétablir les mouvements par le massage.

II. Régime. — Toniques.

MALARIA.

Laveran.

La quinine est au premier rang des remèdes proposés. Voici la manière de l'administrer.

1° Prendre, les premiers jours, 1gr,50 de sulfate de quinine.

2° Du 3e au 8e jour, chaque jour, 0gr,60 à 0gr,80 de sulfate de quinine.

3° Se reposer du 9e au 15e jour, et ne prendre que du vin de quinquina.

4° Du 15e au 20e jour, prendre de nouveau et sans attendre le retour de la fièvre 0gr,60 à 0gr,80 de sulfate de quinine par jour. Continuer le vin de quinquina.

5° Du 20e au 25e jour, interrompre le sulfate de quinine et continuer le vin de quinquina.

6° Du 25e au 30e jour, reprendre encore du sulfate de quinine 0gr,60 à 0gr,80 par jour, et du vin de quinquina. Continuer ensuite le vin de quinquina, pendant un mois au moins.

Si, pendant le cours du traitement, il y a une rechute de fièvre, refaire un traitement complet.

MAMMITES.

Verneuil.

Dans les *mammites aiguës*, pulvérisations phéniquées, au moyen de solutions ante, intra et post-opératoires à 1 ou 2 p. 100, désinfecter ainsi la région, et alors drainer les parties qui suppurent.

Dans les cas de *mammite volumineuse avec fistules* non reliées entre elles et collections purulentes profondes, les pulvérisations fréquemment renouvelées et suffisamment prolongées font avorter les abcès et préviennent l'érysipèle et tout accident septicémique. La rougeur disparaît et le sein diminue de volume.

Lorsque l'intervention chirurgicale est nécessaire, pratiquer les pulvérisations avant et après l'opération : elles aident à la guérison et font disparaître toute chance de fièvre d'inoculation.

Dans le cas de *grosses mamelles chaudes et douloureuses*, fréquent à la suite de l'accouchement, les pulvérisations les font redevenir souples et indolores.

Enfin, dans les *mammites généralisées diffuses*, dont la nature cancéreuse ou inflammatoire est souvent douteuse, trois pulvérisations par jour, de deux heures chacune, produisent la résolution complète.

MÉTRITE DU CORPS ET DU COL.

Polaillon.

La *cautérisation intra-utérine*, avec la flèche de pâte au chlorure de zinc laissée à demeure, est un procédé simple, facile. Il ne fait pas perdre une goutte de sang; il ne nécessite ni la dilatation longtemps préparée, ni l'abaissement de l'utérus, ni la chloroformisation; il porte en lui-même l'antisepsie nécessaire. Il ne fait courir aucun danger pour la vie. Il n'expose même à aucune complication sérieuse.

L'opération du *curettage* est complexe, sanglante, douloureuse ; elle exige la dilatation préalable de l'utérus, l'abaissement forcé de l'organe, l'anesthésie chloroformique et quelquefois, pour compléter l'action de la curette, une cautérisation plus ou moins intense à l'aide d'un pinceau ou d'un écouvillon. Les suites ne sont bénignes qu'à la condition qu'aucune faute d'asepsie et d'antisepsie n'a été commise pendant et après l'opération.

La fréquence de la guérison est la même avec l'une et avec l'autre opération.

L'*écouvillonnage*, le *curettage*, le *hersage* ne doivent pas prendre une place exclusive.

La cautérisation par la flèche à demeure est d'une efficacité égale, sinon supérieure.

Dumontpallier.

Le chlorure de zinc est le meilleur modificateur. L'employer sous forme de crayons de pâte de Canquoin bien homogène ; la douleur qui se produit peut être atténuée par une injection de morphine. Le vagin étant lavé par la liqueur de Van Swieten, mesurer les dimensions de la cavité utérine, à l'aide d'une sonde enduite de glycérine et d'iodoforme, puis placer un crayon de la longueur appropriée. Laver de nouveau le vagin, puis placer un tampon dans le cul-de-sac postérieur et un autre iodoformé sur l'orifice du col.

L'hémorragie, l'écoulement purulent s'arrêtent aussitôt. La douleur peut manquer ; habituellement elle se produit sous forme de coliques utérines. La rétention d'urine est fréquente. Après vingt-quatre ou trente-six heures, la malade perd de la sérosité, puis du muco-pus ; l'eschare sort après quatre à treize jours. Un cathétérisme préventif, vingt à vingt-cinq jours après la cautérisation, éloigne tout danger d'atrésie du col.

Le traitement, au moyen du crayon de chlorure de zinc laissé à demeure dans la cavité utérine, offre de réels avantages, par sa simplicité, son innocuité et la rapidité de la guérison.

A. Charpentier.

Le *petit curettage*, celui du col, est sans effet.

Le *grand curettage* ne doit être pratiqué que lorsqu'il n'y a pas d'inflammation des annexes de l'utérus, salpingite ou ovarite.

Faire le curettage, dans de bonnes conditions d'antisepsie, avec la curette tranchante; le faire complet, c'est-à-dire ne s'arrêter que quand on perçoit le cri utérin; le faire suivre d'un pansement avec un mélange, de créosote et de glycérine, par parties égales, qui ne rétracte pas les tissus et empêche les hémorrhagies. Pour terminer l'opération, faire passer dans la cavité utérine un courant d'une solution de sublimé à 1 ou 1/2 p. 100, destiné à enlever l'excès du caustique.

Pratiqué de cette façon, le curettage n'occasionne jamais d'accidents; il n'amène pas d'atrésie du col.

Le curettage guérit-il toujours? Non, sans doute, pas plus d'ailleurs que la cautérisation avec le chlorure de zinc; une seconde opération est parfois nécessaire, comme avec les autres procédés. Il a, sur les cautérisations, un grand avantage, c'est qu'une fois fait, il n'est plus douloureux, tandis que l'application du crayon de chlorure de zinc provoque parfois, pendant deux et trois jours, des douleurs atroces.

Doléris.

Le traitement par une opération unique est un objectif illusoire. Les lésions complexes, englobées trop souvent sous le terme univoque de *métrite*, réclament une thérapeutique spéciale. Il faut d'abord distinguer la métrite du col de celle du corps.

La muqueuse du col, malade depuis peu de temps, est parfois susceptible d'une thérapeutique conservatrice, basée sur la poursuite du processus morbide, préalablement mis en évidence par une large dilatation du conduit cervical. Cette dilatation, parfois négligeable quand il s'agit du corps de l'utérus, est indispensable pour le traitement de la métrite du col. En étalant chaque relief, en amincissant et en ramollissant la paroi cervicale, les tentes dilatatrices, laminaire, éponge, préparent à la curette et aux topiques appropriés un travail efficace.

Dans les métrites invétérées, on échoue plus souvent qu'on ne réussit; dès lors, il faut renoncer aux mesures conservatrices; il n'y a plus qu'un remède, c'est l'abrasion nette et régulière de la muqueuse du col par une opération plastique au bistouri.

Une autre cause d'échec du curage est l'existence d'une déviation de la matrice : ici l'élément métrite passe au second plan.

L'emploi de la dilatation et de la curette, en matière de déviation, n'est pas négligeable, mais il n'est point curatif. Les insuccès de cet ordre ne doivent pas figurer au passif du curage. De même les lésions des *annexes :* salpingites, ovarites, pelvi-péritonites, caractérisées par des processus végétaux ou nettement hyperplastiques. Le curage n'a d'effet immédiat certain que sur la muqueuse.

L'avenir de la gynécologie est dans l'objectif physiologique. Or, le cautère actuel, les caustiques violents à demeure, sont destructeurs de la vie physiologique de l'utérus. Il faut donc rejeter la cautérisation intra-utérine.

Routier.

L'introduction d'un crayon de pâte au chlorure de zinc est un moyen aveugle d'agir sur l'utérus. L'orifice interne du col est toujours spasmodiquement resserré, c'est donc sur lui que porte l'action du caustique; en revanche, il n'agit pas sur la partie voisine des trompes. D'où son double inconvénient, l'atrésie du col, ou une opération incomplète.

L'oblitération de l'orifice interne de l'utérus peut avoir de graves inconvénients, les règles continuent à se produire, les trompes se remplissent de sang et on assiste à la formation d'une hémato-salpingite.

Le curettage avec la curette tranchante expose aussi à l'inconvénient de l'atrésie du canal cervical; on doit revenir à la curette mousse de Récamier, et éviter surtout le grattage trop énergique du col au niveau de l'orifice interne.

METRORRHAGIES.

Dujardin-Beaumetz.

Prescrire l'*hydrastis canadensis*, dont l'action vasculaire est démontrée physiologiquement, sous la forme de pilules, de teinture, de sirop, et d'élixir.

1° *Pilules d'hydrastis.* — Les préparer, en réduisant par évaporation 20 grammes d'extrait fluide à 6 grammes d'extrait sec. Elles se formulent ainsi :

Extrait sec d'hydrastis canadensis..	3 grammes.
— de seigle ergoté...........	1gr,50
Fer réduit par l'hydrogène........	1gr,50

Pour 60 pilules; administrer deux à cinq pilules toutes les vingt-quatre heures.

2° *Teinture d'hydrastis.* — La prescrire dans l'eau, à raison de 20 à 40 gouttes par jour.

3° *Sirop d'hydrastis.* — Préparer un sirop contenant 100 parties d'extrait fluide pour 1000 parties de sucre. Deux à trois cuillerées à soupe par jour.

4° *Elixir d'hydrastis.* — Mélange destiné à masquer la saveur de la teinture d'hydrastis :

Teinture d'hydrastis............	10 grammes.
Élixir de Garus.................	100 —

Chaque cuillerée contient 1 gramme d'hydrastis ; en prescrire 1 à 2 grammes quotidiennement.

Terrillon.

Repos dans la position horizontale, le bassin légèrement élevé, le tronc un peu en contre-bas.

Si l'hémorragie persiste, beaucoup de traitements peuvent être employés : moyens directs et utérins, moyens intra-vaginaux, moyens extra-vaginaux.

I. Moyens utérins. — Le plus employé est l'eau chaude, qui a une action hémostatique certaine.

Lorsque l'utérus est dilaté, par exemple après l'accouchement, porter directement le liquide chaud sur la muqueuse utérine, au moyen de la sonde intra-utérine de Budin. L'hémostase est rapide et facile.

II. Moyens intra-vaginaux. — Le plus souvent, on ne peut faire qu'une injection vaginale. Les instruments doivent être d'une propreté rigoureuse; proscrire les canules en gomme, qui sont une source de contamination; ne se servir que de celles en verre ou en caoutchouc rouge, que l'on peut faire bouillir. L'eau doit elle-même avoir été bouillie; la laisser descendre à la température de 50°.

Placer la malade dans le décubitus dorsal, le siège soulevé par un bassin, injecter d'abord une faible quantité de liquide, qui n'est guère, après avoir passé à travers le tube, qu'à 45°. Cette eau séjourne facilement dans le vagin, et dès qu'il est rempli, arrêter l'écoulement en pinçant le tube. La malade souffre un peu de la température élevée de l'eau, mais celle-ci se refroidit rapidement; alors recommencer une seconde introduction de liquide. Procéder lentement, de façon qu'un litre de liquide suffise pour une irrigation de quinze à vingt minutes.

L'eau peut renfermer un antiseptique léger, mais

cela n'est nécessaire que si la malade est infectée. Ne pas se servir de liquides hémostatiques.

Si l'injection chaude échoue, pratiquer le tamponnement. D'abord laver le vagin à l'eau phéniquée ou au bichlorure, n'employer que des tampons de ouate hydrophile aseptique ou mieux encore des tampons de gaze iodoformée montés en queue de cerf-volant. Le spéculum permet d'opérer méthodiquement.

III. Moyens extra-vaginaux. — Application de glace sur le ventre ou la vulve, sinapismes, ligatures à la racine des membres, ces moyens donnent rarement de bons résultats.

IV. Moyens médicaux. — Opiacés (piqûres de morphine, lavements laudanisés), qui paralysent le muscle utérin, arrêtent les contractions utérines.

Le seigle ergoté agit d'une manière opposée.

Agir suivant l'indication.

Souvent on ne sait qu'après expérience à quel médicament on doit avoir recours.

V. Traitement général. — Le séjour au grand air, les douches, les eaux salées (Salies de Béarn, Salins du Jura). Le *bain de soleil* est souvent utile. — La malade s'étend sur une chaise longue, placée en plein midi, revêtue d'une robe noire et la tête protégée par un parasol; la température monte à 38°, 38°,5 et il se produit une sudation abondante. Bientôt les pertes diminuent ou cessent et la nutrition s'améliore.

Eviter, en prescrivant inconsidérément du vin de quinquina, d'irriter l'estomac des malades.

MIGRAINE.

Dujardin-Beaumetz.

Prescrire l'antipyrine, qui diminue l'activité de la moelle et du cerveau au lieu de l'excitation produite par la morphine, surtout contre les migraines à forme congestive.

Après l'antipyrine, vient l'exalgine, qui aurait le premier rang sans son insolubilité, parce qu'elle est plus active et n'occasionne pas d'éruption. Une cuillerée à soupe (25 centigr.), matin et soir.

Potion contre la migraine.

Étoxycaféine.......	25 c.	Hydrolat de tilleul..	60 gr.
Salicylate de soude.	25 —	Sirop de capillaire..	20 —
Chlorhyd. de cocaïne	10 —		

A donner en une seule fois, au début de la migraine.

MIGRAINE OPHTALMIQUE.

Charcot.

Prescrire le bromure de potassium :

Bromure de potassium..........	32 grammes.
Eau distillée.....................	500 —

Prendre : 2 ou 3 cuillerées à bouche, tous les jours de la 1re semaine, 3 ou 4 cuillerées à bouche, tous les jours de la 2e semaine, 4 ou 5 cuillerées à bouche, tous les jours de la 3e semaine, 5 ou 6 cuillerées à bouche, tous les jours de la 4e semaine.

Après un mois de traitement, revenir graduellement au point de départ, pour continuer encore deux mois, à la dose de 2 à 3 cuillerées par jour.

Cette médication est utile dans la migraine ophtalmique (mais non dans la migraine ordinaire où elle ne donne aucun résultat). Dans la forme périodique on empêche des accès avec aphasie, engourdissement, etc., et on rompt la périodicité de ces accès.

Il en serait probablement de même dans la *migraine ophtalmoplégique.*

Lorsqu'il existe des lésions tendant à la permanence, donner l'iodure de potassium et le mercure; en dehors même de la syphilis, qu'il est permis de soupçonner, ils pourraient agir sur les lésions phlegmasiques qui existent probablement.

MORPHINOMANIE.

Ball.

Placer le malade dans une maison de santé, où la surveillance du médecin s'exerce à chaque instant.

Supprimer plus ou moins complètement l'usage de la morphine.

Relever l'action du cœur par une injection de spartéine, à laquelle on joint une injection de morphine, si les accidents deviennent menaçants. En effet le collapsus peut se terminer par la mort et l'emploi de la morphine le fait disparaître.

Au moment même où apparaît la défaillance du cœur, faire une injection de sulfate de spartéine, représentant de 0gr,02 à 0gr,04, pouvant se répéter; au bout de quelques minutes, le pouls se relève.

Administrer le sulfate de spartéine sous forme de petites capsules (Houdé) titrées à 2 centigrammes, à la dose de 4 à 8 par jour. Ce mode d'administration succéderait à celui des injections et permettrait de continuer l'action tonique sur le cœur jusqu'à la disparition complète des « angoisses » qu'il faut éviter.

Une fois ce résultat obtenu, fortifier la constitution et garantir le malade contre sa passion funeste, par une surveillance rigoureuse et prolongée.

MUGUET.

Jules Simon.

Lorsqu'il est confluent et qu'il a résisté au borax,

à l'acide borique, employer, pour les petits enfants, en gargarismes et en badigeonnages :

Chlorure de zinc..................	1 gramme.
Eau alcoolisée....................	1 litre.

Chez l'adulte, élever la dose à 4 grammes.

Descroizilles.

I. Traitement local. — Chez les enfants en âge de se gargariser, prescrire des gargarismes ou des irrigations buccales avec des infusions ou des décoctions émollientes (mauve, guimauve, graine de lin).

Le remède souverain consiste dans l'emploi des alcalins, par la raison que le champignon du muguet ne peut se développer que dans un milieu acide.

Prescrire le bicarbonate de soude associé à la glycérine, dans la proportion d'un dixième à un quinzième, ou l'eau de Vichy (source des *Célestins*), en lavages ou en irrigations.

Cautérisations avec le nitrate d'argent.

Lavages de la cavité buccale avec l'eau oxygénée.

II. Traitement général. — S'il y a des troubles *dyspeptiques*, faire prendre, par la bouche, l'eau de Vichy ou l'eau de chaux, à la dose d'une cuillerée à café, plusieurs fois par jour. Prescrire en outre des lavements émollients et légèrement laxatifs.

Quand existent des symptômes d'*entérite*, faire prendre le sous-nitrate de bismuth à la dose quotidienne de 25 centigrammes à 1 gramme, associé, au besoin, au laudanum de Sydenham (deux gouttes).

Dans les cas d'*anémie*, ou quand il existe une complication grave, telle qu'une *pneumonie*, soutenir les forces en prescrivant des vins généreux, de l'eau-de-vie, du jus de viande concentré.

III. Traitement prophylactique. — A défaut d'une bonne nourrice, faire consister l'alimentation artificielle exclusivement en lait coupé avec une proportion variable d'eau de Vichy, d'eau de chaux ou d'eau-de-vie, en proscrivant la cassonnade, la mélasse et les autres substances amylacées. Après chaque tétée, nettoyer la bouche de l'enfant à l'aide d'un chiffon. Enfin maintenir les biberons, les mamelons des nourrices dans un état d'extrême propreté.

Dans la prescription des collutoires et des potions, éviter l'emploi des substances sucrées, sucre, miel, dont les produits de fermentation exercent une influence fâcheuse sur l'évolution du muguet.

Hanot.

Attouchements avec :

Borax........................	4	grammes.
Sirop de mûres.................	30	—

MYOPATHIES D'ORIGINE SPINALE.

Raymond.

Le sens du courant est indifférent ; le faire passer d'abord dans un sens, puis dans l'autre. Quand l'atrophie est limitée, s'adresser aux régions de la moelle qui sont atteintes. Appliquer le pôle positif ou anode (courant constant) sur la partie du rachis répondant à la région malade, et le pôle négatif (katode) sur le sternum. Puis, une ou deux minutes, intervertir l'ordre des pôles. Préférer les électrodes larges, qui diminuent l'intensité du courant et, par conséquent atténuent les effets locaux. Appliquer le courant faradique aux muscles atrophiés ; la durée moyenne de la séance sera de dix minutes. On en fera deux, trois ou plus, par semaine. Il en sera de même pour les courants galvaniques, dont les séances durent de deux à quatre minutes.

Quand la maladie spinale évolue très lentement, telle l'*atrophie musculaire progressive*, prolonger un peu plus la durée de chaque séance.

La durée du traitement est, en général, très longue.

NÉPHRITE PARENCHYMATEUSE.

Jaccoud.

I. Régime. — Ne pas s'en tenir au régime lacté. Prescrire l'oxygène, d'abord 30 litres par jour; puis, si cela n'amène aucun changement, donner la dose insolite de 60 litres par jour. C'est à cela qu'est dû l'éloignement progressif des accès urémiques.

II. Traitement médical. — Associer quelques médicaments au régime; commencer par l'iodure de sodium; puis essayer le tannin, le perchlorure de fer, la noix vomique et dans un autre ordre d'idées, l'hydrothérapie et les bains de vapeur pris au lit.

NEURASTHÉNIE.

Dujardin-Beaumetz.

Dans la *neurasthénie gastrique :*

I. Traitement médical. — *a*). *Antiseptiques pharmaceutiques.* — Dans les cas moyens :

Salicylate de bismuth.........	} àà 10 grammes.
Magnésie anglaise.............	
Bicarbonate de soude..........	

En 30 cachets. Prendre un cachet à chaque repas.

Dans les cas les plus avancés :

Salicylate de bism.	10 gr.	Magnésie anglaise.	10 gr.
Naphtol α..........	10 —	Bicarb. de soude..	10 —

En 40 cachets. Un cachet à chaque repas.

b). *Laxatifs.* — Employer la formule suivante :

Follicules de séné, passés à l'alcool, en poudre............	ãã 6 grammes.
Soufre sublimé...............	
Fenouil en poudre............	ãã 3 grammes.
Anis étoilé en poudre.........	
Crème de tartre pulvérisée....	2 —
Réglisse en poudre...........	8 —
Sucre en poudre..............	25 —

Prendre le soir en se couchant, dans un demi-verre d'eau, une cuillerée à dessert.

c) *Lavages stomacal et intestinal.* — Faire ces lavages avec de l'eau boriquée à 10 p. 1000, ou avec du naphtol à 1 p. 1000. Pour le lavage intestinal, le siphon est préférable à l'irrigateur.

II. RÉGIME. — Réduire à son minimum la quantité de liquide de l'alimentation. Pour boisson ne prendre qu'un verre et demi (300 grammes) d'un mélange de vin blanc léger avec de l'eau ordinaire; pas de boissons gazeuzes, pas de vin pur, pas de liqueurs.

N'introduire des aliments dans l'estomac que lorsque ce dernier s'est débarrassé du bol alimentaire.

Suivre avec rigueur l'hygiène alimentaire suivante : Mettre sept heures entre les repas. Si le malade fait trois repas par jour, le premier aura lieu à sept heures et demie, le deuxième à onze heures et demie. S'il n'en fait que deux, le premier aura lieu entre dix et onze heures et le deuxième à sept heures. Ne jamais manger ni boire entre les repas.

Réduire à son minimum la quantité de ptomaïnes introduites par l'alimentation; faire prédominer les œufs, les féculents, les légumes verts et les fruits.

a) Les œufs seront très peu cuits (crème).

b) Les féculents seront en purée (purée de pommes de terre, de haricots, de lentilles, panades, riz, pâtes alimentaires, nouilles, macaroni.

c) Les légumes verts seront très cuits (purée de carottes, petits pois, salades cuites, épinards).

d) Les fruits seront en compote, sauf les fraises et le raisin.

Si le régime carnivore est nécessaire, viandes très cuites (viandes braisées, bœuf à la mode, poulet au riz, volailles en daube).

Repousser le gibier, le poisson, les mollusques, les crustacés et les fromages faits, ainsi que les aliments trop liquides, et en particulier les soupes liquides. Prendre des soupes épaisses sous forme de bouillies au gruau de blé, de riz, de maïs, d'orge et d'avoine.

Comme pain, prendre le pain grillé.

Chaque jour une douche d'eau froide en jet, le long de la colonne vertébrale; durée de la douche quinze secondes (si c'est une dame, doucher les pieds avec de l'eau chaude). Friction sèche énergique, après la douche, avec un gant de crin.

Promenades en plein air, exercices musculaires (gymnastique de l'opposant, escrime, etc.).

Huchard.

Dans la *neurasthénie grippale :*

S'il y a dépression physique, intellectuelle et morale, combattre de bonne heure cet état asthénique, non par les arsénicaux et les ferrugineux, qui agissent, mais lentement, et imposer au système nerveux cérébro-spinal une médication tonique :

1° Les préparations de strychnine, sous forme de sulfate, de 2 à 3 milligrammes par jour; ou d'arséniate, de 3 à 4 granules d'un demi-milligramme.

Dans les cas graves, injections sous-cutanées de sulfate de strychnine, d'après cette formule :

Eau distillée......................	10 grammes.
Sulfate de strychnine............	1 centigr.

Faire 2 à 4 injections par jour.

2° Les préparations de caféine, employées à l'intérieur d'après cette formule :

Benzoate de soude............	ãã 2 grammes.
Caféine......................	

Pour huit cachets; quatre cachets par jour.

Il est préférable de recourir aux injections sous-cutanées de caféine, d'après la formule suivante :

Caféine..........................	4 grammes.
Salicylate de soude...............	3 —
Eau distillée.....................	6 —

Chaque seringue de Pravaz contient 40 centigrammes de caféine. Injecter six à huit seringues par jour; dans les cas graves, ajouter les injections d'éther.

3° Les préparations au phosphore : les phosphates, de 4 à 6 grammes par jour et le phosphure de zinc, de 2 à 3 granules de 1 milligramme par jour.

NÉVRALGIES.

Bouchard.

Pour produire la réfrigération locale, appliquer un tampon de ouate et de bourre de soie trempé dans du chlorure de méthyle (éther méthyl-chlorhydrique). Comme moyen analgésique, l'application du tampon est aussi efficace que le jet du siphon.

On peut aussi se servir d'un pinceau, ce qui permet de localiser l'action d'une manière très précise.

Par ce procédé, la douleur cesse dans des cas de *névralgies intercostales*, de *torticolis*, de *douleurs musculaires*, de *lumbagos*, de *névralgies dentaires*, de *crises gastriques d'origine tabétique*, de *coliques de plomb*.

Debove.

Traitement de la cause (anémie, impaludisme, etc.).

— Injections de morphine, antipyrine, quinine. Vésicatoires, électrisation, chlorure de méthyle.

Dujardin-Beaumetz.

Contre l'élément douleur, quelle que soit son origine, l'exalgine est très active, dans les *névralgies essentielles*, les *névralgies symptomatiques*, les *douleurs des tabétiques* ou celles de l'*angor pectoris*.

Si cette combinaison méthylée était plus soluble, elle devrait occuper le premier rang, parce qu'elle est plus active et qu'elle ne produit jamais d'éruption. Rester dans des doses faibles; 25 centigrammes par exemple, renouvelés deux fois par jour. En raison de son insolubilité, la donner en potion alcoolisée :

Exalgine..........	2gr,50	Sirop de fleurs d'orangers..........	30 gr.
Alcoolat de menthe.	10 gr.		
Eau de tilleul......	120 —		

Si le malade ne peut supporter le goût de la menthe, faire usage de la formule suivante :

Exalgine...........	2gr,50	Eau................	120 gr.
Teinture de zestes d'oranges........	5 gr.	Sirop d'écorces d'oranges amères ..	30 —

Chaque cuillerée à soupe de chacune de ces deux potions contient 25 centigrammes d'exalgine; prescrire une cuillerée, matin et soir. La teinture et l'alcoolat ne servent qu'à dissoudre l'exalgine, et c'est la première chose à faire dans la préparation, avant d'ajouter les autres excipients.

En cachets médicamenteux, l'administration est plus facile, mais l'action est moins grande; l'état de solution du médicament augmente sa puissance.

La phénacétine, insoluble, mais non toxique à cause de cette insolubilité même, se montre surtout un bon médicament dans les *névralgies fugaces* et variables, chez les hystériques et les neurataxiques. C'est aussi un bon analgésique.

Donner par jour un ou deux cachets de 50 centigrammes à 1 gramme, sans redouter l'intoxication.

La paraphénacétine ne provoque pas la cyanose et les éruptions de l'antipyrine et de l'acétanilide.

Desnos.

Contre les *névralgies de la face* et *des membres*, et les *névralgies intercostales* et *viscérales* :

Exalgine...........	1 gr.	Teinture de badiane.	1 gr.
Rhum...............	30 —	Thé................	60 —
Sirop..............	30 —		

Une cuillerée à soupe toutes les quatre heures.

La dose est en moyenne de 25 centigrammes, mais on peut arriver progressivement à 1gr,25 et 1gr,50 par vingt-quatre heures. C'est un médicament énergique et qui doit être manié avec prudence.

L'exalgine agit sur le bulbe et sur le système cérébro-spinal et produit des vertiges, accompagnés ou non de frissons et de bourdonnements d'oreilles, parfois de sueurs, de fourmillements, de cyanose, si la dose est élevée. Il n'y a jamais de dyspnée ni d'oppression.

NÉVRALGIE DE LA FACE.

Campenon.

Faire une pulvérisation de chlorure de méthyle sur la joue et la lèvre, après avoir protégé le globe oculaire. Faire le stypage sur les points signalés, à l'aide d'un petit tampon de coton hydrophile, porté sur une baguette et chargé de chlorure de méthyle.

Appliquer le tampon sur la muqueuse buccale, jusqu'à ce que celle-ci prenne un aspect parcheminé.

NÉVRALGIE SCIATIQUE.

Jaccoud.

I. Traitement local. — Repos absolu, quelle que soit l'acuité de la douleur, pour prévenir l'impotence du membre, consécutive à la névrite, qui succède souvent à la congestion du nerf.

Dès le début, ventouses scarifiées, au-dessous du pli fessier, dans le creux poplité, au mollet.

Injections hypodermiques de morphine, si les douleurs sont trop intenses.

Si les ventouses ne soulagent pas, ou sont contre-indiquées par l'anémie du malade, appliquer çà et là, sur les points douloureux du membre, de grands vésicatoires à répétition ou bien des vésicatoires à longues bandes recouvrant la partie postérieure et latérale externe du membre.

II. Médication interne. — Si la *sciatique* est d'*origine rhumatismale*, le salicylate de soude, pendant trois jours, à la dose de 4 à 6 grammes par jour.

En cas d'échec du salicylate, la quinine à haute dose, de préférence le bromhydrate de quinine à la dose de 1gr,50 à 2 grammes le premier jour; et continuer ainsi, tant qu'il ne se produit pas de phénomènes physiologiques trop pénibles. Dans ce cas, suspendre un jour ou deux; puis recommencer.

Si la maladie ne cède pas, insister sur la médication topique.

Dans la *sciatique chronique*, recourir à un mélange d'iodure et de bromure de potassium, 3 à 4 grammes de chaque par jour, dissous dans un seul véhicule.

Si le traitement échoue, pulvérisations avec le chlorure de méthyle. Mais s'en servir avec prudence, pour éviter les eschares et les ulcérations.

Bains de vapeur simples ou térébenthinés.

Dans les cas rebelles, recourir aux *cures thermales*. Employer : 1° *eaux indifférentes très chaudes:* Ragatz, Néris; 2° *eaux chlorurées iodiques très chaudes:* Wiesbaden; 3° *les eaux sulfureuses :* Aix en Savoie ou Aix-la-Chapelle. La *thermalité* est le point important.

Enfin lorsqu'il y a des altérations résultant de la *névrite*, bains de boue : Saint-Amand, Dax.

Debove.

Pulvérisations de chlorure de méthyle, sur le trajet du nerf, pendant 5 secondes au plus. Le malade éprouve une sensation de brûlure; la peau blanchit et durcit. Renouveler l'application une ou deux fois, à deux jours d'intervalle.

NÉVRALGIES UTÉRINES.

Letulle.

Injections vaginales avec :

Antipyrine........................	5	grammes.
Acide borique..................	10	—

Pour un paquet.

NÉVROSES GASTRIQUES.

Germain Sée.

Le *cannabis* est le véritable sédatif de l'estomac, sans les inconvénients des narcotiques (opium et chloral), des absorbants (bismuth), des sédatifs généraux (bromure de potassium), des paralgésiants (antipyrine), des amers, de l'orexine qui ont des effets défavorables sur le tube digestif.

Il favorise la digestion stomacale, ralentie par un état nervo-paralytique, ou douloureuse par l'*hyperchlorhydrie*. Il n'amène aucun amendement dans la digestion des *anachlorhydriques;* il la rend moins pénible, mais non plus efficace. La digestion intestinale se prête aussi aux propriétés calmantes du cannabis.

Sur les phénomènes éloignés, tels que *vertiges*, *migraines*, *insomnies*, *palpitations* et même *dyspnées*, il agit bien ; il annihile ces pénibles incidents ; mais il ne modifie guère les dispositions nerveuses, qui se traduisent par l'hypocondrie, l'hystérie, ou la névrosthénie, bien que ces états aient souvent leur point de départ dans les affections stomacales.

L'action du cannabis réclame le concours des autres méthodes curatives, comme les alcalins à haute dose, certains purgatifs, et plus rarement les antiseptiques, qui remplissent des indications précieuses ; elle exige surtout les règles du régime alimentaire.

Donner le lait, à la condition que la névrose appartienne à la classe des *hyperchlorhydries*. Le lait échoue au contraire contre les *anachlorhydries* et les *hypochlorhydries*.

OBÉSITÉ.

Dujardin-Beaumetz.

Premier déjeuner, à 8 heures :

Pain	25 gr.	Thé léger, sans sucre	200 gr.
Viande froide	50 —		

Second déjeuner, à midi :

Pain	50 gr.	Légumes verts	100 gr.
Viande ou ragoût, ou deux œufs.	100 —	Fromage	15 —
		Fruits à discrétion.	

Dîner, à 7 heures : pas de soupe.

Pain	50 gr.	Fromage	15 gr.
Viande ou ragoût.	100 —	Fruits à discrétion.	
Légumes verts	100 —		

Employer fréquemment des purgatifs, soit eaux

minérales purgatives, soit pilules ou poudre laxative.

Exercices corporels, appropriés à la force du sujet, massage et bains chauds.

Germain Sée.

L'eau améliore la nutrition, ce qui est à rechercher dans l'obésité; laisser le malade s'abreuver à son aise. Il y a des boissons nuisibles aux gens gras: la bière et les alcools. Les boissons les plus utiles sont les liquides théiques et caféiques. Préférer le thé, qui sera pris à une température élevée: la graisse est précipitée dans l'intestin et la digestion accélérée.

Si le malade boit à ses repas, il prendra à chacun d'eux un verre et demi de vin rouge ou blanc (soit 300 gr.) coupé avec une eau alcaline; s'il ne boit que deux heures après, la quantité de liquide pourra être plus grande.

Jamais de vin liquoreux, de liqueur, d'eau-de-vie ni de bière.

Repousser les aliments aqueux, tels que la soupe. Sont autorisés les œufs, le poisson, la viande, les légumes verts et les fruits; réduire les féculents au minimum. Le pain doit être très léger et composé surtout de croûte; jamais de pâtisserie.

La gymnastique de chambre est souvent à prescrire; certains exercices, tels que celui dit *du mur*, conviennent surtout aux personnes qui ont le ventre fort. Le sujet se met debout contre un mur en s'appuyant fortement contre la surface, puis il élève ses bras au-dessus de sa tête, en les maintenant étendus et en leur faisant décrire une demi-circonférence d'avant en arrière. Cet exercice développe les muscles abdominaux et maintient les parois du ventre.

Albert Robin.

Il y a deux catégories d'obèses. Les uns éliminent

beaucoup d'azote; ce sont les *obèses par excès;* ils peuvent boire beaucoup; les autres ne rendent que peu d'azote; ce sont les *obèses par dégoût;* ils doivent subir la diète des liquides.

ŒDÈME DU POUMON

Huchard.

Injections de caféine à hautes doses, injections de strychnine, application de ventouses, préparations de scille, et, au besoin, saignée pratiquée largement.

ONGLE INCARNÉ.

Th. Anger.

Cette ulcération pourrait être d'origine microbienne.

Anesthésier l'orteil avec un mélange de glace pilée et de sel marin, laissé en contact avec la partie pendant une minute un quart, détacher une languette en tissu sain, longeant le sillon ulcéré et ayant sa base en arrière de la matrice de l'ongle. Toute la partie malade étant enlevée jusqu'à l'os, sous la forme d'une bandelette circonscrivant le sillon ulcéré et la partie de l'ongle qui y touche, transporter le premier lambeau qui remplit la portion enlevée. Pansement au diachylon; le lever au bout de dix jours.

OPHTALMIE PURULENTE.

Constantin Paul.

Douches oculaires à l'eau tiède et instillations avec un collyre au tannin à 1^{gr},50 p. 20.

Budin.

Contre l'*ophtalmie purulente des nouveau-nés* :

Lavages avec une solution de naphtol α, lequel est deux fois plus antiseptique que le naphtol β;

La solution non alcoolisée est ainsi composée :

Naphtol α................	20 centigrammes.
Eau......................	1000 grammes.

Alterner avec des cautérisations au nitrate d'argent.

Le gonflement des paupières et la conjonctivite cèdent rapidement; les cautérisations peuvent être plus rares; si le naphtol ne peut remplacer le nitrate d'argent, il rend service comme adjuvant : il est préférable à l'eau boriquée.

ORCHITE.

Debove.

Employer la projection directe du jet de chlorure de méthyle, mais ce mode délicat d'application exige une grande habitude de ce genre de manœuvres.

Mauriac.

La simple expectation suffit dans les cas ordinaires et la maladie dure ainsi de sept à huit jours.

Traiter seulement les complications : contre la douleur très vive, sangsues sur le trajet du cordon; contre l'épanchement de la vaginale, ponction évacuatrice, etc. Si les douleurs sont particulièrement violentes, mettre le testicule entre deux vessies, aux trois quarts remplies de glace.

Du Castel.

Le salicylate de soude à la dose de 6 grammes, la teinture d'anémone pulsatile à la dose de 30 gouttes amènent la disparition des douleurs, la résorption plus active des exsudats inflammatoires; le premier médicament semble plus actif que le second.

Les suspensoirs ouato-caoutchoutés permettent, en général, au malade d'aller et venir; mais sous leur influence, la résorption des produits inflammatoires ne se fait que lentement.

La réfrigération exerce une action accélératrice sur la cessation des douleurs et sur la résolution du noyau inflammatoire; l'emploi des vessies de glace est d'une application mal commode; l'emploi du chlorure est plus facile et plus actif. Le procédé est celui du *stypage :* un tampon de ouate ordinaire, refroidi par la projection d'un jet de chlorure de méthyle, est appliqué à la surface des bourses, du côté malade; le dartos se contracte, la peau se refroidit et pâlit; laisser le tampon de dix à vingt secondes, selon les cas : ne pas prolonger l'application du froid pour éviter les lésions cutanées, érythème persistant, vésication, sphacèle, et toute irritation de la peau, qui gênerait la continuation du traitement.

Un soulagement immédiat de la douleur est la conséquence du premier stypage, et souvent les malades réclament une seconde application.

Répéter cette application du froid chaque matin, ordinairement, matin et soir.

La guérison est rapide. La durée totale du traitement est en moyenne d'un septenaire.

Le procédé est facile, puisque, en dehors de l'application du stypage, aucun autre traitement, soit interne, soit externe, n'est nécessaire.

OREILLONS.

Bouchard.

Acide phénique.....	50 c.	Acide salicylique..	2 gr.
Sulfate de quinine..	2 gr.	Rhum.............	125 —

Faire dissoudre. Donner cette potion, en huit doses, d'heure en heure.

OSTÉO-MYÉLITE.

Lannelongue.

Faire une large incision, couper les tissus couche par couche, en dehors lorsqu'il s'agit de la cuisse. Débrider le périoste dans l'étendue de la zone enflammée. L'inflammation ayant pour point de départ la portion de la diaphyse attenant au cartilage de conjugaison, le bulbe de l'os, porter en ce point une couronne de trépan, enlever une rondelle de substance compacte et laisser s'écouler le pus amassé dans les aréoles; alors l'inflammation se localise.

S'il y a une nécrose étendue de l'os, extraire la diaphyse ou l'épiphyse de sa gaine périostée et pratiquer la résection de la partie mortifiée.

OTORRHÉE.

Ed. Schwartz.

Lorsque le nitrate d'argent, la teinture d'iode, le bismuth, les irrigations chaudes, etc., ont échoué, employer l'acide borique en poudre.

OVARITE.

Ferrand.

Dans l'*ovarite congestive*, au premier degré, repos dans la position horizontale, cataplasmes et fomentations émollientes sur l'hypogastre; injections et lavements émollients, le tout tiède.

Dans l'*ovarite confirmée*, lavements laudanisés ou belladonés, injections avec les décoctions de morelle, de jusquiame, de tête de pavot; onctions avec des pommades à base d'extraits narcotiques; embrocations avec les huiles et les liniments calmants.

A l'intérieur, prescrire l'opium à doses fractionnées, s'il existe une vive douleur; appliquer les sangsues à l'hypogastre, sur les fosses iliaques, aux aines, aux grandes lèvres, au périnée. — Calomel à doses altérantes et même purgatives. Les révulsifs cutanés (teinture d'iode, vésicatoires volants), sont souvent efficaces; enfin exercer une légère révulsion sur l'intestin, à l'aide de purgatifs doux.

Dans l'*ovarite chronique*, employer les mêmes moyens, moins les émissions sanguines.

Dans les paroxysmes douloureux, recourir surtout aux calmants révulsifs et aux altérants.

Conseiller les bains de mer et même l'hydrothérapie marine; ils agissent à la fois sur la lésion locale et sur la constitution des malades.

OZÈNE.

Tillaux.

Injections, pour faire disparaître les croûtes; attouchements avec la teinture d'iode, la liqueur de Van Swieten, une solution concentrée de chlorure de zinc ou de nitrate d'argent, pour modifier la pituitaire et ses sécrétions.

PANARIS.

Polaillon.

Au début de l'inflammation, onctions d'huile phéniquée ou badigeonnages de teinture d'iode, puis applications émollientes et narcotiques, la main étant placée dans une position élevée.

Si l'état inflammatoire augmente, débrider le doigt sur la ligne médiane par une incision allant jusqu'à l'os s'il s'agit de la dernière phalange, mais n'intéressant pas les gaines lorsqu'il s'agit de la première et de la seconde phalange. Après l'incision, plonger le doigt dans un bain antiseptique, et le panser antiseptiquement.

Pendant la période de suppuration, s'il s'agit d'un *panaris superficiel*, ouvrir la phlyctène et abraser l'épiderme dans tous les points où il est soulevé. Laver le derme avec un antiseptique et panser avec le protective de Lister ou avec des compresses imbibées de liquides émollients.

Dans le *panaris sous-cutané*, inciser dès que l'on soupçonne la suppuration, en évitant de porter le bistouri sur les parties latérales du doigt.

Dans le cas de suppuration de la gaine, incision en haut et en bas, afin d'établir un drainage du canal ostéo-fibreux ; pansement antiseptique.

Pour les pansements antiseptiques, employer le salicol qui n'est pas vénéneux tout en étant très actif, et ne peut occasionner aucun accident.

PANSEMENT ANTISEPTIQUE DES PLAIES.

Verneuil.

Employer les pulvérisateurs à vapeur, c'est-à-dire mis en train par la lampe à alcool, tels que le pulvérisateur de Lister ou les appareils plus légers et moins coûteux, construits sur le même modèle. Placés sur une table, sur un meuble, à la distance voulue de la région malade, ils fonctionnent d'eux-mêmes. Les liquides antiseptiques nécessaires sont : la solution phéniquée à 1 ou 2 p. 100, les solutions boriquées ou les solutions d'hydrate de chloral, si les pulvérisations sont dirigées sur la face ou pratiquées sur des malades qui ne peuvent supporter l'odeur de l'acide phénique.

Bien que la quantité de liquide fournie par la pulvérisation ne soit pas très abondante, éviter les refroidissements. Placer le malade sur le bord du lit autant que possible, et ne découvrir que la région qui doit recevoir le liquide, en protégeant les parties voisines avec des linges de laine et le lit avec une toile cirée. Suivant telle ou telle région, ces dispositions devront varier, et diriger le jet de liquide, suivant le cas, ou perpendiculairement ou obliquement sur les surfaces à humecter. Deux ou trois séances, de deux à trois heures chacune, par vingt-quatre heures, sont nécessaires. Dans l'intervalle des pulvérisations, recouvrir la région malade d'un pansement antiseptique. Sous l'influence de ces douches prolongées, que l'on peut rendre continues, il y a abaissement de la température locale, diminution de la douleur et désinfection des plaies.

Sans être une panacée, la pulvérisation prolongée peut prévenir ou enrayer la septicémie, et, dans maintes circonstances, elle est un puissant procédé de la méthode antiseptique.

PARALYSIE INFANTILE.

Jules Simon.

I. Traitement local. — Au début, révulsion sur la colonne vertébrale, en un point correspondant à l'origine des racines des nerfs paralysés. Employer pour cela les agents les moins douloureux.

Stimuler les fonctions générales de la peau par des bains chauds ou de vapeur donnés dans le lit.

Chloral, aconit, ciguë, pour calmer l'excitation nerveuse.

Après les huit premiers jours, faire de l'électrisation la base du traitement. Courants galvaniques faibles; au bras, la plaque positive qu'on promène sur l'épaule, la plaque négative restant dans la cuvette où plonge la main. Ne pas dépasser huit à dix minutes. Plus tard, électricité faradique, et toujours avec prudence.

II. Médication interne. — Teinture de noix vomique, une goutte aux deux principaux repas. La diluer au besoin avec 9 gouttes de teinture de colombo, et prescrire 10 gouttes du mélange.

Au bout de huit jours, et même avant s'il survenait des accidents, donner 1 milligramme d'arséniate de soude, et ainsi de suite en alternant.

Beaucoup plus tard, bains salés ou sulfureux.

Le traitement étant long, ne pas se décourager.

PEAU (MALADIES DE LA).

Gombault.

Associer les dépuratifs, les sudorifiques, les laxatifs et les alcalins, réunis dans un même sirop, facile et agréable à prendre, auquel on joint l'application d'une pommade à l'ergotine.

Ce traitement supprime les bains, qui sont souvent plus nuisibles qu'utiles, malgré le soulagement momentané qu'ils apportent aux malades.

PEDICULI PUBIS.

Brocq.

Vinaigre	300 grammes.
Sublimé..........................	1 gramme.

On obtient, avec cette lotion, la mort des pédiculi, et le détachement des lentes.

PELADE.

E. Besnier.

I. Soins hygiéniques. — Avant toute intervention médicamenteuse, faire couper les cheveux autour des plaques et épiler les cheveux caducs.

II. Traitement médicamenteux. — Parmi les moyens irritants, destinés à faire repousser les cheveux :

Sinapisation. — Une rondelle de sinapisme est appliquée sur les plaques et les recouvre.

Badigeonnages. — Appliquer le liquide suivant :

Acide acétique................	ãã P. É.
Chloroforme..................	

Répéter ces badigeonnages tous les quinze jours seulement, en raison de l'irritation qu'ils provoquent.

Pommades. — Autour des plaques et sur les régions saines, le soir, onctions avec le mélange suivant :

Acide salicylique..................	1 gramme.
Soufre précipité..........	5 grammes.
Vaseline..........................	20 —

Le lendemain, un lavage enlève cette pommade ; les corps gras ne sont favorables ni à l'entretien de la chevelure ni à sa croissance.

Lorsque la pelade a causé plusieurs plaques d'*alopécie*, raser le cuir chevelu, et, lorsque les cheveux ont repris une longueur de 1 centimètre, épiler autour des plaques, les cheveux peu adhérents et dépourvus de leur gaine vitreuse.

Si les surfaces malades sont très étendues, appliquer par fractions un traitement irritant, qui consiste en frictions avec la teinture de cantharides, pure ou associée à un alcoolat aromatique, ou bien encore en frictions avec des liniments ammoniacaux ou chloroformés. Après avoir renouvelé deux ou trois fois cette médication, cesser l'épilation, la rasure et la révulsion énergique. Tondre chaque semaine, aux ciseaux, les poils follets et pratiquer chaque matin un savonnage à l'eau de savon chaude, ou avec la décoction chaude et savonneuse de bois de Panama. Sécher la tête, puis la frictionner avec :

Alcoolat de Fioravanti..........	100 grammes.
Teinture de cantharides.......	āā 10 à 30 gr.
— de noix vomique.....	

Le soir, friction sur le cuir chevelu, avec :

Huile de bouleau blanc..........	10 grammes.
Soufre et turbith minéral........	1 à 4 gr.
Vaseline.........................	90 grammes.

III. Traitement général. — Toniques, préparations de fer et de quinquina.

Hallopeau.

I. Traitement local. — 1° Savonner le cuir chevelu tous les matins.

2° Enlever avec une pince, les cheveux cassés qui restent, en empiétant de 3 millimètres sur les parties saines.

3° Appliquer tous les cinq, six ou sept jours, sur la plaque dénudée, une couche de vésicatoire liquide de Bidet.

4° Faire, matin et soir, sur la surface non vésiquée, une friction avec :

Alcool...........	300 gr.	Essence de térébenthine..	āā 60 gr.
Glycérine pure..	30 —	Camphre.....	
Sublimé.........	45 c.		

5° Le matin, application de :

Vaseline..........................	50 grammes.
Iode...............................	0.50 centig.

Faire dissoudre en chauffant la proportion d'iode soluble. Mélanger le reste très intimement.

6° Tenir les cheveux très courts, sans les raser.

II. Prophylaxie générale. — Protéger le péladique lui-même contre la propagation de sa maladie; en effet la maladie, éteinte dans son premier foyer, peut se reproduire à distance, c'est que le microphyte a été transporté en dehors de la plaque originelle et a pullulé en un autre point. Poursuivre les parasites à l'aide d'agents qui les tuent dans toutes les parties velues de la tête. Cela est facile chez les sujets qui portent les cheveux et la barbe courts, mais chez les femmes, dont on veut respecter la chevelure, il y a là une difficulté.

Prescrire, pour éviter le transport par les taies d'oreiller, l'usage d'un bonnet de nuit, qui sera changé tous les jours; laver, matin et soir, les coiffes de chapeaux et calottes, avec le liniment indiqué ci-dessus. Désinfecter les peignes, les brosses, chaque fois qu'ils ont servi; recourir dans ce but à l'étuve, ou à des lotions avec l'eau phéniquée, l'alcool camphré et la solution de sublimé.

E. Vidal.

Employer la teinture de cantharides, renouveler les vésicatoires dès que l'épiderme s'est reformé; si la plaque dénudée est étendue, n'en recouvrir chaque fois qu'une portion avec le liquide vésicant, mettre ainsi trois jours à la vésiquer entièrement.

Une pelade bien traitée par l'emploi combiné des vésicatoires et des lotions parasiticides doit guérir en trois ou quatre mois, alors que non soignée elle dure des années et parfois toute la vie.

Quinquaud.

I. Traitement local. — Tenir les cheveux très courts, et faire matin et soir des lotions savonneuses sur le cuir chevelu : après l'un de ces lavages, lotionner les parties malades avec la solution mixte :

Biiodure de mercure.	20 c.	Alcool à 90°.......	40 gr.
Bichlor. de merc..	1 gr.	Eau...............	250 —

Faire suivre l'autre lavage d'une friction excitante faite avec un des liniments suivants, que l'on alternera tous les huit jours :

N° 1. Baume de Fioravanti......	ãã 100 grammes.	
Alcool camphré...............		
Ammoniaque liquide............	6	—
N° 2. Baume de Fioravanti.......	ãã 100	—
Alcool camphré...............		
Teinture de pyrèthre..........	6	—

On peut remplacer l'ammoniaque et la teinture de pyrèthre par la teinture de noix vomique ou la teinture de romarin, à la dose de 10 grammes.

Tous les six jours, application de pommade aux trois acides, composée de la façon suivante :

Vaseline........................	100 grammes.	
Acide chrysophanique.........	ãã 2	—
— salicylique..............		
— borique................		

Au cours du traitement, de temps à autre, lotionner avec la solution d'acide mono-chloro-acétique cristallisé, à la dose de 5 p. 100. Les douches sulfureuses sur le cuir chevelu, les vésicatoires liquides seront parfois des adjuvants très utiles.

II. Médication interne. — En hiver, l'huile de foie de morue et, pendant huit jours, chaque mois, faire prendre 5 à 6 gouttes de liqueur de Fowler dans la journée. Recommander aussi le phosphate de soude et de chaux, mais ils sont moins actifs.

PÉRICARDITE AIGUE.

Jaccoud.

Au début, les vésicatoires volants, les sangsues, les ventouses scarifiées, les applications de glace à la région précordiale, combattent la douleur et la dyspnée, et enrayent parfois la maladie. Le tartre stibié à haute dose réussit dans la péricardite rhumatismale. La digitale empêche les défaillances du cœur.

Dieulafoy.

En cas d'épanchement, purgatifs, diurétiques, régime lacté. Si le liquide est très abondant et l'asphyxie imminente, paracentèse du péricarde par la méthode aspiratrice, en enfonçant l'aiguille dans le 5e espace intercostal gauche, à 6 centimètres environ du bord gauche du sternum : à ce niveau, le péricarde distendu atteint son plus grand diamètre transversal et n'est pas recouvert par le poumon gauche.

PÉRITONITE.

Bouilly.

Dans la *péritonite aiguë* ou *infectieuse*, une incision petite, longue de 5 à 6 centimètres, est suffisante; plus grande, elle exposerait au prolapsus de l'intestin météorisé. Introduire par là la canule d'un laveur et cette canule, accompagnée de l'index, fouille dans tous les recoins de la cavité péritonéale pour dégager les agglutinations, et chercher les foyers qui se sont collectés. Faire passer ainsi de 8 à 10 litres d'eau bouillie; si l'on veut, se servir de sublimé à 1 pour 4,000 ou 5,000. Quand il y a une poche circonscrite, y mettre un gros drain. Cette recherche des foyers doit être minutieuse.

Debove.

Dans la *péritonite tuberculeuse* :

Au lieu de recourir à la laparotomie, essayer la simple ponction suivie de lavage avec 2 litres d'une solution saturée d'acide borique dans de l'eau stérilisée à l'autoclave à 120°.

Léon Labbé.

Dans la *péritonite suppurée :*

Pratiquer l'incision. Faire, dans l'intérieur de la séreuse, des lavages avec de l'eau coupée d'alcool.

Brun.

Dans la *péritonite suppurée :*

Faire une incision de quatre travers de doigt, pour laisser écouler le pus. Après lavage de la cavité et drainage, faire un pansement iodoformé. Les péritonites, qui prennent la physionomie d'abcès, peuvent donner naissance à une évacuation spontanée du pus, mais la laparotomie est bien préférable.

PERTE D'APPÉTIT.

Germain Sée.

Le cannabis fait cesser les sensations douloureuses et rétablit l'appétit, dans quelque condition que les douleurs et les inappétences se produisent.

Le prescrire sous forme d'extrait gras, à la dose de 5 centigrammes divisés en trois doses par jour, sous forme de potion. Au delà, il devient toxique et cette toxicité se traduit par de l'ébriété.

Si les inappétences dépendent d'une *hyperchlorhydrie*, aider l'action du cannabis par de fortes doses de bicarbonate de soude administré quatre heures après l'ingestion des aliments.

PERTES SÉMINALES.

Tillaux.

I. Traitement chirurgical. — Pointes de feu sur la région lombaire. Au besoin, cautérisation de la partie profonde de l'urèthre au niveau des canaux éjaculateurs (le verumontanum est situé à 3 centimètres environ en avant du col).

Dans le cas de pertes diurnes et nocturnes et inconscientes, guérison peu probable.

II. Régime. — Toniques.

PHAGÉDÉNISME.

Du Castel.

Contre le *phagédénisme chancrelleux*, survenu à la suite du *chancre simple* :

I. Traitement local. — Modifier l'état local par les attouchements à l'acide phénique, l'emploi de l'iodoforme, l'acide salicylique, la poudre et la décoction de Pollini. Quelquefois le phagédénisme cesse par changement de médicament ou à la reprise d'un médicament employé autrefois inutilement.

Si on échoue, pratiquer la destruction par les caustiques chimiques ou par le cautère actuel; prescrire les bains à température élevée.

Faire précéder les divers traitements par le raclage de la plaie, qui en rend l'application plus efficace.

II. Traitement général. — Traitement reconstituant.

Le *phagédénisme tertiaire* cédera quelquefois à l'emploi des modificateurs énergiques qui réussissent contre le phagédénisme chancrelleux; dans quelques cas, on se trouvera mieux de l'iodure à hautes doses, du sirop iodotannique du docteur E. Vidal que du traitement mixte, des pansements antiseptiques, que des pansements mercurialisés. Un traitement reconstituant est toujours indiqué.

PHTHISIE PULMONAIRE.

Peter, Jaccoud, Hayem, Debove.

Séjour à la campagne des enfants issus de tuberculeux; endurcissement contre le froid, ablutions et douches froides; air pur, non confiné ni ruminé (Péter);

Séjour dans l'Engadine, le Tyrol, quand la tuberculose est menaçante; à Pau, Madère, Menton, quand elle est effectuée (Jaccoud); près de la mer, seulement en l'absence de fièvre (Hayem).

Huile de foie de morue, glycérine, arsenic, créosote.

Acide salicylique (Jaccoud), quinine, contre la fièvre.

Atropine, contre les sueurs.

Cocaïne, lavage de l'estomac, suralimentation (Debove), contre les vomissements et la dénutrition.

Vésicatoires, pointes de feu (Hayem), teinture d'iode.

Eaux sulfureuses : Cauterets, Eaux-Bonnes, dans les formes torpides, sans hémoptysie ni inflammation fébriles ; eaux arsenicales, Royat, Mont-Dore, dans le cas contraire (Jaccoud).

Ch. Bouchard.

Pilules créosotées.

Créosote de hêtre................	10 grammes.
Poudre de savon amygdalin, séchée à l'étuve..........................	25 —

Pour 100 pilules. La dose quotidienne est de 50 à 80 centigrammes. Une pilule toutes les deux heures.

Dans certains cas à évolution rapide, élever la dose progressivement jusqu'à 3 grammes par jour.

Dujardin-Beaumetz.

Faire vivre les malades dans un milieu dont les fenêtres restent ouvertes jour et nuit. Ils sont donc au grand air, dans les mêmes conditions que les marins et les peuplades sauvages, chez lesquelles la tuberculose est inconnue.

Être prudent dans un semblable traitement, les malades étant habitués à un milieu confiné.

Ne pas soumettre brusquement les tuberculeux à ce système d'aération permanente, les faire arriver progressivement, par l'accoutumance et par des dispositifs spéciaux, à cette réglementation de l'air.

Ne pas abandonner les malades à la seule action de l'air ; il y a quelques indications à suivre, à titre d'adjuvants de la cure.

Les faire bénéficier des avantages de la suralimentation, de ceux que donnent les toniques, les analeptiques, les expectorants, les balsamiques, ainsi que de tous les moyens hygiéniques dont on dispose.

Landouzy.

Contre les *sueurs des phtisiques :*

Saupoudrer, deux fois par jour, les parties du corps inondées par la sueur, avec :

A[illegible]licylique................	10 grammes.
Ta[illegible]........................	90 —

PI[illegible] PLAT VALGUS DOULOUREUX.

Kirmisson.

Lorsque la rétraction musculaire et la déformation des surfaces osseuses et articulaires sont telles que la réduction de la difformité est impossible à obtenir, recourir à des interventions portant sur le squelette. De là, de nombreux procédés d'ostéotomie ou de résection osseuse, tels que l'excision cunéiforme de l'astragale, la résection de cet os, son extirpation, l'enchevillement de l'articulation astragalo-scaphoïdienne, l'ablation du scaphoïde.

PITYRIASIS ALBA.

Alfred Fournier.

Fleur de soufre.....	12 gr.	Huile d'amandes douces...............	9 gr.
Teinture de benjoin.	3 —		
Moelle de bœuf	45 c.		

F. S. A. une pommade, avec laquelle on oindra le soir le cuir chevelu. Au bout de quelques jours, ne faire l'onction que tous les deux jours, puis une fois par semaine. Couvrir la tête d'un bonnet, pendant la nuit; le lendemain matin, lotion avec de l'eau savonneuse ou avec la solution alcaline suivante :

Carbonate de soude.........	50 centigrammes.
Glycérine..................	40 grammes.
Eau de son.................	1 litre.

E. Vidal.

I. Traitement local. — Frictions, le soir, avec :

Beurre de cacao..................	10 grammes.
Huile de ricin...................	50 —
Essence pour parfumer..........	Q. S.

Tenir les cheveux des hommes suffisamment courts, ne point abuser des brosses dures.

Lorsque la desquamation est intense, associer aux corps gras le turbith (au 30e) ou le soufre.

II. Traitement interne. — Administrer les alcalins à l'intérieur, s'il s'agit de sujets arthritiques.

E. Besnier.

Prescrire la décoction de saponaire, et surtout la décoction d'écorce de quillaya (bois de Panama).

Gaucher.

Hydrate de chloral.	25 gr.	Glycérine......	āā 12 gr.
Eau...............	Q. S.	Alcool.........	

F. S. A. une solution; lotionner le cuir chevelu, tous les jours d'abord, puis tous les deux jours, puis une fois par semaine, selon l'amélioration.

PITYRIASIS VERSICOLOR.

E. Besnier.

Résorcine	ãã 1 gr.	Soufre précipité...	15 gr.
Acide salicylique.		Axonge...........	100 —

Appliquer chaque soir cette pommade et l'enlever le matin.

PLEURÉSIE AIGUE.

Peter, Dieulafoy.

Saignée générale ou ventouses scarifiées. Les vésicatoires ont peu d'effet. Digitale, diurétiques, lait, drastiques. Thoracentèse.

Debove.

Recourir à la thoracotomie, par analogie avec ce qui se passe dans l'hydrocèle, où l'on a recours à une large incision de la tunique vaginale, alors que cette séreuse ne suppure pas.

Comby.

Administrer chaque jour la potion suivante :

Caféine	1gr,50
Benzoate de soude........................	1gr,50

La diurèse s'élève et la guérison s'opère en 15 jours.

La caféine est un excellent adjuvant du régime lacté. Elle est toute-puissante à la période ultime des affections du cœur, quand la digitale n'agit plus. On la prescrit à 1 et 2 grammes sans danger, parce qu'elle ne s'accumule pas.

PLEURÉSIE PURULENTE

Bouchard.

Naphtol β........................	5 grammes.
Alcool à 90°.....................	33 —
Eau............	Q. S. pour compléter 100 c. c.

Deux fois par jour, injecter de 2 à 4 c.c., représentant environ 0 gr. 10 à 0 gr. 20 de naphtol.

Dès que la solution arrive dans la plèvre, le naphtol se précipite, une partie se redissout dans le liquide de l'épanchement, stérilise le contenu de la plèvre et modifie l'état septique de la séreuse.

Potain.

Injections intra-pleurales d'air stérilisé, pour remplacer graduellement le liquide extrait de la plèvre, tout en maintenant cette séreuse aseptique.

Dieulafoy, Debove.

Ponction aspiratrice simple, ou mieux suivie de lavages et d'injections de sulfate de zinc (Dieulafoy) ou de sublimé (Debove).

Moizard.

Injections intra-pleurales de teinture d'iode.

Fernet.

Deux indications : évacuer le liquide épanché et combattre l'infection dans son foyer.

Les pleurésies limitées, interlobaires, diaphragmatiques, médiastines, difficiles à atteindre par la thoracotomie, sont les premières justiciables de la ponction, suivie d'injections antiseptiques.

Ce sont les *pneumococciques* et les *tuberculeuses*, dans lesquelles ce traitement est le mieux applicable. Il est moins avantageux dans les *streptococciques* et surtout dans les *putrides* et les *gangréneuses*.

Deux modes d'application : 1° injections répétées dans le foyer infectieux sans évacuation du liquide épanché ; 2° injections précédées d'une ponction évacuatrice et d'un lavage de la plèvre. Ces deux modes ont chacun leurs indications. Le premier est préventif, prophylactique ou palliatif, combat le caractère infectieux des pleurésies, dès l'origine, et s'oppose au développement de l'infection ou à la purulence de l'épanchement; le second est curatif, détruit l'infection du foyer morbide et conduit ainsi à la guérison.

Parmi les substances que l'on peut employer pour les lavages et les injections de la plèvre, les antiseptiques solubles (sublimé, chloral, chlorure de zinc, etc.) sont surtout utiles pour les lavages; les antiseptiques insolubles (naphtol, crésyl, etc.) sont surtout avantageux pour les injections qu'on veut laisser à demeure dans la cavité pleurale.

Injecter d'abord de la liqueur de Van Swieten, dans le foyer de l'abcès, à la dose de 15 grammes après chaque ponction, c'est-à-dire presque tous les deux jours. Employer la solution de naphtol, préparée selon la formule de Bouchard, qui laisse, par la précipitation du naphtol sur place, une poudre antiseptique constituant un véritable pansement.

Ce mode de traitement n'offre pas la même sécurité que celui de l'empyème classique, mais il présente des avantages dans les pleurésies purulentes bien localisées et enkystées.

Sevestre.

Dans la *pleurésie purulente métapneumonique :* les ponctions, suivies d'injections antiseptiques, étant insuffisantes, faire l'empyème, avec lavage d'abord à l'eau boriquée, puis à la liqueur de Van Swieten.

Juhel Renoy.

Traiter toutes les pleurésies, infectieuses ou non, par la ponction, suivie d'une injection tiède de chlorure de zinc à 1 p. 100.

Injecter une quantité de ce liquide mathématiquement égale à celle du liquide soustrait par la ponction. Ainsi, pour une thoracentèse d'un litre, injecter un litre de la solution de chlorure de zinc, qu'on laisse séjourner un certain temps dans la plèvre.

Netter.

Les pleurésies purulentes sont toujours de nature microbienne, mais les microbes qui leur donnent naissance sont d'espèces diverses. Ils jouissent de propriétés différentes, et les déterminations pleurétiques de ces micro-organismes portent l'empreinte de leur activité spéciale.

Il y a quatre grandes espèces de pleurésies purulentes dues : 1° au pneumocoque ; 2° au streptocoque pyogène ; 3° aux organismes saprogènes ; 4° au bacille de la tuberculose. Les pleurésies à pneumocoques et à microbes pyogènes forment plus des trois quarts des pleurésies purulentes.

Le diagnostic de ces quatre espèces se fait par l'examen bactériologique. Il ne demande que peu de temps (trois jours au plus) pour les trois premières. Il est plus long pour la pleurésie purulente tuberculeuse, quand l'examen n'y révèle pas le bacille de Koch, présent une fois sur quatre. Dans ces cas, on attendra les résultats de l'inoculation dans le péritoine du cobaye. On pourra cependant pressentir les résultats positifs de ces inoculations, si on ne trouve aucun microbe ou si on ne trouve que le *staphylococcus aureus*.

A. *Pleurésies à pneumocoques.* — Elles sont les moins graves. Leur bénignité relative tient aux qualités de leurs microbes, dont la vitalité s'épuise dans l'organisme, comme dans les tubes à culture ; elles se terminent fréquemment par vomique.

Est-ce à dire qu'il faille attendre cette terminaison?

non pas. Mais l'indication se borne à l'évacuation du pus par la thoracentèse. Il n'y aura pas lieu d'ajouter à la ponction la destruction des parasites à l'aide des lavages antiseptiques.

B. *Pl. à streptocoques.* — L'indication est ici de vider la plèvre et de détruire le microorganisme avec un antiseptique, qu'on laissera en contact avec la plèvre. La thoracotomie et le lavage au sublimé sont l'opération de choix. Sans doute la guérison spontanée est possible et des cas ont guéri par simple ponction. Mais il ne faudrait pas s'illusionner : il est difficile de déterminer la virulence du streptocoque, il vaut mieux intervenir de peur d'accidents contre lesquels on serait désarmé.

Dans une pleurésie purulente renfermant à la fois le pneumocoque et le streptocoque, se conduire comme dans les pleurésies à streptocoques..

C. *Pl. putrides.* — Intervenir le plus tôt possible par la thoracotomie et les lavages antiseptiques de la plèvre : la guérison est longue à obtenir.

D. *Pl. tuberculeuses.* — Ne pas confondre avec les pleurésies purulentes chez les tuberculeux. Elles sont ordinairement insidieuses, latentes, chroniques. Elles ne guérissent pas par l'intervention radicale. Mais elles sont améliorées par les ponctions répétées. Dans ces cas, ne pas recourir aux opérations graves d'ouverture du thorax. La médication antiparasitaire n'a pas encore donné de résultats certains.

Laveran.

I. Traitement. — La première indication consiste à s'opposer à l'enkystement du poumon, ce à quoi exposent les ponctions répétées. La thoracotomie semble donc indiquée dès que le diagnostic a été bien établi. Elle réalise seule les indications nécessaires dans la pleurésie à streptocoques, et encore vaut-il mieux, souvent, pratiquer la résection d'une côte, afin de bien nettoyer la plèvre et placer des drains.

Pratiquer la thoracotomie le plus tôt possible. Elle est contre-indiquée dans la pleurésie tuberculeuse lorsqu'il existe des lésions avancées des sommets.

Les injections de sublimé et de naphtol ne peuvent être pratiquées; le sublimé est trop toxique, à moins qu'on ne le fasse suivre du lavage de la plèvre, ce qui n'est pas toujours possible, hors le cas de thoracotomie. Le naphtol est insoluble dans l'eau, se précipite très vite et forme un magma insoluble à la partie déclive. La *créoline* ou *crésyl* semble préférable. En en mélangeant 4 grammes avec 100 grammes d'eau, on obtient une émulsion ayant et conservant l'aspect du café au lait, et agissant très énergiquement sur les streptocoques. Elle est inoffensive.

Le traitement par les ponctions répétées, suivies d'injections antiseptiques, paraît devoir être réservé pour les pleurésies purulentes enkystées, qu'il serait difficile de traiter par la thoracotomie.

II. Prophylaxie. — 1° Éloigner du pleurétique les malades qui suppurent ou qui sont atteints d'érysipèle et faire en sorte qu'il respire un air aussi pur que possible. — 2° Détruire, à l'aide de gargarismes antiseptiques, les microbes pyogènes de la bouche et de l'arrière-bouche.

PLEURODYNIE.

D'Heilly.

Dans les cas légers, application de quelques agents narcotiques ou de révulsifs légers : cataplasmes, frictions de baume tranquille, badigeonnages avec un mélange à parties égales de teinture d'iode et de laudanum, sinapismes, sachets de sable chaud, compresses de chloroforme.

Donner au corps une position favorable pour que les muscles douloureux soient relâchés.

Si la douleur est violente, émissions sanguines locales, sangsues, ventouses scarifiées, vésicatoires morphinés. Bains tièdes, bains russes, bains de vapeur.

Si l'affection tend à la chronicité, douches chaudes, avec des eaux sulfureuses ou alcalines : telles que Luchon, Barèges, Aix-en-Savoie, le Mont-Dore, Néris, Bourbonne. L'électricité, sous forme de courant constant, peut être également utile.

PNEUMONIE AIGUE.

Peter.

Dès le début, faire une médication antiphlogistique au moyen de la saignée, des ventouses scarifiées, des sangsues, et plus tard appliquer des vésicatoires.

C'est par le fait de théories, où la bactériologie joue un rôle prépondérant, qu'on est arrivé à abandonner, bien à tort, la médication antiphlogistique.

Aujourd'hui, la pneumonie est considérée comme une maladie à microbes. Dès lors, on n'a plus vu que ce microbe, et il s'est agi de le tuer : d'où l'idée de faire des injections dans le poumon : mais il n'est guère possible d'atteindre ainsi tous les microbes. Il suffit qu'il en reste quelques-uns pour que la repullulation ait lieu. Le système a été bientôt abandonné. Le malheur est que ces théories ne conduisent pas à à une médication utile.

H. Barth.

La réfrigération directe est et doit rester une méthode d'exception; inutile dans les formes bénignes, elle doit être réservée pour certaines formes graves.

Prescrire un bain froid toutes les quatre heures, 28° à 30° d'abord, puis baisser de 22° à 18°. Si le cœur est en bon état, débuter par le bain à 18°.

A la sortie du bain, la réaction est très forte et produit une révulsion énergique, analogue à celle que déterminerait l'urtication.

Comme stimulant, faire prendre un peu de grog avant et du vin chaud après. Dans les cas graves, pratiquer une injection de caféine avant le bain et une injection d'éther après.

Si la fièvre persiste après les premiers bains, abaisser leur température, les jours suivants (18° à 20°).

Les effets du bain froid ne consistent pas seulement dans la soustraction de chaleur. Pendant l'immersion, le froid sur la peau détermine une contracture violente des vaisseaux périphériques et le reflux du sang vers les cavités profondes. Mais la réaction produit un mouvement inverse; le sang afflue de nouveau vers les vaisseaux cutanés, amène une révulsion énergique, analogue à celle que produirait l'urticaire. Le bain froid amène en outre une excitation du système nerveux, augmente les sécrétions, combat l'hyperthermie, décongestionne le cerveau, le poumon, fortifie le cœur et le système nerveux et favorise la sécrétion urinaire.

Mais il faut que l'organisme soit en bon état, pour ne pas avoir à souffrir de l'excès de travail qui lui est imposé.

Si le cœur est altéré dans sa substance, il faut craindre la syncope; si les vaisseaux périphériques sont en mauvais état, ils peuvent se rompre; si le système nerveux est profondément atteint, il peut y avoir un collapsus mortel.

Cette méthode sera adaptée à l'âge et à l'état du malade, en commençant parfois par des bains tièdes.

PNEUMONIE BILIEUSE.

Dieulafoy.

Poudre d'ipéca...............	1gr,50
Tartre stibié................	5 centigrammes.

Mêler et diviser en deux paquets. A prendre à une demi-heure d'intervalle.

PNEUMONIE CÉRÉBRALE.

Cadet de Gassicourt.

Si le *délire* est le symptôme dominant, recourir à l'ergot de seigle, à la dose de 50 centigrammes à 1 gramme dans la journée, ou au chloral, 2, 3, 4 grammes par jour, selon les cas et selon l'âge de l'enfant.

Descroizilles.

Médication spasmodique et calmante, le musc, le bromure de potassium, le laudanum.

PNEUMONIE DES ENFANTS.

J. Simon.

Teint. de digitale.	5 à 10 gtt	Vin de Malaga......	25 gr.
Eau-de-vie......	10 gr.	Julep gommeux....	Q. S.

Descroizilles.

I. Traitement. — Il faut traiter la pneumonie; rester dans l'expectative, c'est presque toujours laisser échapper l'occasion de soulager le malade, de lui venir en aide pour lutter contre le mal.

Les antiphlogistiques ont donc leur raison d'être; Si le jeune sujet présente des signes de pléthore, pouls plein et résistant, forte coloration de la face avec céphalalgie, haute température, agitation, dyspnée, enfin turgescence des veines superficielles du cou, prescrire une saignée, tirer 100, 120, 150 grammes au plus, mais n'y pas revenir.

Deux ou trois ventouses scarifiées, donnant deux ou trois cuillerées de sang, rendent service, s'il y a un point de côté violent et de la dyspnée. Une seule application suffit.

Le point de côté peut aussi se calmer avec une injection de morphine.

Le vésicatoire est peut-être parfois inutile, mais il ne paraît pas avoir d'inconvénient, ni entraîner de dangers, si on l'applique avec précaution.

Recommander les applications d'iode.

Prescrire l'antipyrine, sans dépasser 60 à 75 centigrammes par vingt-quatre heures.

On a dit le plus grand mal de la médication contre-stimulante, et en particulier de l'émétique. On a parlé de collapsus, de prolongation de la maladie, d'eschares : il y a là beaucoup d'exagération. La méthode rasorienne n'est pas applicable toujours, mais elle peut rendre et rend des services. Prescrire le tartre stibié à la dose de 1 décigramme.

N° 1.	Émétique........	10 à 15 centigrammes.
	Eau.............	60 à 80 grammes.
N° 2.	Émétique........	10 à 15 centigrammes.
	Eau.............	40 à 50 grammes.
	Sirop de sucre...	20 à 30 —

par cuillerées à café ou à dessert.

Prescrire les excitants diffusibles et les diaphorétiques, l'acétate d'ammoniaque, le café, l'eau-de-vie en nature ou en potion, le rhum, les vins généreux, la poudre de Dower, à la dose de 25 centigrammes à 1 gramme par jour.

II. Régime. — Jamais de diète absolue, complète.

Alimenter le malade le mieux et le plus vite qu'il sera possible. D'ailleurs, l'appétit du malade le demandera souvent et de bonne heure après les premiers jours de fièvre.

Garder le malade au lit pendant dix à douze jours, et permettre la première sortie seulement au commencement de la troisième semaine.

PNEUMONIE GRIPPALE

Jaccoud.

I. Traitement. — S'abstenir d'une manière absolue des émissions sanguines; en cas de menace d'une asphyxie imminente, préférer les ventouses scarifiées à la saignée générale.

Renoncer au tartre stibié, et prescrire l'oxyde blanc à doses modérées, ou le kermès minéral.

Si le danger provient de l'affaiblissement de la contractilité du cœur, recourir à la digitale; prescrire, le premier jour, une infusion de 50 à 60 centigrammes de feuilles de digitale, et ne faire prendre que la moitié de cette dose avant d'avoir revu le malade. Les jours suivants, maintenir le médicament à dose moindre, selon la tolérance, mais exercer la surveillance la plus attentive.

En dehors des cas qui présentent cette indication spéciale, s'adresser à la quinine. Le médicament devant être continué plusieurs jours de suite, l'administrer à doses modérées, 50 à 75 centigrammes par jour, en deux fois, chez l'adulte.

Employer les vésicatoires, et même les répéter coup sur coup.

Pour peu que le malade semble fléchir, employer de bonne heure les injections d'éther d'une manière méthodique. En pratiquer au moins une le matin et le soir : et si la situation est plus inquiétante, faire deux injections le matin et deux le soir, surtout du troisième au sixième jour.

Au total, sauf l'indication spéciale de la digitale, le traitement à recommander tient en trois mots : quinine — alcool — vésicatoires.

II. Régime. — Comme alimentation, le lait.

PNEUMONIE DES VIEILLARDS.

Huchard.

Prescrire la caféine, à la dose de 2 à 3 grammes, aux malades en asystolie. Elle agit en général comme tonique, diurétique et tonique cardiaque, chez les vieillards. Elle est bonne, surtout quand il y a insuffisance du myocarde.

PRURIGO.

Tarnier.

Solution contre le prurigo de la vulve.

Bichlor. de merc..	2gr.	Hydrolat de roses.	40gr.
Alcool..............	10 —	Eau distillée......	450 —

Faire dissoudre. Employer ce liquide pur, en lotions répétées le matin et le soir. Les premières applications provoquent une cuisson assez vive et nécessitent un lavage consécutif à l'eau fraîche. Mais l'usage de cette solution devient de moins en moins douloureux, et la guérison est souvent rapide.

PRURIT DE L'ANUS.

E. Besnier.

I. Traitement local. — Si le prurit anal est déterminé par l'*eczéma*, prescrire de fréquentes lotions d'eau tiède, des cataplasmes de fécule. Puis, quand l'inflammation a diminué, introduire dans le rectum, pendant la nuit, des mèches enduites de :

Cocaïne........................	30 centigr.
Vaseline........................	30 grammes.

II. Régime. — Régime sévère, d'où seront exclus les aliments épicés et poivrés.

PRURIT DE LA DENTITION.

E. Besnier.

Chlorhyd. de cocaïne.	5 c.	Eau distillée.......	10 gr.
Brom. de potassium.	50 —	Glycérine..........	10 —

PRURIT SÉNILE.

E. Besnier.

Quand le prurit douloureux des vieillards ne s'accompagne d'aucune dermatose, conseiller l'usage des bains de son ou d'amidon;

Lotionner chaque soir les régions prurigineuses avec une éponge imbibée d'eau à 40°, à laquelle on ajoute, par litre, 2 cuillerées à soupe de la solution suivante :

Acide phénique.................	10 grammes.
Vinaigre aromatique............	500 —

Etendre sur les parties lotionnées :

N° 1.	Poudre d'amidon..........	90 grammes.
	Salicylate de bismuth......	20 —
N° 2.	Acide salicylique pulvérisé.	20 grammes.
	Amidon	180 —

Frictionner légèrement la peau des régions malades, pour faire adhérer les poudres.

PSORIASIS.

Alfred Fournier.

I. Médication interne. — Les préparations arsenicales les plus usitées sont : la liqueur de Fowler (arséniate de potasse), de 12 à 25 gouttes par jour ; les pilules asiatiques (acide arsénieux), 1 à 3 par jour ; la solution d'arséniate de soude, à raison de 1 centigramme par cuillerée, de 1 à 3 cuillerées par jour. Ces diverses préparations sont généralement bien tolérées, surtout quand on a soin : 1° de segmenter la dose quotidienne en deux doses partielles ; 2° de les administrer avant ou pendant le repas.

Ne pas débuter par une dose faible pour augmenter peu à peu ; donner d'emblée une dose active moyenne, soit 12 à 15 gouttes de liqueur de Fowler et augmenter d'une goutte par jour jusqu'à 25 gouttes.

Prolonger longtemps ce traitement, car il n'y a guère d'effet à en attendre avant la quatrième, cinquième ou sixième semaine, et, pour éviter l'accoutumance ou l'accumulation, procéder par séries interrompues, avec intermittences.

II. Médication topique, externe. — Deux indications différentes ; 1° débarrasser la peau de ses incrustations squameuses ; 2° essayer de modifier thérapeutiquement le derme malade.

La première de ces deux opérations s'appelle *le décapage*. Voici comment on procède :

Faire le soir une forte friction sur les surfaces squameuses avec un corps gras ; insister sur la friction, de façon à faire pénétrer le corps gras dans le magma squaméux et faire ensuite une nouvelle onction avec la pommade, qu'on laisse à demeure toute la nuit (en couchant avec un vêtement *ad hoc*, pour ne pas tacher les draps).

Le lendemain matin, un bain tiède d'une heure. Le soir du même jour, nouvelle onction comme la veille. Le jour suivant, bain, et ainsi de suite. En deux, trois ou quatre jours, le décapage est accompli. Le corps gras à employer importe peu, tous sont bons : axonge, vaseline, glycérolé d'amidon.

Le décapage opéré, commence la deuxième partie du traitement, l'emploi d'un topique modificateur.

L'acide pyrogallique ou pyrogallol est une poudre blanche, cristallisée, très soluble, même dans l'eau, où sa dissolution absorbant l'oxygène de l'air prend une coloration noire qui se retrouve sur la peau du malade. Pour les applications externes, c'est un caustique en pommade concentrée et un irritant à dose plus modérée : pommade forte à 10 p. 100 et pommade faible à 5 p. 100.

Employer le même procédé pour l'huile de cade : frictions le soir sur les parties décapées ; le matin, lotions à l'eau chaude, mais non avec le savon, qui déterminerait une coloration noire. Bains, tous les deux ou trois jours.

Deux à quatre semaines suffisent pour déterger la peau et éteindre l'éruption psoriasique.

L'acide pyrogallique est contre-indiqué en cas de psoriasis étendu, généralisé, ou présentant un aspect inflammatoire, rouge, scarlatiniforme, eczématoïde, à surface exfoliative et favorable à l'absorption.

Il est applicable dans le cas d'éruption limitée, circonscrite, en placards discrets ou à condition de l'employer en différentes séances par départements cutanés. Dans tous les cas : 1° s'assurer du bon état de santé du malade, de l'intégrité de ses reins ; 2° débuter par des doses faibles, inoffensives, soit par la pommade à 5 p. 100 ; 3° suspendre dès la moindre alerte et surveiller quotidiennement les urines.

E. Besnier.

1° *Pommade au naphtol*, ainsi formulée :

Naphtol B......................	10 grammes.
Axonge........................	90 —

Tous les soirs, pendant quinze jours, pratiquer une friction avec cette pommade, sur la région qui est le siège du psoriasis, le malade revêt une chemise de flanelle ; le lendemain matin, enlever l'excès de pommade par une lotion à l'eau savonneuse chaude, couvrir la peau d'une couche d'amidon, continuer le traitement jusqu'à guérison complète.

2° Si, après quinze jours, le résultat est nul, remplacer cette préparation par la *pommade à l'acide pyrogallique* à 2/100 et plus tard à 10/100. Pour éviter toute irritation cutanée ou tout accident rénal, pratiquer les onctions sur une surface restreinte et tous les quatre jours seulement sur la même région.

3° Sur les plaques peu étendues, badigeonnages avec un pinceau imbibé de *collodion* formulé ainsi :

Acide pyrogallique............	ãã 6 grammes.
— salicylique..............	
Éther et alcool...............	Q. S. p^r liquéfier.

Ajoutez : 80 grammes de collodion élastique.

Si le psoriasis est limité à une faible surface du cuir chevelu et en plaques peu étendues, employer la pommade suivante :

Acide pyrogallique............	4 et 5 grammes.
Ichthyol.......................	
Acide salicylique.............	
Vaseline......................	35 —

En applications sur les surfaces malades.

Si le psoriasis est à larges plaques et à confluence accentuée, décaper les placards de psoriasis, puis les badigeonner plus ou moins énergiquement, selon le plus ou moins d'épaisseur des couches exfoliées, avec un pinceau de soies de porc, imbibé d'un mélange de chloroforme et d'acide chrysophanique à 15 p. 100. En quelques secondes, le chloroforme est évaporé, et la plaque infiltrée d'acide chrysophanique a pris une couleur jaune intense, comparable à celle de l'iodoforme. Alors, au moyen d'un pinceau plat à vernir, la couvrir d'une couche de traumaticine :

Gutta-percha purifiée...............	1 partie.
Chloroforme........................	10 —

La couche sera assez épaisse, et débordera tout autour les limites de la plaque.

Lorsque la plaque est épaisse, fissurée, hautement desquamative, au lieu de chloroforme chrysophanique, employer une solution éthérée à 10 p. 100 d'acide pyrogallique, qu'on recouvre immédiatement d'une couche de traumaticine.

Si le psoriasis du cuir chevelu est en plaques isolées, frictions quotidiennes avec cette pommade :

Savon mou de potasse...........	ãã 20 gr.	Ichthyol.........	2 gr.
Vaseline.........		Acide salicylique..	ãã 1 gr.
		Acide pyrogallique.	

Ne les suspendre que si le cuir chevelu est irrité.

Gombault.

I. Traitement local. — Pommade substitutive :

Axonge lavée......	30 gr.	Protochl. de merc..	3 gr.
Ergotine	3 —		

Mêlez. — Faire, deux fois par jour, des frictions sur toutes les surfaces malades.

II. Traitement interne. — Administrer en outre un sirop, qui contient du bicarbonate et de l'acétate de soude dans la proportion de 8 grammes par 500 grammes d'un sirop composé d'extraits concentrés de sudorifiques dépuratifs, qui sont : la salsepareille, la squine, le sassafras, la gentiane et l'aristoloche. Ce sirop contient, en outre, de la rhubarbe, des follicules de séné et du jalap (la rhubarbe entre pour 1/6, le séné et le jalap pour 1/12).

Faire prendre de 50 à 100 grammes de ce sirop, par jour, en trois ou quatre fois.

Quinquaud.

Prescrire l'aristol en pommade, à 10 p. 100. C'est un bon topique cicatrisant, préférable à l'iodoforme par sa non-toxicité et son absence d'odeur : en outre, son application sur les plaies ne provoque jamais ni douleur ni inflammation, mais il est inférieur à l'huile de cade et à l'acide pyrogallique.

PURGATIFS.

Ball.

Pilules purgatives.

Aloès succotrin.....	1 gr.	Extrait de belladone.	25 gr.
Résine de scammon.	50 c.	— de jusquiame.	25 —
— de jalap.....	50 —	Savon amygdalin...	Q. S.
Calomel...........	55 —	(environ 2 grammes).	

Pour 50 pilules, en prendre 3 à 5 par jour.

PYROSIS.

Germain Sée.

Pour favoriser l'élimination des gaz et calmer les sensations pénibles que produisent les gaz de fermentation, administrer le *cannabis indica*.

REIN FLOTTANT.

Félix Guyon, Paul Segond.

Si la flottance du rein n'est accompagnée d'aucun phénomène douloureux notable, ne pas intervenir.

S'il y a des douleurs atroces quand le rein se déplace, en venir au traitement chirurgical.

On a proposé d'abord la *néphrectomie*, c'est-à-dire l'enlèvement du rein mobile, mais l'opération est dangereuse et prive le malade d'un de ses reins.

On substitue aujourd'hui à la néphrectomie la *néphrorrhaphie*, c'est-à-dire la fixation du rein ; cette opération a produit d'excellents résultats, surtout en cas de douleurs vives. Les nouvelles adhérences contractées par le rein dans la situation qui lui est donnée semblent fortes et font disparaître des souffrances souvent intolérables. En cas de non altération du rein, la néphrorrhaphie est l'opération de choix. Pour donner de bons résultats, les sutures doivent empiéter sur le parenchyme rénal, ce qui n'amène aucun trouble des urines. Une condition de succès est de suspendre le rein, remis en situation, à la dernière côte et d'employer des fils résorbables. Il suffit de bien mettre à nu la surface à fixer, sans l'aviver ni procéder à une décortication du rein.

Tuffier.

Distinguer les cas qui sont justiciables d'un traitement chirurgical et ceux qui ne le sont pas :

1° Reins *indolents*, que rien ne fait soupçonner ;

2° Reins accompagnés de douleurs indépendantes de la mobilité rénale ;

3° Reins mobiles, avec troubles gastro-intestinaux ou douloureux.

Dans le premier cas (dilatation de l'estomac et entéroptose), bandage rénal à ressort et ceinture ;

Dans le second (accès congestifs, hydronéphrose intermittente), le bandage produit encore souvent de merveilleux effets.

Si le bandage échoue, si le rein est réductible et incoercible, *néphropexie* par la voie lombaire, fixation par deux catguts n° 3 passés en pleine substance rénale, dénudation du rein ; repos horizontal, pendant trois semaines après l'opération.

RÉTENTION DU PLACENTA APRÈS L'AVORTEMENT.

P. Budin.

I. Traitement local. — Dans les cas simples, toilette et injections vaginales antiseptiques ; l'arrière-faix s'élimine en général spontanément.

S'il survient des complications graves :

Contre l'*hémorrhagie*, tamponnement exécuté avec toutes les précautions antiseptiques ;

Contre la *septicémie* au début, les injections vaginales antiseptiques faites toutes les deux heures et même toutes les heures ; si les symptômes d'infection sont graves, injections intra-utérines antiseptiques (sublimé 1 pour 2,000 ou pour 3,000, acide phénique à 3 p. 100). Pratiquer les lavages intra-utérins avec une sonde assurant le retour du liquide, par exemple avec la sonde à canal en forme de fer à cheval.

II. Traitement général. — Ne pas négliger l'état général et administrer le sulfate de quinine.

Cette méthode — expectation et antisepsie — donne les meilleurs résultats. Elle peut être mise en pratique par tous les médecins et par les sages-femmes.

RÉTENTION D'URINE.

Félix Guyon.

Il est des malades qui se sondent ou sont sondés dans des conditions qui permettent l'inoculation, sans qu'il en résulte aucun accident; chez d'autres, l'infection de l'appareil urinaire est la conséquence presque immédiate d'un cathétérisme pratiqué sans précautions antiseptiques. La forme de rétention d'urine incomplète avec distension fournit ces conditions de réceptivité. Les malades, quoique ayant la vessie distendue à l'extrême, rendent une quantité exagérée d'urine; leur nutrition se trouble profondément; ils offrent l'aspect que déterminent les lésions organiques.

Dans ces cas, l'évolution morbide s'accomplit à l'état aseptique. Malgré la gravité, la complexité des lésions, la longue durée, les urines sont limpides et ne contiennent aucun micro-organisme; le malade est apyrétique. Mais que le cathétérisme soit fait sans les précautions qui empêchent l'introduction des germes, la suppuration s'établit, s'étend rapidement à tout l'arbre urinaire, la vie est menacée. Il y a stase de l'urine dans la vessie qui se débarrasse seulement de son trop-plein, stase dans les uretères dont l'irrigation continue de l'état normal est arrêtée par l'énorme distension de la vessie, stase dans les réservoirs et jusque dans les canalicules excréteurs du rein, envahis eux aussi par la dilatation pathologique de tout l'appareil. Tout est donc prêt pour que la multiplication de l'agent infectieux s'accomplisse, tout assure la propagation aux uretères et aux reins.

Dans la rétention aiguë complète, l'urgente nécessité de l'intervention modifie les conditions de réceptivité. La rétention des rétrécis ne saurait être comparée à celle des prostatiques. Les premiers sont des sujets jeunes à vessie fortement musclée; chez les seconds, plus ou moins âgés, toujours athéromateux, les tissus sont sous le coup de troubles de la nutrition. Chez les uns et les autres, cependant, à moins de lésions surajoutées, de traumatisme par exemple, l'infection, lorsqu'elle se produit, se localise d'abord à la vessie. Chez les rétrécis, il est rare qu'elle soit durable; l'état ammoniacal le plus prononcé, les accidents fébriles graves disparaissent, par le fait du rétablissement du cours des urines. Chez les prostatiques, l'inoculation persiste habituellement, mais elle ne s'étend que plus ou moins tardivement aux uretères et aux reins; l'antisepsie locale met l'appareil urinaire à l'abri de l'infection.

RÉTRÉCISSEMENTS DE L'ŒSOPHAGE.

Léon Lefort.

1° *Rétrécissements cicatriciels.* — *L'œsophagotomie externe* ne peut guère être conseillée: elle est grave et n'est applicable qu'aux cas où le rétrécissement est situé près du pharynx.

L'œsophagotomie interne est moins dangereuse; mais, pour être pratiquée sûrement, il faut que l'œsophagotome puisse être dirigé par une bougie conductrice, ou pénétrer dans le rétrécissement, qu'il sectionnera d'arrière en avant, et dans ces cas la *dilatation*, bien moins grave que l'œsophagotomie interne, est possible; l'*électrolyse* n'a pas assez de faits pour qu'on puisse juger de sa valeur.

La *dilatation immédiate progressive*, sagement employée, donne de bons résultats, même dans des cas de rétrécissements très serrés.

Toutes les fois qu'on se décide à faire l'ouverture de l'estomac (*gastrostomie*) pour établir une fistule stomacale, le malade a tout autant de chance de mourir que de guérir de l'opération : ces chances de mort, si élevées pour la gastrostomie, sont au contraire relativement faibles si l'on ouvre l'estomac pour en retirer un corps étranger. Parmi les malades échappés au danger opératoire, ceux chez lesquels *la salive ne pouvait se mêler aux aliments* ont survécu. La salive a un rôle plus important que celui assigné par les physiologistes, et l'introduction des aliments par une fistule gastrique est insuffisante pour entretenir une digestion complète, si les aliments n'ont pas été imprégnés ou mélangés de salive. D'où cette conclusion pratique, qu'après une gastrostomie il faut rendre à l'œsophage une perméabilité suffisante pour permettre l'injection facile ou au moins possible de la salive; et cette autre conclusion justifiée par la gravité de la gastrostomie et par la nécessité du rétablissement de la perméabilité de l'œsophage, qu'il faut tout faire pour rétablir cette perméabilité et ne recourir à l'ouverture de l'estomac que lorsqu'on a perdu tout espoir de rétablir cette perméabilité par les autres modes d'intervention.

2° *Rétrécissements cancéreux.* — Le bilan de la *gastrostomie* est ici plus triste encore; la survie moyenne des malades guéris n'est guère que de deux mois.

L'*œsophagotomie externe* n'est guère praticable, le rétrécissement étant, en général, bas.

L'*œsophagotomie interne* n'aurait le plus souvent pour résultat que d'amener des hémorrhagies.

La *dilatation répétée* produit des déchirures dans les tissus friables, et expose à perforer l'œsophage ramolli. Tenter l'emploi de la *sonde à demeure*, et de préférence la longue sonde sortant par la narine.

Dujardin-Beaumetz.

Alimenter le malade avec des aliments liquides ou semi-liquides, avec la poudre de viande.

Ed. Schwartz.

Distinguer : 1° les *rétrécissements traumatiques* ou *cicatriciels* et *post-inflammatoires*; 2° les *rétrécissements néoplasiques* ou *cancéreux*.

Dans le premier cas, la guérison est possible; dans le second cas, l'opération n'est que palliative. Les résultats immédiats sont encore bien différents : les cancéreux succombent parfois rapidement et sans cause connue après l'opération, ce qui n'est pas une raison pour délaisser la *gastrostomie*.

Dans les rétrécissements fibreux franchissables, la méthode de choix est la *dilatation lente et progressive*. Mais si le rétrécissement, bien que franchissable, n'est pas dilatable, il devient inutile d'insister et on peut songer à l'*œsophagotomie interne*. Si cette opération n'est pas indiquée, on n'a plus à sa disposition que l'*œsophagotomie externe*, quand le rétrécissement est accessible au cou et la *gastrostomie*, dans le cas contraire. La détermination dépendra encore de l'état général du malade, on ne peut en effet toujours attendre les résultats d'une dilatation lente.

RÉTRO-DÉVIATIONS UTÉRINES.

Bouilly.

Les pessaires sont utiles et ne sont pas dangereux. Il ne s'agit plus, aujourd'hui, de ces énormes pessaires employés autrefois, des hystérophores, des redresseurs intra-utérins ; mais bien d'instruments malléables ou non, faits sur mesure et s'adaptant bien, ceux de Hodge et de Smith.

Ils sont utiles, car dans les rétro-déviations simples, mobiles, il y a danger à ne pas maintenir l'utérus en place. Or, entre ne rien faire d'un côté, ou pratiquer un Alexander, opération qui souvent ne donne pas de résultats, il y a un traitement à instituer, c'est celui de l'application d'un pessaire.

Pour appliquer le pessaire, commencer par bien faire la réduction, soit par la position génu-pectorale, soit par la méthode de Schultze. Dans ces contions un instrument de bonne dimension, bien appliqué, rétablit le cul-de-sac de Douglas, le paquet intestinal reprend son droit de domicile et en ayant soin d'appeler l'attention de la malade sur la nécessité de ne pas laisser emplir sa vessie, d'éviter les secousses, on peut obtenir le maintien de l'utérus en huit ou neuf mois de traitement.

Le danger est nul quand le pessaire est bien appliqué et on ne peut avoir d'accidents que dans les cas où l'instrument est trop grand, mal choisi et appliqué sur un utérus imparfaitement réduit.

Les adhérences postérieures sont une contre-indication.

Pozzi.

Les pessaires redressent l'utérus et font cesser cet état d'impotence, de faiblesse, de mauvaise nutrition, dans lequel se trouvent les malades.

RHUMATISME ARTICULAIRE AIGU OU FIÈVRE RHUMATISMALE.

Jaccoud.

Bicarbonate de soude, 20 grammes par jour.

Charcot.

Bicarbonate de soude, de 30 à 40 grammes.

Dujardin-Beaumetz.

Salicylate de soude.

Lancereaux.

Deux éléments : la *douleur* et la *fièvre*.

Remplir l'indication relative à la douleur par l'emploi du salicylate de soude, à la dose, chez l'enfant, de 2 à 4 grammes; chez l'adulte, de 5 à 6 grammes et même plus. Sous l'influence de cet agent, les souffrances articulaires, dejà améliorées au bout de vingt-quatre heures, cessent, en général, du moins en partie, après deux ou trois jours, et la tuméfaction diminue. Le sommeil revient alors; mais si le malade ne dort pas, lui administrer de l'opium.

Le sulfate de quinine à forte dose (1 gramme à 1gr,50) agit également sur l'élément douleur et aussi sur la fièvre. Préférer l'antipyrine, dans les cas d'une élévation brusque de température, avec oppression et délire. Aider son action par des bains tièdes ou froids, des lotions froides alcoolisées et des injections hypodermiques d'éther.

Ne pas négliger les localisations viscérales.

La *pleurésie rhumatismale* n'exige pas une intervention active; cependant, si cette affection tend à se localiser, appliquer un large vésicatoire;

Combattre par le même mode de traitement les manifestations cardiaques, qui ne peuvent être négligées à leur début, car, lorsqu'un tissu nouveau s'est organisé, tout moyen est impuissant.

RHUMATISME ARTICULAIRE CHRONIQUE OU GOUTTE ASTHÉNIQUE.

Potain.

I. Traitement hygiénique. — Éviter les causes morbides (alimentation insuffisante, mouvements fatigants des articulations, froid humide). Donner une nourriture abondante, un exercice modéré, mais suffisant.

II. Traitement médicamenteux. — *A l'intérieur :* contre les poussées subaiguës, l'antipyrine ou le salicylate de soude, à doses faibles, mais longtemps continuées.

Dans l'intervalle des poussées rhumatismales, administrer l'arsenic à la dose de 3 à 6 milligrammes, et, de préférence, les iodiques : soit l'iodure de sodium à raison de 20 à 60 centigrammes par jour, au moment des repas; soit la teinture d'iode, par prise quotidienne de dix à vingt gouttes.

L'action des iodures alcalins est favorisée par leur véhiculation dans une eau minérale alcaline et doit être longtemps continuée.

Si l'on administre l'iode en teinture, prévenir son action irritante sur les voies digestives en diluant la préparation dans un volume de liquide suffisant. Augmenter la tolérance, en additionnant ce véhicule d'élixir parégorique.

A l'extérieur : la balnéation thermale, parce que la température de l'eau y est constante; préférer les bains de piscine à ceux de baignoire. Durée des bains : une heure ou deux. Au besoin, combiner la balnéation tiède avec les douches sulfureuses.

La galvanisation par les courants continus est préférable à la faradisation. Celle-ci agit longuement sur les muscles ; celle-là modifie mieux la nutrition.

Lancereaux.

I. Médications. — Lorsqu'il existe des poussées avec fluxions articulaires et douleurs, faire choix des agents qui ont une action sur le système nerveux, comme le salicylate de soude, le sulfate de quinine, l'antipyrine, etc. Administrés à une dose suffisante, ces agents n'ont pas seulement pour effet de diminuer les souffrances éprouvées par les malades, ils combattent encore les fluxions et produisent une amélioration, tant dans l'état local que dans l'état général. Mais ils ne suffisent pas à faire disparaître les lésions anatomiques qui peuvent persister à la suite des poussées aiguës; il faut recourir à d'autres agents, parmi lesquels l'iodure de potassium.

Lorsqu'apparaissent les lésions trophiques, les *corps étrangers articulaires*, les *ostéophytes*, les *rétractions tendineuses*, etc., administrer l'iodure de potassium à haute dose, 2 et 3 grammes dans les vingt-quatre heures, et continuer pendant des mois ou même des années. Grâce à l'action qu'il exerce sur les vaisseaux, il peut reculer, ou même éviter le développement de l'artério-sclérose.

S'il existait quelques *troubles rénaux*, le remplacer par l'iodure de sodium ou le mercure.

II. Régime. — Éviter tout surmenage. Prescrire le massage et l'hydrothérapie, une hygiène alimentaire bien entendue et une aération suffisante.

III. Traitement général. — Combattre l'anémie, qui succède aux crises aiguës, par l'aération, une alimentation reconstituante et des lotions d'eau froide alcoolisées. Enfin modifier le système nerveux par l'usage de douches et de bains chauds, bains sulfureux ou bains salés, de façon à arrêter le mal et à éviter son retour. Conseiller certaines stations minérales : Aix-les-Bains, Cauterets, Bagnères-de-Luchon, Bourbon-Lancy, Plombières.

ROUGEOLE MALIGNE.

Dieulafoy.

Bain à 26° de douze minutes, affusions froides sur la tête : abaissement de la température (39°,5) et de la respiration (70). Deuxième bain, à 5 heures. Troisième bain, à 9 heures. Quatrième bain, à 2 heures du matin. Cinquième bain, à 5 heures : amélioration considérable, abaissement de la température, sommeil. Sixième bain, à 6 heures du soir.

Le bain froid fait reparaître les urines: la peau devient molle, la température tombe à 38°,5. Quant à l'éruption, elle pâlit, mais suit son cours.

SALPINGITES.

Labadie-Lagrave.

Remplir les indications suivantes :

1° Ouvrir une large voie d'écoulement à la collection retenue par les trompes;

2° Modifier les congestions du petit bassin, afin d'amener la résolution de la cellule pelvienne et de ses complications.

Faire de grandes injections vaginales antiseptiques et le tamponnement à la gaze iodoformée ou salolée.

Obtenir la *dilatation de la cavité utérine*, à l'aide de tiges de laminaire d'une asepsie parfaite et de calibres croissants, qu'on laisse en place vingt-quatre heures. Faire suivre chaque opération par un pansement de la cavité vaginale avec la gaze antiseptique.

Cette dilatation est, en général, bien supportée; dans le cas où elle réveille une vive sensibilité péritonéale, des envies de vomir ou des irradiations douloureuses, attendre que le repos, les injections d'eau chaude aient apaisé les accidents, avant d'intervenir à nouveau. Les accidents de péritonite, signalés à la suite de manœuvres gynécologiques, se rapportent à des opérations où l'antisepsie n'avait pas été bien faite, ou à des opérations pratiquées au cours de phlegmasies péritonéales aiguës.

La dilatation obtenue par la laminaire peut donner à la cavité utérine une capacité telle que le doigt y pénètre facilement. Si l'on croit nécessaire une dilatation plus considérable, recourir à l'éponge préparée, qui donne une dilatation plus grande et rend plus faciles les pansements intra-utérins.

La dilatation de la cavité utérine permet de décider l'intervention définitive : soit le curettage, soit les pansements intra-utérins simples.

Si l'on constate des fongosités utérines saignantes et nombreuses, ou un écoulement purulent, le *curettage* s'impose. Pratiquer cette opération, en la faisant précéder de toutes les précautions antiseptiques; gratter minutieusement les angles utérins pour débarrasser et ouvrir l'orifice des trompes ; enfin, le grattage terminé et les fongosités utérines évacuées par une injection intra-utérine très chaude, qui arrêtera en même temps l'hémorrhagie, terminer par une cautérisation profonde de la surface cruentée avec de la teinture d'iode ou de la glycérine créosotée ; Compléter par un tamponnement intra-utérin à la gaze iodoformée ou salolée.

On pratique ce pansement de la cavité utérine, après le curettage ou la simple dilatation; son application permet d'obtenir le drainage de la trompe, qui constitue le principal objectif de ces manœuvres.

Si l'inflammation péritonéale est nulle, et lorsque les organes du petit bassin ont conservé leur mobilité, abaisser le col utérin à la vulve et remplir la cavité utérine de gaze iodoformée ou salolée, imbibée de glycérine aseptique.

Même lorsque l'utérus est déjà fixé et immobilisé par la cellulite pelvienne ou que son abaissement réveille la réaction péritonéale, provoque même quelquefois des poussées phlegmasiques en déchirant les brides fibeuses, faire le pansement de l'utérus au fond de la cavité vaginale, sans exercer sur le col une traction, qui serait dangereuse ou inutile. Employer soit le dilatateur à trois branches, soit un petit spéculum utérin, du modèle du spéculum nasi et monté sur une longue tige munie d'un écarteur. La cavité utérine est ainsi largement ouverte, ce qui facilite l'introduction de la gaze.

Renouveler ces pansements tous les deux jours d'abord, puis tous les quatre jours et continuer pendant deux ou trois semaines. Dès que la collection salpingée diminue de volume et que les douleurs ont disparu, laisser l'utérus revenir sur lui-même, mais continuer les pansements et l'antisepsie, à l'aide de crayons au salol ou à l'iodoforme, que l'on laisse fondre dans la cavité.

Ordonner le repos au lit ou sur une chaise longue pendant toute la durée du traitement.

Modifier la congestion pelvienne par des injections d'eau boriquée très chaude (à 45° centigrades), répétées deux ou trois fois par jour, suivant le cas.

Ne pas négliger la révulsion, avec l'ignipuncture répétée sur l'hypogastre, à l'aide du thermocautère, de préférence aux vésicatoires volants. Enfin grands bains, frictions stimulantes sur le corps avec l'eau de Cologne ou le baume de Fioravanti, comme modificateurs généraux de la nutrition.

Ce traitement, institué avec précaution, donne une amélioration rapide et quelquefois la guérison.

Lorsque ce traitement aura échoué, recourir à la *salpingotomie*.

Ne pratiquer la laparatomie immédiate que dans les cas urgents, lorsqu'on se trouve en présence de ces énormes salpingites suppurées, vastes abcès pelviens, qui menacent le péritoine et infectent l'organisme par leurs produits septiques.

L'intervention radicale et rapide sera indiquée, s'il y a des poussées répétées de pelvi-péritonite, que rien n'améliore et que rien ne saurait éviter, s'il y a des douleurs très vives qui rendent l'existence insupportable et surtout lorsque l'état social de la femme ne lui permettra pas de garder le repos et de se soumettre à un traitement de longue durée.

Mais à part ces cas, déterminer strictement les indications de la castration et ne pas s'y résoudre trop facilement.

Terrillon.

Dans la *salpingite blennorrhagique:*

Les moyens médicaux peuvent améliorer l'état et même procurer l'apparence de la guérison, mais on ne peut affirmer que la maladie ne reviendra pas, même après un long temps de repos.

Contre la douleur, le repos au lit est excellent. L'irrigation vaginale est encore un bon moyen; la malade étant couchée dans la position de l'examen au spéculum, injecter dans le vagin une certaine quantité d'eau chaude; dès que la malade accuse une sensation de chaleur trop violente, arrêter l'irrigation en oblitérant l'orifice vulvaire. Après quelques minutes, recommencer. Il doit passer dans le vagin environ 1 litre de liquide dans une heure.

Les vésicatoires et les pointes de feu, appliqués sur la paroi abdominale, produisent aussi de bons effets.

Contre la *constipation* très fréquente, employer les purgatifs répétés.

Contre les accidents de *pelvi-péritonite*, repos absolu, cataplasmes, révulsifs et sangsues.

SCARLATINE.

Jaccoud, Dieulafoy.

Soins d'hygiène, gargarismes astringents. Régime lacté dès le début, en prévision d'une néphrite possible. Dans les formes graves, bains froids.

SCLÉRODERMIE.

Letulle.

I. Traitement local. — Saignées, scarifications, sangsues, incisions, vésicatoires même.

Contre la douleur, moyens calmants, pommades narcotiques, fomentations et onctions adoucissantes.

Les emménagogues ont produit quelquefois des succès inespérés.

Les effets les plus favorables sont dus aux moyens hydrothérapiques et électrothérapiques.

Les bains chauds ont été préconisés. Les bains sulfureux et les bains de vapeur sont surtout actifs. Enfin, les différents bains médicamenteux, alcalins, aromatiques, à la ciguë, au sulfate de fer, etc.

L'électricité est un moyen puissant contre une affection où les troubles dystrophiques sont indéniables. Ne pas employer les courants faradiques. Recourir aux courants galvaniques.

II. Traitement général. — Relever les forces des malades, au moyen des toniques et des reconstituants (ferrugineux, quinine). Eexercice modéré du corps et même des membres atteints.

Brocq.

Employer des applications du courant galvanique. Durée des séances, quinze à vingt secondes ; intensité de courant, 5 à 10 milliampères. Les électrodes sont représentées par des aiguilles enfoncées à l'extrémité *inférieure* de la plaque. Une amélioration s'est manifestée d'abord à l'extrémité *supérieure*, pour s'étendre à toute la zone sclérodermique.

SCOLIOSE DES ADOLESCENTS.

E. Kirmisson.

I. Traitement général. — Activer la nutrition du tissu osseux; exercice, séjour au bord de la mer, etc.

II. Traitement local. — Abandonner le traitement par l'extension continue et le décubitus prolongé. De même, les appareils portatifs de redressement ne sauraient remplir le but qu'ils se proposent. Ils ne réussissent qu'à fatiguer les malades par leur poids et par les pressions qu'ils exercent.

Le véritable traitement consiste dans les exercices orthopédiques, dans lesquels le redressement est obtenu par les mains du chirurgien, et mieux encore par les différents efforts musculaires exécutés par le malade lui-même (redressement passif et actif).

Comme moyens auxiliaires, employer les douches, le massage, l'électricité. Les différents appareils portatifs, corsets et autres, ne doivent servir qu'à maintenir les résultats obtenus par le traitement orthopédique, et non comme appareils de redressement.

SCROFULE.

Laboulbène.

Contre *les engorgements mono-articulaires :*

Extrait de suc de ciguë.........	10 grammes.
Cérat...........................	40 —
Eau.............................	Q. S.

Délayer l'extrait dans l'eau et mêler avec le cérat. Donner en même temps des pilules de ciguë.

Brissaud.

I. Régime. — Un air pur et sec, dans un climat tempéré, à l'abri des brusques changements de température ; une habitation, exposée à la fois au levant et au couchant, ni étroite, ni humide. Le régime alimentaire se composera de viandes rôties, de légumes frais, de laitage, de vins généreux, etc. ; mais la misère, neuf fois sur dix, est la cause du mal. A défaut de ces moyens, recommander la gymnastique, qui procure une fatigue salutaire, favorise les fonctions cutanées, développe les muscles thoraciques et amplifie les mouvements respiratoires ; les frictions sèches sur la surface tégumentaire, qui stimulent la circulation périphérique et régularisent la sécrétion épidermique ; enfin les bains, médicamenteux ou non, mais administrés à température croissante.

II. Traitement. — Le traitement par les eaux thermales n'a de valeur qu'autant qu'il peut être suivi dans la station balnéaire même. Qu'on s'adresse aux sources des Pyrénées, de la Suisse ou de la Savoie, la vie au grand air, dans une atmosphère pure, pendant la belle saison, voici le principal bénéfice qu'on peut tirer de ces cures. Mais les bains de mer, à part quelques cas spéciaux, répondent mieux encore aux principales indications ; selon les circonstances, choisir entre la Méditerranée, la Manche et l'Océan.

Parmi les médications préconisées, les unes sont encore destinées à réveiller l'appétit, à stimuler les fonctions digestives : les amers, gland torréfié, feuilles de noyer, houblon, quinquina, gentiane ; les autres tendent à modifier le régime des fonctions assimilatrices par une sorte de propriété spécifique. L'iode, sous toutes ses formes, répond à cette indication : l'iodure de fer, l'iodure de potassium, l'iode métallique.

L'huile de foie de morue produit des résultats plus merveillenx encore. Dose quotidienne de 50 à 60 grammes. Le malade en prendra autant qu'il en pourra supporter, sans préjudice pour son appétit et la régularité de ses fonctions digestives.

E. Besnier.

L'iode et l'iodoforme, en nature, donnent des résultats supérieurs à ceux des iodures alcalins :

1° *Teinture d'iode.* — Aux petits enfants, une goutte par jour, diluée dans une petite quantité de bouillie de farine au lait.

2° Administrer l'*iodoforme* sous la forme suivante :

Iodoforme...............	10 centigrammmes.
Miel.......................	120 grammes.

Tous les jours, une cuillerée à café, qui contient ainsi un demi-centigramme d'iodoforme ; augmenter cette dose quotidienne. L'iodoforme peut être donné pendant longtemps aux petits enfants.

STOMATITE MERCURIELLE.

Balzer.

Chaque matin, enlever avec une curette mousse les enduits qui siègent sur la muqueuse de la langue, sur les gencives, les dents et les joues; enlever ces enduits plusieurs fois par jour à l'aide d'un pinceau de coton hydrophyle, imbibé de liquides antiseptiques (eau naphtolée, boriquée, eau de mélisse additionnée d'eau tiède, en parties égales); badigeonner la bouche avec cette eau plusieurs fois dans la journée.

Isoler les joues des dents et des gencives, à l'aide de *tamponnets de coton*, placés dans le repli gingival et même sous la langue. Ces pansements à demeure répondent à une indication formelle, car c'est surtout au contact des dents que se forment les ulcérations.

SUEURS.

Straus.

La belladone, ou mieux, son alcaloïde, l'atropine

est l'agent antidiaphorétique par excellence, contre les sueurs des phthisiques, des rhumatisants, des hystériques, des convalescents. L'administration par la bouche est préférable à l'injection sous-cutanée, vu l'énergie de l'atropine. Commencer par 1/2 milligramme de sulfate d'atropine par jour, donné quelques heures avant le moment où la sueur s'établit. Si la dose est inefficace, augmenter graduellement jusqu'à 5 milligrammes.

Au bout d'un certain temps, chez les phthisiques, l'accoutumance se produit et l'atropine ne supprime plus les sueurs : alors suspendre pendant un certain temps le médicament, pour le reprendre plus tard.

SYPHILIDES.

Hallopeau.

Les bains de sublimé conviennent au traitement des *syphilides papuleuses* généralisées et des *roséoles*; ils en hâtent la disparition et contribuent aussi à éteindre ces nombreux foyers d'infection.

Les pommades mercurielles conviennent au contraire dans le traitement des *syphilides localisées*. S'il n'y a pas d'ulcération, les employer en friction; l'onguent napolitain est la préparation préferable.

Comme moyen capable d'agir rapidement et énergiquement sur une manifestation localisée, l'injecter hypodermiquement une préparation mercurielle, telle que l'huile grise : l'employer à dose minime.

Combattre les *syphilides des voies respiratoires* par l'inhalation de vapeurs obtenues en faisant tomber une pincée de cinabre sur une pelle rougie.

Les préparations qui ont l'iode pour principe actif sont utiles; leur usage ne s'applique qu'aux *syphilides ulcéreuses* et c'est surtout à l'iodoforme qu'il faut recourir; son action est au moins égale à celle du mercure; il est en même temps antiseptique et peut rendre service dans les *syphilides fétides de la vulve, de l'anus* et des extrémités.

Du Castel.

Les *syphilides secondaires érosives* disparaissent avec des soins de propreté et un peu d'oxyde de zinc.

Les *syphilides ulcéreuses* se trouvent bien de l'emploi de la poudre de salol, d'aristol.

Les *syphilides tertiaires ulcéreuses* bénéficient de l'addition d'un traitement local au traitement général: emplâtre de Vigo, pommades légèrement mercurialisées.

Balzer.

Contre les *syphilides vaginales*:

I. Traitement prophylactique. — Soins de propreté constants, pour éviter que les liquides pathogéniques s'accumulent dans les culs-de-sac du vagin; injections de sublimé avec la canule vaginale.

II. Traitement général. — Celui de toutes les syphilides: pilules mercurielles, pilules de Dupuytren, sirop de Gibert, régime tonique, iodure de fer.

III. Traitement local. — Bains de sublimé avec canule vaginale ou injections vaginales au sublimé, ou cautérisations au nitrate d'argent (solution au 20e) et applications de tampons de glycérine résorcinée ou iodoformée. Ce traitement fera disparaître les *plaques muqueuses* en trois semaines.

S'il s'agit d'une *syphilide ulcéreuse*, faire localement des attouchements avec la teinture d'iode ou la solution argentique au 20e et appliquer dans le vagin quelques mèches de gaze iodoformée.

Les cautérisations énergiques avec des caustiques puissants, tels que le nitrate acide de mercure ou le chlorure de zinc, sont inutiles, sinon nuisibles.

Quinquaud.

Pour obvier aux inconvénients du mercure, employer un emplâtre, dont voici la formule :

Emplâtre diachylon des hôpitaux.	3000	grammes.
Calomel à la vapeur............	1000	—
Huile de ricin..................	300	—

Délayer le calomel dans l'huile de ricin et le mélanger avec l'emplâtre. Faire le sparadrap au couteau; on obtient ainsi 14 bandes de 3 mètres de long sur 0,20 de large; 1 décimètre carré de ce sparadrap contient environ 1 gr. 20 de calomel. Découper des morceaux de 1 décimètre carré ;

Savonner la peau du tronc, au niveau de la région splénique. Appliquer au même endroit le diachylon, le laisser appliqué pendant huit jours, cesser pendant les huit jours suivants, puis réappliquer pendant huit autres jours et ainsi de suite.

S'assurer par l'examen des urines que le mercure, ainsi placé sur la peau, pénètre dans le milieu intérieur; probablement le calomel se transforme en sublimé, au contact du chlorure de sodium des sécrétions cutanées; mais cette pénétration ne se constate qu'au bout de quatre ou cinq jours, pour aller ensuite en augmentant, et elle se retrouve encore quelques semaines après cessation du traitement.

On obtient d'aussi bons résultats qu'avec les préparations mercurielles classiques et les injections hypodermiques de sels de mercure.

Des *syphilides papulo-tuberculeuses*, des *roséoles*, des *syphilides en corymbes* ont complètement disparu huit à quinze jours après l'application du sparadrap.

Ce traitement est utile, en ce sens qu'à chaque instant il passe dans la circulation une dose infinitésimale de mercure, qui maintient les tissus sous l'influence de la même dose du médicament.

Il ne provoque ni salivation, ni éruption cutanée.

Si l'on veut obtenir une salivation légère, doubler la surface de l'emplâtre employé ; même en laissant l'emplâtre à demeure, on n'observe qu'une stomatite des plus bénignes.

SYPHILIS.

Alfred Fournier.

I. Traitement par le mercure. — Le *bichlorure* ou *sublimé* fait la base de deux préparations :

1° La *liqueur de Van Swieten* qui est une solution de sublimé au millième. Chaque cuillerée à bouche de 16 grammes contient 16 milligrammes de sublimé et non 2 centigrammes, comme on le dit :

Ne donner la liqueur de Van Swieten, ni pure ni dans de l'eau, mais dans de l'eau sucrée, du thé, de l'eau et du rhum et surtout dans du lait. Celui-ci transforme le sublimé en albuminate de mercure, moins offensant pour l'estomac.

2° Les *pilules de Dupuytren* :

Bichlorure de mercure.......	1 centigramme.
Extrait thébaïque............	2 centigrammes.
— de gaïac.............	4 —

Pour une pilule.

Mieux vaux modifier ainsi la formule :

Sublimé......................	ãã 1 centigr.
Extrait d'opium..............	

Pour une pilule.

Le *protoiodure de mercure* doit sa réputation à Ricord, qui l'a formulé ainsi :

Extrait thébaïque...	1 gr.	Thridace..........	ãã 3 gr.
Essence de roses....	1 gr.	Protoiod. de merc.	

Pour 60 pilules. Chaque pilule contient 0,05 de

protoiodure. Les pilules Ricord contenant trop d'opium, formuler ainsi :

Protoiodure de mercure.....	5 centigrammes.
Extrait d'opium.............	1 centigramme.

Pour une pilule. Prescrire des pilules fraîchement préparées et de consistance molle, en ajoutant à la préparation une ou deux gouttes de glycérine.

Faire prendre le médicament immédiatement avant le repas ou au milieu de celui-ci.

La dose efficace devra être de 3 centigrammes de sublimé au moins chez l'homme, de 2 centigrammes chez la femme.

Prescrire le protoiodure jusqu'à 10 ou 12 centigrammes chez l'homme, 7 ou 8 centigrammes chez la femme.

Ne pas choisir l'un de ces sels à l'exclusion de l'autre : chacun a ses avantages et ses inconvénients.

Le sublimé est un toxique puissant, qui produit une phlegmasie gastro-intestinale. Même à petites doses, il conserve cette influence, qui, à dose thérapeutique, se traduit par des phénomènes gastriques plutôt que par des accidents intestinaux. Les malades qui prennent du sublimé souffrent de l'estomac. Cette action s'observe plus souvent chez la femme que chez l'homme, à doses non égales mais proportionnelles ; aussi doit-on s'en *abstenir chez la femme.*

Le protoiodure est généralement mieux toléré. Quelquefois, il produit quelques coliques légères, de la diarrhée, mais ni gastralgie ni de dyspepsie.

Il est plus ptyalique que le sublimé. Il irrite facilement les gencives. A quelle dose le *ptyalisme* se produit-il ? D'abord, la bouche de la femme supporte moins bien que celle de l'homme le protoiodure, ce qui est surprenant : car la bouche de la femme est généralement mieux soignée que celle de l'homme et n'est pas irritée par le tabac. La dose de 10 centigrammes est une dose moyenne, bien tolérée par la bouche de l'homme; chez la femme, l'intolérance apparaît au delà de 7 à 8 centigrammes.

Au point de vue de l'effet thérapeutique, les deux sels se valent à peu près; mais on peut obtenir des effets supérieurs avec le protoiodure, qui, étant mieux toléré, peut être prescrit à fortes doses.

II. Traitement par l'iodure de potassium. — Administrer l'iodure de potassium de trois façons différentes: 1° par la peau; 2° par les voies inférieures (lavements); 3° par les voies supérieures:

1° Par la peau, en injections sous-cutanées. N'employer ce moyen que rarement, car les injections déterminent la formation d'eschares; aussi n'est-il utilisable que dans les cas de syphilis cérébrale avec accidents comateux;

2° Par les voies inférieures, en lavements. N'y avoir recours qu'en cas d'intolérance absolue. Commencer par débarrasser le rectum des matières stercorales par un lavement simple, puis administrer l'iodure à la dose de 2, 3, 4 et 5 grammes dans un quart de lavement, additionné de quelques gouttes de laudanum pour faciliter la tolérance.

3° Par les voies supérieures. C'est le véritable mode d'administration. Donner la préférence soit à la solution dans l'eau, soit dans un sirop approprié et formulé de telle façon qu'une cuillerée contienne un gramme d'iodure. Exemples:

N° 1.	Eau distillée...............	500 grammes.
	Iodure de potassium.......	30 —
N° 2.	Sir. d'écorces d'oranges am.	500 grammes.
	Iodure de potassium.......	25 —

Ne jamais prendre ces solutions pures, mais étendues de la façon suivante: une cuillerée dans un demi-verre d'eau sucrée ou dans du lait, ou mieux encore dans de la bière.

La formule suivante est très bien acceptée :

Sirop simple.....................	350	grammes.
Anisette de Bordeaux...........	150	—
Iodure de potassium............	25	—

Diviser la dose quotidienne en plusieurs fractions, afin d'éviter l'intolérance gastrique, donner par exemple 3 grammes en deux ou trois fois, soit *immédiatement* avant les repas, soit pendant le repas.

Dose initiale pour un adulte, homme de force moyenne, 2 grammes par jour, et pour la femme 1gr,50 ; ces doses ne sont pas dangereuses et sont bien tolérées, beaucoup mieux que de petites doses de 20, 50 et même 75 centigrammes. Ne *jamais* dépasser 10 à 12 grammes.

III. Traitement mixte. — Dans la *syphilis tertiaire*, le traitement mercuriel doit suivre le traitement ioduré ; quoique chacun soit spécifique de sa période propre, ils peuvent servir néanmoins à d'autres périodes ; le mercure est un antisyphilitique de premier ordre à toutes les périodes et l'iodure peut être utile contre les accidents secondaires.

Mais ces deux remèdes sont-ils exclusifs l'un de l'autre ? Sont-ils des antagonistes ? Non, ils se prêtent un mutuel appui, et de leur association combinée résulte le *traitement mixte*.

Le prototype des accidents qui se trouvent bien de ce traitement mixte, ce sont les *syphilides tuberculeuses*, ainsi que les accidents de transition (*iritis, choroïdite, sarcocèle, syphilides ulcéro-croûteuses*, etc.) ; enfin, dans tous les cas graves, notamment dans la *syphilis cérébrale*, il est formellement indiqué.

Comment le traitement mixte doit-il être administré ? Deux procédés : dans l'un, prescrire le mercure et l'iodure de potassium dans une seule et même préparation ; dans l'autre, faire prendre ces deux médicaments séparément.

Le premier procédé est réalisé par le sirop de Gibert, qui est une mauvaise préparation, en raison de sa saveur abominable, de son action médiocre ; chaque cuillerée renfermant 1 centigramme de mercure et 50 centigrammes de bi-iodure de mercure, on est obligé de prescrire un certain nombre de cuillerées, sous peine de donner des doses insuffisantes ; enfin il est mal toléré et facilement vomi par les malades.

Préférer le procédé qui consiste à donner les deux médicaments séparément et de la manière suivante : trois pilules de Dupuytren et 3 grammes d'iodure de potassium, les pilules étant prises avant le premier déjeuner du matin et le dîner, l'iodure avant le déjeuner de midi et le coucher.

La véritable méthode, qui consiste à donner les médicaments séparément l'un de l'autre, est préférable, car elle permet mieux de graduer les doses, de les élever ou de les diminuer selon les indications ; prescrire l'iodure aux repas et le mercure en frictions le soir. Cette méthode constitue un traitement énergique, qui ne fatigue pas et permet de bénéficier de la somme intégrale des deux traitements.

E. Besnier.

Dans la *syphilis pendant la grossesse*, administrer les toniques et les agents spécifiques.

I. Médication tonique. — Bonne alimentation, sirop d'iodure de fer, préparations de quinquina.

II. Médication spécifique. — Tous les jours, administrer une des pilules suivantes :

Bichlor. de merc.	1 cent.	Extrait thébaïque.	āā 5 m.
Glycérine........	Q. S.	— de gentiane.	

F. S. A. une pilule. L'adjonction de la glycérine a pour but de rendre la pilule de consistance molle.

En même temps, prescrire l'iodure de potassium, à la dose de un demi-gramme à 1 gramme.

Continuer le traitement, pendant toute la durée de la grossesse ; l'augmentation du poids de la malade sera la mesure de son efficacité.

Hallopeau.

Si l'on veut exercer une action énergique et profonde sur les *accidents locaux de la syphilis*, recourir aux caustiques, dont les plus usités sont le nitrate acide de mercure et le sublimé en poudre.

Le nitrate acide de mercure est un moyen héroïque contre les *syphilides des muqueuses*. On ne l'emploie pas assez souvent, par crainte de la douleur que provoque son application. La cocaïne permet de la réduire tellement qu'elle devient insignifiante ; renoncer aux cautérisations avec le nitrate d'argent, médiocrement efficaces et les remplacer par le nitrate acide de mercure.

Le sublimé en poudre exerce une action caustique qui doit être surveillée de près, en raison des phénomènes de dermite qu'elle provoque à sa périphérie. La limiter à la partie que l'on veut atteindre.

Prescrire les applications permanentes de sublimé en solution au 1/3000 et au 1/5000, suivant la sensibilité du sujet et son mode de réaction ; recouvrir les parties malades d'ouate, de charpie ou de compresses imprégnées de cette solution, puis de taffetas gommé ; il en résulte une espèce de bain local permanent : c'est un modificateur très utile.

Il peut être appliqué sur les *ulcérations syphilitiques*. Nullement douloureux, d'un usage facile, il constitue un moyen sûr d'améliorer l'état des parties et de transformer l'ulcération en une plaie simple.

Balzer.

Prescrire l'huile grise benzoïnée de Lang :

Mercure purifié..................	20 grammes.
Teinture éthérée de benjoin......	5 —
Vaseline liquide.................	40 —

Cette préparation est longue et difficile ; mais elle donne un produit parfaitement homogène, de coloration grise ardoise, très fluide, qui peut se conserver indéfiniment sans subir d'altération. Une seringue de Pravaz de 1 centimètre cube contient exactement 30 centigrammes de mercure métallique.

Dans le cas où le temps ferait défaut, remplacer l'huile d'olive par l'huile de vaseline.

Injecter le produit ainsi préparé, soit dans le dos, soit dans les fesses.

SYPHILOSE RÉNALE.

Ch. Mauriac.

I. Traitement local. — L'iodure est le spécifique par excellence. Les indications de l'hydrargyre sont beaucoup plus restreintes.

II. Traitement général. — Le traitement syphilitique ne devra point faire négliger le traitement ordinaire de la *maladie de Bright*, c'est-à-dire le régime lacté, les frictions et les massages, pour entretenir ou réveiller les fonctions de la peau, les purgatifs drastiques dans l'*urémie*, la digitale, le tannin, etc.

Être sobre de médicaments, parce que, incomplètement éliminés par les reins malades, ils pourraient provoquer des phénomènes d'intoxication.

Ne pas oublier les indications fournies par l'œdème excessif des extrémités inférieures et l'abondance de l'ascite. Y remédier par des mouchetures et par la paracentèse, etc.

SYPHILOSE LARYNGÉE.

Ch. Mauriac.

I. Traitement général. — Administrer simultanément le mercure et l'iodure. Toutefois, le dernier semble agir avec plus de promptitude que le premier, à la condition de le donner d'emblée à une forte dose (3 ou 4 grammes au moins).

L'iodure présente-t-il quelques dangers? Y a-t-il des restrictions à son emploi? Ne pas craindre de guérir trop vite les ulcérations et de favoriser ainsi la formation d'une sténose cicatricielle, à laquelle le malade n'aurait pas le temps de s'accoutumer. Mais le médicament congestionne rapidement la muqueuse laryngée, comme celle des yeux et du nez. Ce sont là des effets physiologiques, immédiats, brusques, violents, qui arrivent à produire une sorte de pseudo-grippe, dont les symptômes inquiètent. Dans les sténoses aiguës, dans les paralysies bilatérales des dilatateurs, il serait imprudent d'augmenter la congestion qui existe déjà, ou d'en créer une qui diminuerait encore le faible hiatus linéaire séparant le bord libre des cordes vocales paralysées? Ces éventualités doivent faire renoncer à ce précieux agent. Mais de pareils cas sont rares, et la contre-indication formelle de l'iodure est exceptionnelle.

Il n'en est pas de même du mercure. L'employer largement en frictions ou en injections de calomel. Pousser le traitement avec vigueur, surtout si on ne peut pas recourir à l'iodure. — Dans le cas contraire, la médication iodurée primera la médication hydrargyrique.

S'il y a des pseudo-phlegmons, appliquer des vésicatoires pansés à l'onguent napolitain.

II. Traitement topique. — Attouchements intralaryngiens avec la cocaïne et la morphine, ou glycérolés iodo-opiacés, parfois cautérisations au nitrate acide de mercure ou au galvano-cautère.

Si la dyspnée est extrême et qu'il y ait du sifflement laryngo-trachéal, la sténose ne sera vaincue que par la trachéotomie, mais à la condition de continuer la médication spécifique.

SYRINGOMYÉLIE.

Charcot.

Pour enrayer la progression du mal, employer les toniques, l'iodure, et une révulsion locale énergique, le long de la colonne vertébrale.

TABES.

Dujardin-Beaumetz.

Contre les *douleurs fulgurantes des tabétiques*, prescrire l'acétanilide. C'est un médicament puissant, actif et bon marché, puisque le kilogramme vaut de 6 à 10 francs. L'employer à faible dose, 1 gramme à 1gr,50 en vingt-quatre heures, en cachets médicamenteux ou en élixir :

Acétanilide.....................	5 grammes.
Élixir de Garus.................	170 —

Chaque cuillerée à bouche contient 50 centigrammes; l'inconvénient de cette préparation, c'est qu'il faut beaucoup d'alcool pour dissoudre l'acétanilide.

Ce médicament détermine quelquefois une cyanose qui effraye le malade et son entourage, cyanose d'ailleurs sans aucun inconvénient, car il peut être administré pendant des années sans produire d'autres effets qu'une coloration passagère des muqueuses.

TÆNIAS.

Potain.

Les *tænicides* sont pour la plupart des poudres métalliques agissant par traumatisme sur le ver : poudres de fer, de zinc, d'étain, de charbon.

Les *poisons chimiques* comprennent le pétrole et la noix vomique...

Les *stupéfiants*, tels que l'acide carbonique, l'éther, l'alcool. Quelquefois, le parasite a été rendu à la suite d'une forte absorption de liquide alcoolique.

Enfin, les *spécifiques*. La plupart donnent des résultats médiocres; c'est cependant là que sont les vrais remèdes. Trois des principaux appartiennent à la matière médicale exotique :

Le *mucenna*, sorte d'acacia, dont on donne l'écorce en poudre et qui serait très utile en Afrique; en France, les résultats sont moins beaux.

Le *kamala*, sorte de poudre rouge, que l'on trouve dans le fruit d'une euphorbiacée de l'Inde; en administrer 12 grammes dans un purgatif huileux.

Enfin le *kousso*, arbre d'Abyssinie, dont on emploie les fleurs en poudre grossière; faire macérer, puis infuser 20 grammes, et avaler le tout, solide et liquide. L'activité des fleurs mâles et femelles diffère, et c'est peut-être là la cause de la variabilité des résultats obtenus. Le mélange d'eau et de fleurs est difficile à avaler; on a essayé de granuler, mais il faut avaler 48 grammes de ces granules pour ne prendre que 16 grammes de fleurs.

Les spécifiques indigènes sont aussi au nombre de trois :

La *fougère mâle*. Se servir du rhizome qui renferme une huile volatile et l'employer sous forme de poudre ou d'extrait éthéré. On donne 4 grammes de la poudre, en suspension dans une potion, mais avec des succès médiocres. On a conseillé des capsules, contenant à la fois de l'extrait éthéré et du calomel, mais il faut encore en avaler 16 au moins; en somme, la fougère mâle est d'un emploi difficile.

La graine de *courge* ou potiron commun. Employer les graines en les mondant; 50 à 60 grammes représenteront 140 grammes de semences entières. Piler en pâte et donner soit sous forme d'électuaire, soit en émulsion dans du lait. Après, administrer un purgatif quelconque. Employer le remède chez les enfants et chez les adultes difficiles.

La racine de *grenadier*. Employer l'écorce de la racine et celle des branches, en rejetant les rameaux de l'année. Quand elle est fraîche, elle est très active quand l'arbre n'est pas malade; elle s'altère facilement. Se servir de la poudre, de l'infusion, de l'extrait, prescrire 60 grammes de poudre, préparation désagréable et la moins efficace. L'infusion est plus utile et se fait avec 60 grammes d'écorce fraîche ou sèche. Ne jamais employer d'écorce vieille. Mettre les 60 grammes d'écorce dans 750 grammes d'eau que l'on fait bouillir, laisser macérer vingt-quatre heures, puis évaporer 500 grammes. Cela fait beaucoup de liquide à boire, mais cette quantité est nécessaire, afin que l'estomac envoie rapidement le tout dans l'intestin et qu'il ne se fasse pas d'absorption dans le ventricule. Enfin, terminer le traitement, en donnant un purgatif approprié à l'état des voies digestives du malade.

Le principe actif de la racine de grenadier est la pelletiérine, alcaloïde liquide, qui forme un sulfate solide. Très peu actif, ce sulfate le devient beaucoup, quand il est associé au tannin, qui le rend cependant beaucoup moins soluble. Les résultats sont plus favorables qu'avec l'écorce. Au début, on donnait

70 centigrammes; mais 30 sont suffisants. Une dose forte est loin d'être inoffensive.

Quel que soit l'anthelminthique choisi, prendre un certain nombre de précautions. Le parasite doit être expulsé pendant l'engourdissement; il ne faut donc pas qu'il y ait d'obstacles dans les voies digestives. Le purgatif, la veille, a des inconvénients, car quand le tænia est irrité, ils se cramponne davantage. On se bornera donc à prescrire la diète lactée dès la veille et un lavement purgatif pour vider le gros intestin. Donner l'anthelminthique en deux fois, à une demi-heure d'intervalle et le malade restera au lit pour éviter, autant que possible, les étourdissements et les nausées. Le purgatif sera quelconque, mais donné après un intervalle ni trop long, ni trop court, le faire prendre, quand certains mouvements dans l'abdomen indiqueront que le ver se détache, c'est-à-dire une demi-heure à trois quarts d'heure après l'administration du spécifique. Quand on le donne trop tôt, le spécifique n'a pas le temps d'agir; quand on le donne trop tard, le ver est sorti de son engourdissement. Recommander au malade de se placer au-dessus d'un vase plein d'eau, de ne pas tirer sur l'animal, s'il sort peu à peu, au lieu de tomber en bloc. S'il tarde à sortir, recourir à un lavement purgatif. Si on échoue, attendre pour agir qu'il ait donné de nouvelles preuves de sa présence.

Laboulbène.

Apozème contre le tænia.

Écorce sèche de grenadier..	60 à 90 grammes.
Eau pure....................	2 verres.

Faire macérer vingt-quatre heures; après quoi réduire le liquide à la moitié de son volume, d'abord à feu doux, puis sur la fin à grand feu.

Administrer cette préparation en une fois, le matin à jeun, ou en deux fois, aux personnes qui ont tendance à vomir, pourvu que des fragments aient été rendus récemment. Dès que le malade commence à éprouver un malaise dans l'abdomen, et la sensation d'un corps qui remue ou se pelotonne, administrer l'huile de ricin, à la dose de 15, 30, 60 et jusqu'à 90 et 100 grammes, en deux ou trois fois.

Descroizilles.

Huile éthérée de fougère mâle........	6 gr.	Sucre en poudre...	15 gr.
Calomel............	50 c.	Gélatine...........	Q. S.
		Eau distillée........	15 gr.

Avant de faire prendre cette préparation à l'enfant, le nourrir pendant deux jours, avec des aliments liquides, du lait, des potages peu épais.

TARSALGIE.

Tillaux.

Repos au lit. Si les contractures ne disparaissent pas, anesthésier le malade, remettre le pied en bonne position, et l'immobiliser dans un appareil plâtré, laissé en place pendant deux mois au moins.

TEIGNE TONDANTE OU TRICHOPHYTIE.

Ernest Besnier.

Couper les cheveux ras, les maintenir rasés pendant la durée du traitement; pratiquer l'épilation dans une zone de 6 à 8 millimètres autour des plaques; enlever à l'aide de la curette tous les cheveux cassés et les produits grisâtres accumulés au niveau des plaques; faire des lavages, tous les matins, avec de l'eau chaude boriquée au 200e, additionnée de savon dans la proportion convenable d'après l'irritation du cuir chevelu. Tous les soirs, frictionner les points malades avec une pommade à la vaseline, contenant une petite quantité d'acétate ou de sulfate de cuivre, de 0,50 à 1 p. 100. Surveiller le malade, de manière à ne pas avoir de dermite.

Si le cuir chevelu a de la tendance à s'enflammer, se borner à employer une pommade à la vaseline renfermant un vingtième d'acide borique.

Quinquaud.

I. Traitement local. — Laver la tête avec une solution de sublimé à 1 pour 1,000, couper les cheveux très ras avec des ciseaux, pratiquer sur les plaques roussâtres légèrement saillantes où la végétation cryptogamique est alors abondante, un grattage énergique avec une curette particulière, une rugine spéciale. A l'aide de ce raclage, on met le derme à nu, on entraîne les squames superficielles et avec elle des cheveux brisés, malades, et une certaine quantité de végétations de l'épiderme.

Aussitôt après le raclage, lotionner toute la tête et particulièrement les parties atteintes avec une solution forte de bicarbonate de soude, puis laver avec :

Biiod. d'hydrarg..	15 c.	Alcool à 90°.......	40 gr.
Bichlor. d'hydrarg.	1 gr.	Eau distillée.......	250 —

Mêler dans un mortier, ajouter l'alcool pour dissoudre, puis l'eau.

Faire ensuite une onction avec :

Lanoline ou vaseline.............	60	grammes.
Acide chrysophanique...........	4	—
— borique.....................	2	—

Recouvrir la tête avec une feuille de caoutchouc que l'on maintient appliquée sur les régions frontales, afin d'éviter l'action irritante de l'acide chrysophanique sur les yeux ; de cette manière, les parasites sont soustraits à l'action de l'air, ce qui facilite leur destruction. Remettre de la pommade tous les deux jours ; si l'irritation est trop vive, suspendre plusieurs jours, puis y revenir pendant un mois. Faire l'examen de la tête tous les jours.

Après ce laps de temps, et même après trois semaines, nettoyer de nouveau la tête avec l'eau savonneuse, laver tous les matins avec la lotion mixte. Enlever le caoutchouc, les parasites sont détruits ; cependant surveiller encore les enfants.

Ce traitement, dont la durée oscille entre trois et cinq mois, a décuplé le chiffre des guérisons.

II. Prophylaxie. — Désinfecter à l'étuve les objets en contact avec la tête des teigneux ; en ville, faire bouillir ces objets tous les jours.

Lailler.

Frictionner, matin et soir, les parties malades et épilées avec un linge imprégné de la préparation suivante :

Eau...............	950 gr.	Bichlor. de mercure.	1 gr.
Glycérine.........	50 —	Chlorhyd. d'amm.	1 —

Ensuite recouvrir la tête avec le linge dont on s'est servi pour la friction, puis d'un bonnet. Laver le cuir chevelu une fois par semaine. Continuer le traitement pendant douze à quinze mois.

Brocq.

I. Traitement prophylactique. — Empêcher la contamination des personnes qui ont des rapports avec le malade. La prophylaxie se résume dans un *isolement rigoureux*. Exclure des écoles tout enfant atteint ; raser la tête, la savonner tous les matins, la recouvrir d'un enduit imperméable, soit sur les plaques seules, soit sur tout le cuir chevelu. Quand il se trouvera avec d'autres enfants, il ne devra se découvrir sous aucun prétexte.

II. Traitement local. — Raser, ou au moins couper aux ciseaux les cheveux aussi ras que possible. Savonner le cuir chevelu avec de l'eau chaude, du savon ordinaire, du savon au goudron ou au naphtol. Circonscrire les plaques et pratiquer l'*épilation*.

Après l'épilation, lotionner les régions épilées avec une solution au sublimé au 500e et même au 250e. Quelques heures après, les enduire de :

Axonge............	30 gr.	Huile d'am. douces.	àà 4 gr.
Turbith minéral....	1 —	Glycérine.........	

Faire, matin et soir, les lotions au sublimé et les onctions avec la pommade au turbith. Répéter l'épilation trois ou quatre fois au moins.

Faire, après épilation, des lotions sur les plaques, deux fois par jour, avec le mélange suivant :

Eau..............	400 gr.	Sublimé..........	1 gr.
Glycérine.........	100 —		

M. s. a. — Augmenter ou diminuer la dose de sublimé, suivant la tolérance du cuir chevelu.

Puis frictionner également, matin et soir, les plaques malades avec la pommade suivante :

Turbith minéral.	1 à 2 gr.	Vaseline........	10 gr.
Lanoline	30 —		

M. s. a. — Savonner la tête toutes les fois que c'est nécessaire; épiler de nouveau, dès qu'on le peut.

Au bout de deux ou trois mois de ce traitement, tout en continuant l'épilation, alterner avec des badigeonnages de teinture d'iode, des frictions à l'essence de térébenthine, à la glycérine phéniquée et des pansements occlusifs à la vaseline iodée.

III. Traitement général. — Huile de foie de morue,

sirop antiscorbutique, sirop d'iodure de fer, arsenic, etc. Habitation à la campagne, séjour au bord de la mer, eaux sulfureuses, eaux chlorurées sodiques.

Hallopeau.

Couper les cheveux ras, toutes les semaines. Savonner tous les matins le cuir chevelu avec du savon noir; après avoir essuyé, frictionner avec :

Alcool camphré................	125	grammes,
Essence de térébenthine........	25	—
Ammoniaque liquide............	5	—

faire des onctions, une demi-heure après, avec de la vaseline iodée à 1 p. 100; recouvrir la tête d'une calotte de caoutchouc pendant toute la journée; le soir, faire de nouvelles onctions avec de la vaseline iodée.

TERREURS NOCTURNES CHEZ LES ENFANTS.

A. Ollivier.

Les enfants qui sont atteints de frayeurs sont des nerveux; les traiter comme tels. Ne pas prescrire d'emblée des douches et des lotions froides, car elles excitent. Avoir recours aux bains tièdes de dix, vingt et même trente minutes; aux sédatifs ordinaires du système nerveux; aux bromures, en solution, aux doses de 32 centigrammes à 20 grammes, suivant l'âge du malade. La valériane et les préparations qui en dérivent, le chloral et l'antipyrine, peuvent également rendre service; l'opium ne vaut rien.

Le sulfonal, à la dose de 12 à 25 centigrammes, administré une à deux heures avant le coucher, est un bon moyen.

Ne pas permettre une alimentation de nature à trop exciter le plexus solaire, dans la crainte que celui-ci, par réflectivité, n'ébranle le cerveau.

H. Huchard.

Hydrolat de tilleul...............	40 grammes.
Sirop de fleurs d'oranger.........	20 —
Uréthane..........................	50 centigr.

A donner par cuillerée à bouche d'heure en heure.

TIC.

Letulle.

Deux indications : 1° calmer par une médication appropriée l'excitabilité anormale et plus au moins circonscrite du système nerveux moteur; 2° s'adresser à l'intelligence, au moral, à la volonté du patient, afin de tenter un effort inverse, dès que l'accès commence ou même avant qu'il ait lieu.

La plupart des tics coordonnés, et même les plus tenaces, les *bégaiements*, se corrigent, s'atténuent, cessent même complètement.

C'est au médecin à indiquer la gymnastique spéciale nécessaire, à maintenir le moral et à soutenir le courage et les efforts du patient.

Quant aux médicaments, essayer les sédatifs du système nerveux, depuis les bromures de potassium, de sodium, d'ammonium, de camphre, le bromhydrate de quinine jusqu'au chlorure d'or, la valériane pure ou associée à la quinine, en vue de l'intermittence des accès, l'aconit (en particulier le nitrate d'aconitine), la belladone, enfin les préparations d'opium.

Souvent les années, l'apparition d'autres phénomènes morbides, produiront des résultats favorables que n'avaient pu obtenir les médications les plus énergiques et les plus prolongées.

TUBERCULOSE.

Jaccoud.

Dans la *tuberculose aiguë*.

1° *Stimulants et toniques :* alcool à haute dose (60 à 80 gr.); Quinquina (3 gr. d'extrait dans une potion);

2° *Antipyrétiques :* tant que le malade a une fièvre continue, il n'y a rien à espérer. C'est donc à supprimer la *fièvre* que se bornera la thérapeutique.

Recourir à l'*acide salicylique*, le donner de la façon suivante : le premier jour, 2 grammes; le deuxième jour, si l'effet a été nul, 2 grammes encore; s'il y a eu défervescence, 1gr,50; le troisième jour, 1gr,50; puis deux jours de repos; après quoi, recommencer de la même manière. Le salicylate de soude agit par une administration répétée plusieurs jours de suite, et en outre accumule ses effets, de façon à produire une réfrigération redoutable, si on en continuant l'emploi, on ne diminue pas en même temps la dose.

Toutefois avec ce traitement on n'obtiendra rien, le plus souvent, pas même un abaissement de température de 1 ou 2 dixièmes. Essayer alors un autre antipyrétique et si l'insuccès est le même, le malade va succomber rapidement.

Dans d'autres cas, un peu moins rebelles, la température s'abaisse, mais on ne rompt pas la continuité de la fièvre. Le pronostic reste aussi fatal : seulement cet abaissement est quelquefois le premier indice de l'intermittence cherchée.

Si la continuité de la fièvre finit par céder, si elle disparaît le matin, c'est un résultat notable.

Dans les cas les plus favorables, et malheureusement les plus rares, la fièvre du soir disparaît également, et la maladie aiguë a fait place à une maladie chronique.

3° Ventouses sèches, matin et soir, sur les membres inférieurs;

4° Alimenter le malade.

Potain.

Chlorure de sodium.	10 gr.	Iod. de potassium.	1 gr.
Bromure de sodium.	5 —	Eau distillée.......	100 —

Faire dissoudre. Une cuillerée à café, tous les matins, dans une tasse de lait.

Dujardin-Beaumetz.

Donner la créosote à haute dose. Peu de tuberculeux pourront supporter par la voie stomacale 1 gramme de créosote; l'administrer sous la peau, avec l'injecteur de Gimbert, ou tout autre appareil analogue à la seringue Pravaz et pouvant contenir de 15 à 20 grammes de la solution suivante:

Créosote pure	10 grammes.
Huile d'olive vierge stérilisée....	150 —

Pour obtenir une huile stérilisée, élever la température au-dessus de 120 degrés. Pousser l'injection lentement; puis, retirer l'aiguille et placer le doigt sur l'orifice fait à la peau pour empêcher la sortie du liquide. Dans l'espace de cinq à dix minutes, l'haleine prend l'odeur caractéristique de la créosote, qui persiste pendant douze heures.

Pratiquer ces injections, tous les deux jours. Sous leur influence, il se produit une diminution de l'expectoration, un retour de l'appétit, la disparition des sueurs.

Il est des contre-indications à l'emploi de la créosote: la fièvre et l'hémoptysie. En effet, l'élimination de la créosote tend à augmenter l'hypérémie pulmonaire. C'est donc dans les formes lentes, apyrétiques que l'on a le plus de chance de succès.

Tapret.

Peptone sèche......	10 gr.	Alcool.............	10 gr.
Créosote de hêtre..	5 —	Eau distillée.......	20 —
Glycérine neutre...	70 —	Chlorhyd. de morph.	10 c.

M. s. a. — 4 à 5 seringues de Pravaz par jour. Injecter profondément.

Gaucher.

Prescrire l'acide borique à l'intérieur. La dose quotidienne à laquelle il faut arriver doit être de 4 grammes, chez un adulte du poids de 60 kilos.

L'élimination se fait par la voie rénale et par la muqueuse pulmonaire. On le retrouve dans les urines aussi rapidement que les iodures, et, dans les expectorations; l'expectoration est en outre plus fluide, moins purulente et notablement diminuée.

L'acide borique n'est pas caustique; il n'a aucun goût, ne produit aucun trouble gastro-intestinal. Il a semblé prévenir la diarrhée.

Félix Guyon.

Dans la *tuberculose de la vessie.*

La taille sus-pubienne donne d'excellents résultats, en permettant de combattre directement les foyers tuberculeux, à l'aide du grattage et du fer rouge. On peut ainsi détruire les nodus, qui au début sont toujours situés superficiellement. Cette intervention peut donc être considérée comme palliative et même fournir des guérisons de longue durée.

TUMEURS KYSTIQUES.

Ledentu.

Injections de chlorure de zinc en deliquium, 2 à 20 gouttes, poussées dans le kyste.

TUMEURS MALIGNES DU REIN.

Quénu.

L'extirpation précoce s'impose, et cela avec d'autant plus de force que la marche de l'affection s'est annoncée comme plus lente.

Comme procédé opératoire, extirpation transpéritonéale, qui permet de voir clairement l'état de l'organe, de faire largement les choses, et au besoin d'extirper les ganglions lombaires. L'incision latérale n'offre aucun avantage sur l'incision médiane.

TYPHLITE.

Bouchard.

I. Traitement interne. — Calmer la douleur, soit par une injection de morphine, soit par l'application d'une couche épaisse d'onguent napolitain belladoné, recouverte d'un grand cataplasme très chaud.

Déterger et rendre aseptique le gros intestin par de grandes irrigations intestinales, faites deux fois par jour avec un 1/2 litre au moins d'eau à 38 degrés, à laquelle on ajoutera :

Borate de soude.................. 45 grammes.

Et deux cuillerées à café du mélange suivant :

Teinture de benjoin........... } āā
Alcool camphré............... }

Les irrigations doivent être faites avec lenteur.

User peu de purgatifs et seulement les plus doux (magnésie dans de l'eau sucrée, par exemple).

II. Régime. — Le lait, d'abord coupé d'eau alcaline et en petites quantités à la fois, plus tard additionné d'un jaune d'œuf; en somme, une alimentation laissant peu de résidus et donnant peu de prise aux fermentations intestinales qu'on peut réduire au minimum en instituant l'antisepsie du tube digestif par la voie gastrique. Prescrire un repos absolu.

ULCÈRES DU COL UTÉRIN.

Marfan.

Glycérolé d'amidon (bien lié).....	60 grammes.
Iodoforme.........	6 —
Essence de menthe poivrée......	Q. S.

Imbiber un tampon de coton hydrophile de cette préparation et l'appliquer sur le col malade. Maintenir ce tampon en appliquant ensuite des tampons secs; renouveler le pansement toutes les vingt-quatre heures : le faire précéder d'un lavage vaginal.

Les crayons d'iodoforme, introduits dans l'utérus et laissés à demeure, auraient aussi d'excellents effets.

ULCÈRES CUTANÉS.

Brocq.

La poudre d'aristol rend des services réels comme cicatrisant. Elle n'a pas d'odeur, ne paraît pas causer de phénomènes d'intoxication générale, et en cela elle paraît supérieure à l'iodoforme; son application n'est pas douloureuse, ce qui la rendrait préférable au chlorate de potasse dans l'*épithélioma superficiel.*

ULCÈRES DE L'ESTOMAC

Dieulafoy.

Régime lacté, exclusif et prolongé : 2 à 4 litres de lait, additionné d'eau de chaux, de morphine et de cocaïne. Bicarbonate de soude, saccharate de chaux et craie. Nitrate d'argent. Perchlorure de fer, ergotine, glace, contre l'hématémèse. Injections sous-cutanées de morphine.

Debove.

Employer les alcalins, prescrire à chaque repas:

Magnésie calcinée.............	ãã	1 gramme.
Saccharure de chaux..........		
Craie préparée...............		2 grammes.

ULCÈRES DE L'INTESTIN.

Huchard.

Prescrire l'iodoforme, dont l'action topique sur les lésions intestinales a été bien établie dans la *dothiénentérie*. Faire ingérer chaque jour cinq ou six cachets, renfermant chacun 5 centigrammes d'iodoforme. Dès le troisième jour, l'hémorrhagie diminue d'abondance, pour cesser au bout de six jours.

URÉMIE.

Dieulafoy.

Lait, diurétiques, digitale, purgatifs. Saignée. Transfusion du sang.

Merklen.

1° Éviter l'exposition au froid, qui réduit au minimum l'émonctoire urinaire ;

2° Soustraire ou neutraliser les principes toxiques retenus dans le sang.

I. Régime. — Comme aliment exclusif, le lait, qui agit alors comme diurétique, boissons fraîches.

II. Traitement interne. — Lavements froids; produire une révulsion répétée de la région lombaire à l'aide de ventouses et de cataplasmes sinapisés.

N'employer la digitale qu'avec réserve, à cause de l'imperméabilité du rein; elle ne réussit que quand il existe des troubles cardiaques associés à la maladie rénale, et que celle-ci n'est pas trop avancée.

La caféine et la scille procurent parfois de bons résultats. Par contre, proscrire les sels de potasse, à cause de leur toxicité.

La saignée convient contre l'*urémie aiguë* avec complication d'*éclampsie*. L'hydrate de chloral, donné par la bouche ou par la voie rectale, est également indiqué, à la dose de 1 à 3 grammes suivant l'âge.

Pour combattre la *dyspnée*, qui est une des complications les plus rebelles, provoquer une révulsion favorable, par les ventouses sèches, les cataplasmes sinapisés sur le thorax. L'éther en inhalation et surtout en injections sous-cutanées, les inhalations d'oxygène réussissent dans quelques cas.

Pour remédier aux *vomissements urémiques*, prescrire avant les repas, soit deux gouttes de créosote dans une cuillerée d'eau, soit deux gouttes de teinture d'iode dans la même quantité de véhicule. L'eau oxygénée, en s'opposant à la putréfaction stomacale, semble également efficace.

URTICAIRE.

Comby.

I. Prophylaxie. — Elle s'inspire de l'hygiène et surtout de l'hygiène alimentaire. Les enfants nourris au sein sont presque toujours indemnes, l'urticaire s'acharne sur ceux qui sont allaités artificiellement, sevrés trop tôt ou alimentés grossièrement et sur ceux qui boivent en excès.

Conseiller l'allaitement naturel et plus tard le rationnement des liquides, pour éviter la dyspepsie et la dilatation de l'estomac, source principale de l'urticaire et du prurigo.

Aux enfants déjà grands, interdire les aliments épicés, la charcuterie, les poissons de mer et les crustacés.

II. Traitement. — Essayer l'antisepsie par le naphtol ; prescrire la strychnine, pour combattre quelques-uns des effets de la dilatation de l'estomac.

Localement employer les lotions vinaigrées, le glycérolé-tartrique à 1/20, les frictions avec l'huile de foie de morue ou l'enveloppement avec le sparadrap à l'huile de foie de morue.

VAGINITE.

Balzer.

Prescrire le rétinol, hydrocarbure extrait de la colophane par distillation. Comme toutes les substances balsamiques, il est antiseptique. On accroîtra son action, en l'additionnant d'essences diverses, de salol, de naphtol camphré, etc.

VARICES.

Dujardin-Beaumetz.

A l'intérieur, 24 gouttes d'hamamelis par jour en trois fois, diluées dans un peu d'eau.

Lorsque la résolution est obtenue, administrer encore, pendant un mois, 10 gouttes matin et soir.

Des dilatations variqueuses, datant de dix ans, ont disparu *au bout de dix jours* de traitement.

Brocq.

Sur les *ulcères variqueux*, application topique d'aristol, combinée avec le repos absolu du membre; cicatrisation obtenue en vingt-cinq ou trente jours.

Quénu.

Sulfate de cuivre...............	10 grammes.
Eau..............................	1 litre.

Faites dissoudre. — Appliquer directement sur l'*ulcère variqueux* et sur les parties environnantes, des compresses de tarlatane ou de toile, trempées dans cette solution, puis fortement exprimées. Recouvrir le tout d'un morceau de taffetas gommé, de façon à produire l'occlusion et maintenir le tout à l'aide d'une bande de toile. Repos au lit. Renouveler le pansement tous les trois jours, sans toucher chaque fois à la plaie, pour ne pas enlever l'épiderme nouvellement formé.

Quinquaud.

Contre les *plaies variqueuses des membres inférieurs*, employer l'aristol. L'ulcère se cicatrise complètement ou au moins une poussée favorable de bourgeons charnus est provoquée.

VARICOCÈLE.

Tillaux.

Pratiquer une incision sur toute la hauteur du cordon, sans ouvrir la tunique vaginale. Arriver avec précaution sur le paquet veineux. Chercher le canal déférent qu'on isole, ainsi que l'artère déférentielle. Isoler les veines en un ou plusieurs faisceaux, sans oublier le groupe postérieur, situé en arrière du canal déférent. Passer un double fil de catgut en arrière de chaque faisceau. Faire deux ligatures, à quelques centimètres l'une de l'autre et réséquer la portion intermédiaire. Laver, drainer et suturer.

VARIOLE.

Talamon.

Pour atténuer les déformations cicatricielles de la face dans la variole, faire avec l'appareil de Richardson des pulvérisations éthérées d'une substance antiseptique (iodoforme, tannin, salol, sublimé).

L'iodoforme a l'inconvénient de son odeur, et le

tannin exerce sur les pustules une compression douloureuse.

Le salol ne donne de bons résultats que dans les varioles légères ou peu abondantes.

Dans les autres formes, préférer le sublimé. Faire les pulvérisations, trois ou quatre fois par jour, avec :

Sublimé......................... }	āā 1 gramme.
Acide citrique.................. }	
Alcool à 90°....................	5 cent. cub.
Éther............ Q. S. pour faire	50 cent. cub.

Continuer les pulvérisations jusqu'à l'entière dessiccation des pustules.

La durée de la pulvérisation est variable : aller jusqu'à ce que les pustules et la peau commencent à blanchir sous la couche de sublimé déposée, ce qui se produit au bout d'une minute environ.

La solution étant caustique, protéger les yeux et les narines, en les recouvrant d'un tampon de ouate, trempée dans une solution saturée d'acide borique.

Ajouter aux pulvérisations des badigeonnages de glycérolé de sublimé au 1/15, de manière à maintenir la peau sous une couche antiseptique.

Dans les *varioles confluentes primitives* et dans les *confluentes hémorrhagiques*, les pulvérisations n'ont aucune action utile.

Dans les *cohérentes-confluentes*, la plupart des vésico-pustules sont arrêtées dans leur évolution. Dans les *cohérentes* et les *abondantes*, l'avortement papuleux est général : le gonflement de la face ne se produit pas ou est à peine marqué.

Les pulvérisations n'empêchent pas la formation des cicatrices, mais elles en diminuent le nombre et la profondeur. Ce résultat est d'autant plus sûrement obtenu qu'elles ont été commencées à une époque plus rapprochée du début de l'éruption.

Joindre dans les formes cohérentes, cohérentes-confluentes, et dans les formes graves, les bains tièdes généraux au sublimé (30 grammes pour un bain ordinaire, pendant trois quarts d'heure). Les abcès multiples deviennent plus rares.

Traiter l'éruption de la bouche et de la gorge par des lavages et des gargarismes antiseptiques répétés.

En outre, faire badigeonner toutes les deux heures la muqueuse, avec un collutoire formé de parties égales de glycérine et de salol.

Ce traitement local, aidé du seul traitement tonique à l'intérieur, n'a au[illegible]une influence sur l'évolution de la maladie, dans l[illegible]ormes graves, confluentes primitives et confluent[illegible] morrhagiques; mais pour les formes moyennes, il [illegible] une certaine efficacité.

VOMISSEMENTS INCOERCIBLES.

Peter.

Injecter en solution 5 milligrammes de morphine; prescrire, avant les repas, un des cachets suivants :

Bicarb. de soude.	ãã 20 c.	Poudre de noix vom.	2 —
Poudre de pepsine.		— d'opium brut....	1 —

Si cela ne suffit pas, donner le bicarbonate de soude à haute dose, par cuillerée à café, immédiatement avant les repas; ce qui est pratiquement plus commode que de le donner une heure après.

H. Huchard.

Teinture d'iode	ãã 5 grammes.
Chloroforme.....................	

M. s. a. — Cinq gouttes matin et soir, au moment du repas, dans un peu d'eau.

Guéniot.

Contre les *vomissements incoercibles de la grossesse :*

Recourir à un traitement qui s'adresse aux trois sources de la maladie ; l'utérus, source d'excitations pour les autres organes ; le système nerveux, organe de transmission de ces excitations ; l'estomac, siège et agent des principaux symptômes.

De là, trois indications à réaliser :

1° Apaiser l'excitation morbide ou anormale de l'utérus, en remédiant aux états pathologiques qui les produisent. A cet effet, la belladone, la cocaïne, la morphine, des injections vaginales ou des topiques appropriés, le pessaire Gariel, la surélévation du siège avec décubitus en déclivité du tronc, les cautérisations et même la dilatation artificielle du col peuvent être appliquées suivant les cas;

2° Diminuer l'activité ou supprimer l'exagération des transmissions réflexes, soit par le chloral bromuré, soit par la réfrigération de la région spinale, soit par les influences morales, etc. ;

3° Enfin, combattre l'intolérance de l'estomac, en traitant les affections dont il est le siège et en calmant son éréthisme à l'aide des moyens suivants : diète presque absolue; suppression de toute boisson acide, du vin, du jus d'orange ou de raisin, etc. ; eau de Vals ou de Vichy et glace en quantité des plus minimes; vésicatoires volants ou morphinés sur le creux épigastrique ; pulvérisation de l'éther sur cette même région ; parfois, quelques laxatifs, pour régulariser les fonctions de l'intestin.

Épargner à l'estomac tout travail qui ne serait pas nécessaire ; c'est donc la voie intestinale que l'on devra surtout utiliser, et accessoirement la voie hypodermique ou le pouvoir absorbant de la peau.

Dujardin-Beaumetz.

Dans les *vomissements de la grossesse*, prescrire :

N° 1. Élixir opiacé.................... 30 gouttes.

Bromure de potassium........... 1gr,8.
Eau.............................. 60 grammes.

En lavement.

N° 2. Oxalate de cerium................ 6 centigr.

A prendre trois fois par jour.

N° 3. Chlorhydrate de cocaïne........ 42 centigr.
Eau distillée........................ 300 grammes.

A prendre toutes les heures une ou deux cuillerées à bouche. Pour éviter le vertige, la malade doit rester couchée sur le dos.

N° 4. Extrait fluide de viburnum..... 3gr,75.

En plusieurs fois, dans les vingt-quatre heures.

XÉRODERMIE ou KÉRATOSE PILAIRE.

E. Besnier.

Faire tous les jours sur les parties malades des frictions avec le mélange suivant :

Savon............................ 50 grammes.
Acide salicylique............... } āā 5 —
Résorcine .... }

FIN.

TABLE ALPHABÉTIQUE

9185-91. — Corbeil. Imprimerie Crété.

GALEZOWSKI. Maladies des yeux. 1 vol. in-8... 20 fr.
— Ophtalmoscopie. 1 vol. gr. in-8, atlas de 28 pl. Cart. 35 fr.
GALEZOWSKI et DAGUENET. Diagnostic et traitement des affections oculaires. 1 vol. in-8, avec fig....... 18 fr.
GALEZOWSKI et KOPFF. Hygiène de la vue. 1 vol. in-16 avec fig.................................... 3 fr. 50
GALLOIS. Manuel de la sage-femme et de l'élève sage-femme. 1 vol. in-18 jésus...................... 6 fr.
GAUJOT et SPILLMANN. Arsenal de la chirurgie contemporaine. 2 vol. in-8 de 800 pages, avec 1 855 fig... 32 fr.
GAUTRELET (E.). Urines, dépôts, sédiments, calculs, application de l'analyse à la séméiologie. 1 v. in-16, avec fig... 6 fr.
GELLÉ (E.). Maladies de l'oreille. 1 vol. in-18 jés.. 9 fr.
GILLETTE. Chirurgie journalière des hôpitaux de Paris. 1 vol. in-8. Cart.......................... 12 fr.
GOFFRES. Bandages, pansements, et appareils. 1 vol. in-18, avec 81 pl. fig. noires. Cart.............. 18 fr.
— Le même, fig. col. Cart......................... 36 fr.
GOSSELIN, DUPLAY, VERNEUIL, OLLIER, BOUILLY, SEGOND, etc. Encyclopédie internationale de chirurgie. 7 vol. gr. in-8.. 122 fr. 50
GRIESINGER et VALLIN. Mal. infectieuses. 1 v. in-8. 10 fr.
GROSS, ROHMER et VAUTRIN. Pathologie et clinique chirurgicales. 2 vol. in-8......................... 24 fr.
GUYON. Chirurgie clinique. 1 vol. in-8.......... 12 fr.
HALLOPEAU. Pathologie générale. 1 vol. in-8... 12 fr.
HAMILTON. Fractures et luxations. 1 vol. in-8.. 24 fr.
HAMMOND et LABADIE-LAGRAVE. Maladies du système nerveux. 1 vol. gr. in-8........................ 20 fr.
HARDY. Maladies de la peau. 1 vol. in-8. Cart... 18 fr.
HARRIS, AUSTEN et ANDRIEU. Art du dentiste. 1 vol. in-8. Cartonné.................................... 20 fr.
HOLMES. Thérapeutique des maladies chirurgicales des enfants. 1 vol. in-8 de 1000 p., avec 330 fig. 15 fr.
JEANNEL. Arsenal du diagnostic. 1 vol. in-8.... 7 fr.
JOUSSET (M.). Les maladies de l'enfance. 1 v. in-16, 3 fr. 50
JULLIEN (L.). Maladies vénériennes. 1 vol. in-8..... 20 fr.
KELSCH et KIENER. Maladies des pays chauds. 1 vol. in-8, avec pl. col.................................. 24 fr.
LAVERAN (A.) et TEISSIER (J.). Pathologie médicale. 2 vol. in-8.. 20 fr.
LE BEC. Médecine opératoire. 1 vol. in-18....... 6 fr.
LEFORT (Paul). Aide mémoire de pathologie interne, 1 vol. in-18, cart....................................... 3 fr.
LEGOUEST. Chirurgie d'armée. 1 vol. in-8....... 14 fr.
LEYDEN (E.). Maladies de la moelle épinière. 1 vol. gr. in-8.. 14 fr.
MACÉ. Bactériologie. 1 vol. in-16, avec 173 fig...... 8 fr.
MASSELON. Ophtalmologie chirurgicale. 1 v. in-18 j. 6 fr.
NÆGELÉ et GRENSER. Accouchements. 1 vol. in-8. 12 fr.

PENARD et ABELIN. **Guide de l'accoucheur et de la sage-femme.** 1 vol. in-18. Cart. ... 6 fr.
PETER. **Maladies du cœur.** 1 vol. in-8. ... 18 fr.
RICHARD (David). **Histoire de la génération,** chez l'homme et chez la femme. 1 vol. in-8, avec 8 pl. col. Cart. ... 10 fr.
RINDFLEISCH. **Pathologie.** 1 vol. in-8. ... 6 fr.
ROCHARD (Jules). **Histoire de la chirurgie française au XIXe siècle.** 1 vol. in-8. ... 12 fr.
SAINT-GERMAIN. **Chirurgie orthopédique,** thérapeutique des difformités. 1 vol. gr. in-8, avec 129 figures ... 9 fr.
SCHMITT (J.). **Microbes et maladies.** 1 vol. in-16. 3 fr. 50
THOMPSON (Henry). **Maladies des voies urinaires.** 2 vol. in-8. Cart. ... 32 fr.
VALLEIX et LORAIN. **Guide du médecin praticien.** 5 vol. in-8. ... 50 fr.
VIDAL (de Cassis) et FANO. **Pathologie externe et médecine opératoire.** 5 vol. in-8. ... 40 fr.
VINAY. **Manuel d'asepsie** 1 vol. in-18, avec 100 fig. Cart. 8 fr.
VIRCHOW et STRAUSS. **Pathologie cellulaire.** 1 v. in-8. 9 fr.

Quatrième examen.

Matière médicale, Pharmacologie, Thérapeutique, Hygiène, Médecine légale.

ANDOUARD. **Pharmacie.** 1 vol. in-8. ... 16 fr.
BEDOIN **Précis d'hygiène publique.** 1 vol. in-18, cart. 6 fr.
ARNOULD. **Hygiène.** 1 vol. in-8. Cart. ... 20 fr.
BOCQUILLON-LIMOUSIN. **Formulaire des médicaments nouveaux.** 1 vol. in-18. Cart. ... 3 fr.
BONNET (V.). **Analyse microscopique des denrées alimentaires.** 1 v. in-18, 163 fig., 20 pl. en chrom. Cart. 6 fr.
BRIAND et CHAUDÉ. **Médecine légale.** 2 vol. in-8. ... 24 fr.
BROUARDEL. **Secret médical.** 1 vol. in-16. ... 3 fr. 50
— **Conférences de médecine légale,** par le Dr LEVILLAIN. 1 vol. gr. in-8.
BROUARDEL et OGIER. **Le laboratoire de Toxicologie.** 1 vol. gr. in-8.
CAUVET. **Matière médicale.** 2 vol. in-18 jésus. ... 15 fr.
CAZENEUVE (P.) **La coloration des vins** 1 v. in-16 3 fr. 50
CHAPUIS. **Toxicologie.** 1 vol. in-18 jés. Cart. ... 8 fr.
COLIN (Léon). **Maladies épidémiques.** 1 vol. in-8. 16 fr.
DUBRAC. **Jurisprudence médicale.** 1 vol. in-8. ... 12 fr.
FERRAND (E.). **Aide-mémoire de pharmacie.** 1 vol. in-18 jésus. Cart. ... 8 fr.
FONSSAGRIVES. **Thérapeutique.** 1 vol. in-8. ... 9 fr.
— **Hygiène et assainissement des villes.** In-8. 8 fr.
— **Hygiène alimentaire.** 1 vol. in-8. ... 9 fr.
— **Hygiène navale** 1 vol. gr. in-8, avec 145 fig. ... 15 fr.
GALLOIS. **1 200 formules.** 1 vol. in-18. Cart. ... 3 fr. 50
GARNIER (P.). **La folie à Paris** 1 vol. in-16. ... 3 fr. 50
GAUTIER (A.). **Sophistication et analyse des vins.** 1 vol. in-18. Cart. ... 6 fr.

GUBLER. **Cours de thérapeutique.** 1 vol. in-8... 9 fr.
— **Commentaires thérapeutiques du Codex.** 1 vol. in-8. Cart... 16 fr.
JEANNEL. **Formulaire officinal et magistral, international** 1 vol. in-18. Cart... 6 fr. 50
LEFORT. **Aide-mémoire d'hygiène et de médecine légale.** 1 vol. in-18. Cart... 3 fr.
— **Aide-mémoire de thérapeutique.** 1 vol. in-18. Cart. 3 fr.
LEVY (Michel). **Hygiène.** 2 vol. in-8... 20 fr.
MACÉ. **Les substances alimentaires étudiées au microscope** 1 vol. in-8 avec fig. et pl.
MORACHE. **Hygiène militaire.** 1 vol. in-8, avec 173 fig. 15 fr.
NOTHNAGEL, ROSSBACH et BOUCHARD. **Matière médicale et thérapeutique.** 1 vol. in-8... 16 fr.
REUSS. **La prostitution.** 1 vol. in-8... 7 fr. 50
RÉVEIL. **Formulaire raisonné des médicaments nouveaux.** *Deuxième édition.* 1 vol. in-18 jés. avec fig.. 6 fr.
RICHARD **La prostitution à Paris** 1 vol. in-18. 3 fr. 50
SOUBEIRAN. **Nouveau dictionnaire des falsifications et des altérations des aliments** et des médicaments. 1 vol. in-8. Cart... 14 fr.
TARDIEU (A.) **Médecine légale**: attentats aux mœurs, avortement, blessures, empoisonnement, folie, identité, infanticide, maladies accidentelles, pendaison. 9 vol. in-8... 54 fr.
VIBERT. **Médecine légale.** 1 vol. in-18 jés. Cart... 8 fr.

Cinquième examen.

Clinique interne, Clinique externe et obstétricale, Anatomie pathologique.

CHURCHILL (Fleetwood) et LEBLOND. **Maladies des femmes.** 1 vol. in-8... 18 fr.
CRUVEILHIER (J.) **Anatomie pathologique.** 5 v. in-8 35 fr.
DESPRES. **Chirurgie journalière** 1 vol. in-8... 12 fr.
EMMET (Th.-A). **Pratique des maladies des femmes.** 1 vol. in-8... 15 fr.
GALLARD. **Clinique médicale de la Pitié.** 1 v. in-8. 10 fr.
— **Maladies des femmes**: Maladies des ovaires et menstruations. 2 vol. in-8... 14 fr.
GUYON. **Voies urinaires.** 2 vol... 32 fr.
LABOULBÈNE. **Anatomie pathologie** 1 vol. in-8. Cart. 20 fr.
LEUDET. **Clinique médicale.** 1 vol. in-8... 8 fr.
MAURIAC. **Maladies vénériennes.** 2 vol. gr. in-8. 38 fr.
PERRET (S.). **Clinique médicale.** 1 vol. in-8... 8 fr.
RINDFLEISCH **Histologie pathologique.** 1 vol. in-8. 15 fr.
SIMPSON et CHANTREUIL. **Clinique obstétricale et gynécologique.** 1 vol. in-8... 12 fr.
TRÉLAT. **Clinique chirurgicale.** 2 vol. in-8... 24 fr.
TROUSSEAU et PETER. **Clinique médicale de l'Hôtel-Dieu.** 3 vol. in-8... 32 fr.
VALETTE. **Clinique chirurgicale.** 1 vol. in-8... 12 fr.

ENVOI FRANCO CONTRE UN MANDAT SUR LA POSTE.

www.ingramcontent.com/pod-product-compliance
Ingram Content Group UK Ltd.
Pitfield, Milton Keynes, MK11 3LW, UK
UKHW020303230726
13925UKWH00001B/188

9 782013 593878